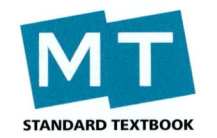

MT STANDARD TEXTBOOK

標準臨床検査学

シリーズ監修

矢冨　裕
東京大学大学院教授・臨床病態検査医学

横田浩充
東邦大学理学部教授・臨床検査技師課程

臨床検査医学総論

編集

矢冨　裕
東京大学大学院教授・臨床病態検査医学

執筆（執筆順）

矢冨　裕
東京大学大学院教授・臨床病態検査医学

中谷　敏
大阪大学大学院教授・機能診断科学

東條尚子
東京都教職員互助会三楽病院臨床検査科・部長

池田　均
東京大学大学院准教授・臨床病態検査医学

萱場広之
弘前大学大学院教授・臨床検査医学

増田亜希子
東京大学特任講師・医学部附属病院検査部

森村匡志
群馬大学医学部附属病院検査部

青木智之
群馬大学大学院臨床検査医学

下澤達雄
東京大学医学部附属病院臨床検査部

松浦雅人
田崎病院

荻原貴之
群馬大学医学部附属病院感染制御部

木村孝穂
群馬大学大学院講師・臨床検査医学

村上正巳
群馬大学大学院教授・臨床検査医学

医学書院

標準臨床検査学
臨床検査医学総論

発　　　行	2012年4月15日　第1版第1刷Ⓒ
	2020年1月15日　第1版第4刷

シリーズ監修　矢冨　　裕・横田浩充
　　　　　　　　やとみ　ゆたか　よこた　ひろみつ

編　　　集　矢冨　　裕
　　　　　　やとみ　ゆたか

発　行　者　株式会社　医学書院
　　　　　　代表取締役　金原　俊
　　　　　　〒113-8719　東京都文京区本郷 1-28-23
　　　　　　電話　03-3817-5600（社内案内）

印刷・製本　三報社印刷

本書の複製権・翻訳権・上映権・譲渡権・貸与権・公衆送信権（送信可能化権を含む）は株式会社医学書院が保有します.

ISBN978-4-260-01508-0

本書を無断で複製する行為（複写，スキャン，デジタルデータ化など）は，「私的使用のための複製」など著作権法上の限られた例外を除き禁じられています．大学，病院，診療所，企業などにおいて，業務上使用する目的（診療，研究活動を含む）で上記の行為を行うことは，その使用範囲が内部的であっても，私的使用には該当せず，違法です．また私的使用に該当する場合であっても，代行業者等の第三者に依頼して上記の行為を行うことは違法となります．

JCOPY　〈出版者著作権管理機構　委託出版物〉
本書の無断複製は著作権法上での例外を除き禁じられています．複製される場合は，そのつど事前に，出版者著作権管理機構（電話 03-5244-5088，FAX 03-5244-5089，info@jcopy.or.jp）の許諾を得てください．

＊「標準臨床検査学」は株式会社医学書院の登録商標です．

刊行のことば

　「標準臨床検査学」シリーズは，「臨床検査技師講座」(1972年発刊)，「新臨床検査技師講座」(1983年発刊)，さらには「臨床検査技術学」(1997年発刊)という医学書院の臨床検査技師のための教科書の歴史を踏まえ，新しい時代に即した形で刷新したものである．

　臨床検査は患者の診断，治療効果の判定になくてはならないものであり，医療の根幹をなす．この臨床検査は20世紀の後半以降，医学研究，生命科学研究の爆発的進歩と歩調を合わせる形で，大きく進歩した．そして臨床検査の項目・件数が大きく増加し，内容も高度かつ専門的になるにつれ，病院には，臨床検査の専門部署である検査部門が誕生し，臨床検査技師が誕生した．臨床検査の中央化と真の専門家による実践というこの体制が，わが国の医療の発展に大きく貢献したこと，そして，今後も同じであることは明らかである．

　このような発展めざましい臨床検査の担い手となることを目指す方々のための教科書となることを目指し，新たなシリーズを企画した．発刊にあたっては，(1)臨床検査の実践において必要な概念，理論，技術を俯瞰できる，(2)今後の臨床検査技師に必要とされる知識，検査技術の基礎となる医学知識などを過不足なく盛り込む，(3)最新の国家試験出題基準の内容をすべて網羅することを念頭に置いた．しかしながら国家試験合格のみを最終目的とはせず，実際の臨床現場において医療チームの重要な一員として活躍できるような臨床検査技師，研究マインドが持てるような臨床検査技師になっていただけることを願って，より体系だった深い内容となることも目指している．また，若い方々が興味を持って学習を継続できるように，レイアウトや記載方法も工夫した．

　本書で学んだ臨床検査技師が，臨床検査の現場で活躍されることを願うものである．

2012年春

矢冨　裕
横田浩充

序

　医学の急速な進歩により，病院での日常診療も大きく変貌している．診断医学も治療医学も格段に進歩し，以前は不治の病とされていた病気が治るようになってきている．適切な治療のためには正確な診断が必要であり，また，診断においては，昔からの病歴と診察所見に加え，これらと相補的かつさらなる客観的な情報を提供してくれる臨床検査が重要である．この臨床検査は，発展の一途をたどり，病気の診断だけでなく，治療の効果判定，さらには予防医学の領域においても中心的役割を果たしている．まさに現代医療は臨床検査なくして成立せず，検査は医療の根幹をなすと言われるゆえんである．

　この臨床検査医学総論においては，各疾患領域における臨床検査の意義・評価が解説されている．標準臨床検査学シリーズの多くの巻では，各検査領域ごとの臨床検査が，その実際の手技を含めて掘り下げられているが，本書ではすべての疾患領域の臨床検査に関して概説されている．本書で臨床検査を体系立って学ぶことの意義は大きいと考える．

　疾病の区分と検査の区分は一致しない．ある疾患の診断を下す際に，限られた領域の検査で十分なことは少なく，各領域の検査を駆使して，診断が可能になる場合も多い．逆に血液学的検査，生化学検査をはじめ，通常多くの検査は，多くの疾患の診断において必要とされる．各検査領域の個々の検査を縦断的に掘り下げて勉強する一方，横断的に各疾患領域の検査を統合的に勉強することにより，臨床検査の全体像が把握できると考える．また，臨床検査技師は，ただ検査業務を行うだけでは十分ではなく，個々の患者の多くの検査データが示す意味を読み取り，必要に応じて，医師とディスカッションできることが必要である．ぜひ本書で臨床検査を有機的・統合的に俯瞰していただき，チーム医療の重要性が強調されている現在において真に求められている臨床検査技師を目指していただきたい．

　本書においても，本シリーズが目指しているように，最新の国家試験出題基準の内容を網羅することを念頭に置き，また新しい検査情報も網羅できるように心がけた．医学の進歩とともに，新しい有用な臨床検査がどんどん診療現場に導入されており，臨床検査技師の学ぶことも増えていく一方であるが，ぜひ本書により，臨床検査の全体像をつかんだ上で学習を進めていただきたいと考える．

2012 年 3 月

矢冨　裕

目次

第1章 臨床検査の意義と使い方
　　　　　　　　　　　　　　　矢冨　裕　1

- **A** はじめに ……………………………………… 1
- **B** 臨床検査の意義と使い方 …………………… 1
- **C** 診療を支える技師 …………………………… 2

第2章 循環器疾患の検査　　中谷　敏　5

- **A** 循環器疾患とは ……………………………… 5
- **B** 心疾患診断のための検査 …………………… 5
  - 1 心電図 ……………………………………… 5
  - 2 胸部X線写真 …………………………… 11
  - 3 心エコー検査（心臓超音波検査）…… 11
  - 4 心臓CT検査 …………………………… 14
  - 5 心臓MRI検査 …………………………… 15
  - 6 心臓カテーテル検査 …………………… 16
  - 7 末梢循環検査 …………………………… 17
  - 8 その他 …………………………………… 19

第3章 呼吸器疾患の検査　　東條尚子　21

- **A** 呼吸器疾患と診断へのアプローチ ………… 22
- **B** 主な臨床検査 ……………………………… 23
  - 1 呼吸機能検査 …………………………… 23
  - 2 血液検査 ………………………………… 29
  - 3 微生物学的検査 ………………………… 31
  - 4 ツベルクリン反応 ……………………… 32
  - 5 迅速診断キットによる病原体抗原の検出 …… 32
  - 6 病理学的検査 …………………………… 33
  - 7 胸水の検査 ……………………………… 33
  - 8 遺伝子関連検査 ………………………… 34

第4章 消化管疾患の検査　　池田　均　35

- **A** 消化管疾患概説 …………………………… 35
- **B** 消化管疾患の検査 ………………………… 36
  - 1 X線検査 ………………………………… 36
  - 2 内視鏡検査 ……………………………… 37
- **C** 消化管疾患診断に広く使われる臨床検査 …… 39
  - 1 大腸疾患診断における臨床検査 ……… 39
  - 2 胃癌発生に重要な慢性胃炎診断における臨床検査 …… 40

第5章 肝・胆・膵疾患の検査
　　　　　　　　　　　　　　　池田　均　43

- **A** 肝疾患の検査 ……………………………… 43
  - 1 肝臓の構造 ……………………………… 43
  - 2 肝疾患の概説 …………………………… 44
  - 3 肝疾患の検査 …………………………… 45
- **B** 胆道疾患の検査 …………………………… 52
  - 1 胆道の構造と働き ……………………… 52
  - 2 胆道疾患の概説 ………………………… 52
  - 3 胆道疾患の検査 ………………………… 53
- **C** 膵疾患の検査 ……………………………… 54
  - 1 膵の構造と働き ………………………… 54
  - 2 膵疾患の概説 …………………………… 54
  - 3 膵疾患の検査 …………………………… 55

第6章 感染症の検査　　萱場広之　57

- **A** 感染症の概要 ……………………………… 58
  - 1 病原体・感染経路・宿主 ……………… 59
  - 2 感染と発症 ……………………………… 62
  - 3 宿主・寄生体関係 ……………………… 63
- **B** 感染症の検査 ……………………………… 66
  - 1 微生物学的検査 ………………………… 66
  - 2 微生物の遺伝子検査 …………………… 71
  - 3 スクリーニング検査 …………………… 73
  - 4 免疫学的検査 …………………………… 77
  - 5 感染制御における細菌検査室の役割 …… 80

第7章 血液・造血器疾患の検査
　　　　　　　　　　　　　　　増田亜希子　83

- **A** はじめに …………………………………… 84
- **B** 血球の分化 ………………………………… 84

- C 造血器疾患の検査 …………………… 84
  - 1 血球計数 …………………………… 84
  - 2 末梢血液像 ………………………… 87
  - 3 骨髄検査 …………………………… 88
- D 赤血球の異常 ………………………… 90
  - 1 Wintrobe の赤血球指数 …………… 90
  - 2 赤血球の形態異常 ………………… 90
  - 3 貧血の鑑別診断 …………………… 92
  - 4 多血症の鑑別診断 ………………… 93
- E 白血球の異常 ………………………… 93
  - 1 白血球数の異常 …………………… 93
  - 2 白血球の形態異常 ………………… 93
  - 3 造血器腫瘍の診断 ………………… 95
- F 血小板の異常 ………………………… 98
  - 1 血小板数の異常 …………………… 98
  - 2 血小板の形態異常 ………………… 98
- G 出血・血栓性疾患の診断 …………… 98
  - 1 正常な止血機構 …………………… 98
  - 2 出血性疾患診断へのアプローチ … 99
  - 3 凝固亢進異常を示すマーカー …… 102

第8章 内分泌疾患の検査 ……………… 103

- A 内分泌検査概説 …………… 森村匡志 104
  - 1 内分泌の概念と作用機構 ………… 104
  - 2 ホルモンの測定法 ………………… 106
  - 3 内分泌疾患診断における検査の重要性 …… 106
- B 視床下部・下垂体疾患 ……………… 107
  - 1 視床下部・下垂体ホルモンの作用と分泌調節 …………………… 107
  - 2 下垂体前葉機能異常を伴う疾患 … 108
  - 3 下垂体後葉機能検査 ……………… 110
- C 甲状腺疾患 …………………………… 111
  - 1 甲状腺ホルモンの作用と分泌調節 … 111
  - 2 甲状腺疾患の検査 ………………… 112
  - 3 甲状腺疾患概要 …………………… 113
- D 副甲状腺疾患 ………………………… 115
  - 1 副甲状腺ホルモンの調節機構 …… 115
  - 2 異常を認める症候や一般検査所見 … 116
  - 3 副甲状腺機能検査 ………………… 116
  - 4 副甲状腺機能異常をきたす疾患 … 116
- E 副腎皮質疾患 ……………… 青木智之 117
  - 1 副腎皮質ホルモンの作用とその分泌調節 … 117
  - 2 副腎皮質機能検査 ………………… 119
  - 3 副腎皮質機能の異常をきたす疾患 … 120
- F 副腎髄質疾患 ………………………… 122
  - 1 副腎髄質ホルモンの作用とその分泌調節・代謝 ……………… 122
  - 2 副腎髄質機能検査 ………………… 122
  - 3 副腎髄質機能異常をきたす疾患 … 124
- G 性腺・胎盤検査 ……………………… 124
  - 1 性ホルモンの作用とその分泌調節 … 124
  - 2 胎盤由来ホルモンの作用とその分泌 … 125
  - 3 性腺・胎盤機能検査 ……………… 126

第9章 腎尿路疾患の検査 ……… 下澤達雄 127

- A 概略 …………………………………… 127
- B 尿検査の基本事項 …………………… 129
  - 1 尿採取法 …………………………… 129
  - 2 尿量 ………………………………… 129
  - 3 pH …………………………………… 130
  - 4 糖 …………………………………… 130
  - 5 ケトン体 …………………………… 130
  - 6 ビリルビン，ウロビリノゲン …… 131
  - 7 アミノ酸 …………………………… 131
  - 8 尿蛋白 ……………………………… 131
  - 9 尿沈渣 ……………………………… 133
  - 10 尿潜血，血尿，赤色尿 …………… 133
  - 11 その他尿でわかる検査 …………… 134
- C 腎機能検査法 ………………………… 134
  - 1 糸球体機能測定 …………………… 134
  - 2 尿細管機能測定 …………………… 135
  - 3 腎血流量測定 ……………………… 135
- D 腎組織検査および画像検査 ………… 136
- E 前立腺疾患 …………………………… 136

第10章 体液・電解質・酸塩基平衡の検査 ……………… 下澤達雄 137

- A 体液の分布と組成 …………………… 137
- B 電解質の代謝調節と検査 …………… 137
  - 1 ナトリウム ………………………… 137
  - 2 浸透圧 ……………………………… 139
  - 3 カリウム …………………………… 139

4 水 ……………………………………… 139
　　5 カルシウム，リン，マグネシウム ……… 139
C 酸塩基平衡 …………………………………… 139
　　1 緩衝系 …………………………………… 140
　　2 代謝性アシドーシス …………………… 140
　　3 代謝性アルカローシス ………………… 141
　　4 呼吸による代償 ………………………… 141
　　5 血液ガス分析の実際 …………………… 142

第11章 神経・運動器疾患の検査
………………………………松浦雅人　143

A 脳波検査 ……………………………………… 144
　　1 脳波 ……………………………………… 144
　　2 脳波の記録法 …………………………… 144
　　3 脳波の判定法 …………………………… 145
　　4 脳波検査の注意点 ……………………… 147
B 誘発電位検査と事象関連電位検査 ………… 147
　　1 誘発電位検査 …………………………… 147
　　2 事象関連電位 …………………………… 149
C 睡眠関連検査 ………………………………… 149
　　1 睡眠ポリグラフ検査 …………………… 149
　　2 繰り返し睡眠潜時検査と覚醒維持検査 … 150
D 各種画像検査 ………………………………… 150
　　1 MRI ……………………………………… 150
　　2 MRI 検査施行時の注意点 ……………… 152
　　3 X 線 CT 検査 …………………………… 152
　　4 近赤外線分光法 ………………………… 153
　　5 核医学検査 ……………………………… 153
E 筋電図・神経伝導検査 ……………………… 154
　　1 検査の意義 ……………………………… 154
　　2 針筋電図検査 …………………………… 154
　　3 神経伝導検査 …………………………… 156
　　4 反復神経刺激検査
　　　（Harvey-Masland 法）………………… 158
F 髄液検査と化学検査 ………………………… 158
　　1 髄液検査 ………………………………… 158
　　2 筋関連酵素測定 ………………………… 159

第12章 アレルギー疾患・膠原病・免疫病の検査
………………荻原貴之　161

A 免疫とは ……………………………………… 162

　　1 免疫のネットワーク …………………… 162
　　2 自己と非自己の認識 …………………… 162
　　3 免疫不全 ………………………………… 162
B アレルギー疾患とその検査 ………………… 162
　　1 アレルギーとは ………………………… 162
　　2 アレルギーの分類 ……………………… 162
　　3 アレルギーの検査 ……………………… 163
C 自己免疫疾患とその検査 …………………… 164
　　1 自己免疫疾患 …………………………… 164
　　2 リウマチ性疾患 ………………………… 165
　　3 膠原病 …………………………………… 165
　　4 自己免疫疾患の検査 …………………… 165
D 免疫不全症 …………………………………… 167
　　1 免疫構成成分と免疫不全症 …………… 167
　　2 免疫不全症の検査 ……………………… 168
E 移植免疫 ……………………………………… 171
　　1 臓器移植と HLA ………………………… 171
　　2 HLA の検査 …………………………… 172

第13章 代謝・栄養異常の検査
………………木村孝穂・村上正巳　173

A 糖尿病 ………………………………………… 174
　　1 概念 ……………………………………… 174
　　2 診断のための検査 ……………………… 174
　　3 糖尿病診療における検査 ……………… 175
B 脂質異常症 …………………………………… 177
　　1 概念 ……………………………………… 177
　　2 脂質代謝 ………………………………… 177
　　3 脂質異常症の分類 ……………………… 179
C 痛風，高尿酸血症 …………………………… 180
　　1 概念 ……………………………………… 180
　　2 診断のための検査 ……………………… 180
D 肥満症 ………………………………………… 180
E メタボリック症候群 ………………………… 181
F 先天性代謝異常 ……………………………… 181

第14章 感覚器疾患の検査 …… 松浦雅人　183

A 耳鼻科関連検査 ……………………………… 184
　　1 自覚的聴力検査 ………………………… 184
　　2 他覚的聴力検査 ………………………… 185
　　3 平衡機能検査 …………………………… 187

- **B 眼科関連検査** 189
  - 1 眼科一般検査 189
  - 2 眼底検査 189
  - 3 視野検査 191
  - 4 網膜機能検査 192

第15章 中毒の検査 …………矢冨 裕 193

- **A** はじめに 193
- **B** 医薬品中毒 193
- **C** 農薬中毒 193
- **D** 重金属中毒 194

第16章 遺伝子・染色体異常の検査
……………………矢冨 裕 195

- **A** はじめに 195
- **B** ヒト遺伝子・染色体異常の例 195
  - 1 単一遺伝子疾患 195
  - 2 多因子遺伝病 196
  - 3 染色体異常 196
- **C** 遺伝子・染色体異常の検査 196
  - 1 先天性代謝疾患に対する
    新生児マス・スクリーニング検査 ……… 196
  - 2 出生前検査 196
- **D** おわりに 197

第17章 悪性腫瘍の検査 ……増田亜希子 199

- **A** 悪性腫瘍とは 199
- **B** がんの疫学 200
- **C** 悪性腫瘍の検査 200
  - 1 悪性腫瘍の主な症状 200
  - 2 診断と進行度の判定方法 201
  - 3 悪性腫瘍と臨床検査 201
  - 4 がん検診 203
  - 5 病理検査 203

和文索引 205
欧文索引 208

第1章 臨床検査の意義と使い方

学習のポイント

❶ 臨床検査は日進月歩であり，臨床検査技師に求められる技術と知識は年々増加している．
❷ 一部の基本的な検査に関しては，日常診療において，最初の段階で，診察と同レベルで行うことも多い．この「基本的検査」に関しては，臨床検査技師も十分に理解しておく必要がある．
❸ 臨床検査に携わる者は，検査の施行はもちろんのこと，サンプリングを含めた総合精度管理にも貢献すべきである．

A はじめに

言うまでもなく20世紀の後半以降，医学研究，生命科学研究は爆発的に進歩した．その成果は臨床医学へ応用され，治療医学とともに診断医学は格段に進歩した．診断医学において臨床検査は中心的役割を果たしている．

昔は臨床検査は医師が行っていた．しかし臨床検査の項目・件数が増え内容が高度かつ専門的になるにつれ，精確な検査を医師が行うことは難しくなった．そしてわが国には戦後，病院において，診療科から独立して，臨床検査の専門部署である検査部門が誕生した．この中央化された検査室では，臨床検査技師が中心となり，臨床検査専門医と協力して的確な臨床検査の施行と検査室の運営がなされるようになった．この検査を中央化して効率よく実施する体制が，わが国の医療の発展に大きく寄与した．

医学，さらには臨床検査の進歩の例は枚挙にいとまがないが，次は象徴的な一例であろう．DNAの二重らせんモデルは，1953年にワトソンとクリックによって提唱された(Nature 171：737-738, 1953)．このモデルによりDNAが遺伝物質の正体であることが説明できるようになり，その後の分子生物学の発展にも大きな影響を与えることになった．現在，DNAを含む核酸は臨床検査の対象となっており，遺伝子関連検査はその重要な一領域になっている(本シリーズにも「遺伝子検査学」が含まれている)．病原体(ウイルス，細菌など)の核酸の検出による感染症の診断，がん細胞における特異的遺伝子異常の検出，さらにはその分子標的療法への応用が，日常診療においてもなされている．また，遺伝学的検査(生殖細胞系列遺伝子検査)も遺伝性疾患の診断に加え，個別薬物療法のための薬物代謝酵素の遺伝子多型検査など，その診療への応用が拡大している．

これらの新しい臨床検査を診療医は的確にオーダーし，そして結果を解釈しなければならない．一方，臨床検査技師は日進月歩の臨床検査を的確に施行し，精確な結果を出す必要がある．当然，個々の臨床検査の意義も理解し，時には診療医に検査面での指導・アドバイスを行う必要がある．臨床検査技師に求められる技術と知識は年々増加していることを銘記する必要がある．

B 臨床検査の意義と使い方

昔からの病歴と診察所見に加え，これらと相補的かつさらなる客観的な情報を提供してくれる臨床検査の存在は極めて大きい．上述のとおり，医

表1 基本的検査(1)(いつでもどこでも必要な検査)

1. 尿検査：蛋白，糖，潜血
2. 血液検査：白血球数，ヘモグロビン，ヘマトクリット，赤血球数，赤血球恒数(指数)
3. CRP
4. 血液化学検査：血清総蛋白濃度，アルブミン[アルブミン・グロブリン比(A/G比)]

表2 基本的検査(2)(入院時あるいは外来初診時でも必要のあるとき行う)

1. 尿検査：色調，混濁，pH，比重，蛋白，糖，潜血，尿沈渣
2. 血液検査：白血球数，ヘモグロビン，ヘマトクリット，赤血球数，赤血球恒数(指数)，血小板数，末梢血液像
3. 化学検査：血清総蛋白濃度，血清蛋白分画，随時血糖(またはヘモグロビンA1c)，総コレステロール，中性脂肪，AST，ALT，LD，ALP，γGT，コリンエステラーゼ，尿素窒素，クレアチニン，尿酸
4. 糞便検査：潜血反応
5. 血清検査：CRP，HBs抗原・抗体検査，HCV抗体，梅毒血清反応
6. 胸部単純X線撮影
7. 腹部超音波検査
8. 心電図検査

学の進歩とともに，新しい有用な臨床検査がどんどん診療現場に導入されており，これらを適切に利用・解釈することの重要性は強調しすぎることはない．

本来，臨床検査は病歴聴取と診察の情報を得た時点で，それらの情報の評価を踏まえて，オーダーすべきものである．しかし，わが国においては，臨床検査を行う環境が大変整備されており，一部の基本的な検査に関しては，最初の段階で診察と同レベルで行うことも多い．日本臨床検査医学会では，診察の一部として利用する「基本的検査」を提案している(**表1, 2**)．病歴情報と診察所見に加え，これらの基本的検査所見を総合的に評価し，まず最初にどの系統の疾患ないし病態かを推定することが大切である．次に患者の問題点を明確化し，問題解決に必要な臓器系統別検査を施行し診断に迫る．必要なら診断確定のための検査を追加する一方，その検査で陽性所見が得られなければ，次の可能性を考えてそれに必要な検査を選択する．このような直列的検査選択が効果的，経済的で診療能力の向上にもつながると考えられている．また**表1, 2**の検査は，いかなる専門であろうとも，臨床医であれば的確に理解・解釈できなければならない検査ともいえる．このことは臨床検査を行う技師も理解しておく必要がある．

ただ現実には，個々の臨床検査の意義などを熟慮せず，最初の段階で多くの検査をオーダーして，検査結果が数多くそろってからその評価が行われる場合もある．一方，最近では医療経済の悪化により包括医療が進み，逆の意味での粗悪診療，つまり必要な検査が行われないという心配もある．このような状況のもと，ますます臨床検査の使い方に関する的確な理解が求められている．この目的で日本臨床検査医学会では，2015年11月に，「臨床検査のガイドラインJSLM2015」[1]を刊行している．

C 診療を支える技師

臨床検査は医師の指示により行われる．そしてオーダーを受けた検査室は，できるだけ速く精確な結果を返却できるように努力する．間違った結果，不正確な結果に基づいて，適切な診療はできない．そのため検査室においては徹底した精度管理が行われる．しかし検査室で行う精度管理は，検体を受け取って以降である．検査室での測定の前後段階の管理を含めた総合的な精度保証である「総合精度管理」に関しては，当然ながら診療医，さらには他の医療スタッフも関与する．診療医が検査をオーダーしてから結果を判読するまでのすべての過程において，つまり検査室の外においても検査誤差が生じる可能性がある．検体採取のときから，検査は始まっていると理解すべきであるが，このことが真に理解できていない医師もいる．たとえば検体の取り違え，検体の不適切な扱いなどがあれば，検査データの信頼性は大きく損なわれてしまうのは当然であるが，このようなことがなくても検査結果に偽低値，偽高値が起こりうる．

たとえば，不適切な採血による生化学検査項目の乳酸脱水素酵素（LD）の偽高値，抗凝固薬 EDTA による偽性血小板減少症など，検査室で見過ごした場合，誤診につながる場合もありうる．臨床検査に携わる者は検査の施行はもちろんのこと，サンプリングを含めた総合精度管理にも貢献すべきである．

参考文献
1) 日本臨床検査医学会ガイドライン作成委員会：臨床検査のガイドライン JSLM2015．日本臨床検査医学会，2015
 ※診療医向けに作成されたものであるが，臨床検査技師にも参考になると思われる

第2章
循環器疾患の検査

学習のポイント

1. 循環器疾患を理解するためには解剖学的および生理学的知識が必須である．まずはそれらをしっかり身につける．
2. 循環器疾患の検査には非侵襲的なものから侵襲的なものまで多くあるが，それぞれに得意分野，不得意分野がある．したがってどのようなことを知りたいかによって検査を使い分ける必要がある．不要な検査をしない．
3. 循環器疾患のなかには時々刻々とダイナミックに病態が変化していくものがある．それに応じた検査を選択しながら病態をつかむ．

本章を理解するためのキーワード

① 刺激伝導路
心臓は電気的に興奮することで収縮運動を行っている．電気刺激はまず右房上部にある洞結節から発生し，次いで房室結節，ヒス（His）束を介して右脚，左脚，さらにプルキンエ（Purkinje）線維に伝わる．これを刺激伝導路という．この伝導路のどこかで電気刺激がうまく伝わらなくなった病態がブロックである．

② 虚血性心疾患
心筋は酸素の需給バランスが釣り合った状態で機能している．酸素を供給する冠動脈に狭窄や閉塞が生じてこのバランスが崩れると心臓は虚血状態になる．虚血状態をきたす疾患を虚血性心疾患という．狭心症，心筋梗塞がこれに入る．

③ 弁膜症
心臓には右心房，右心室，左心房，左心室の4つの部屋があり，血液はこれらの部屋を一方向に流れていく．部屋と部屋との間には一方弁がついているが，この弁がいろいろな原因によって開放制限をきたしたり，閉鎖不全をきたしたものを弁膜症とよぶ．

A 循環器疾患とは

循環器は心臓と血液を全身に循環させる血管系を指す．したがって循環器疾患は心疾患と血管疾患に大別できる．心疾患は，心房中隔欠損症など母体内で発症した疾患である先天性心疾患と，心筋梗塞など生後に発症した後天性心疾患に分けることができる．また疾患の主座により，弁膜症，虚血性心疾患，不整脈，心筋疾患，心膜疾患などに分ける方法もある．血管疾患は動脈系の疾患，静脈系の疾患，リンパ管系の疾患に分けることができる．血圧異常は腎疾患や内分泌疾患からも発症するが，表現系としての高血圧や低血圧は，循環器医が扱うことが多い．

B 心疾患診断のための検査

1. 心電図

a. 心電図とは

心筋は電気刺激により**調律**をつくり，拍動している．この心筋の電気的興奮を時間的変化として記録したものを心電図という．具体的には心臓が

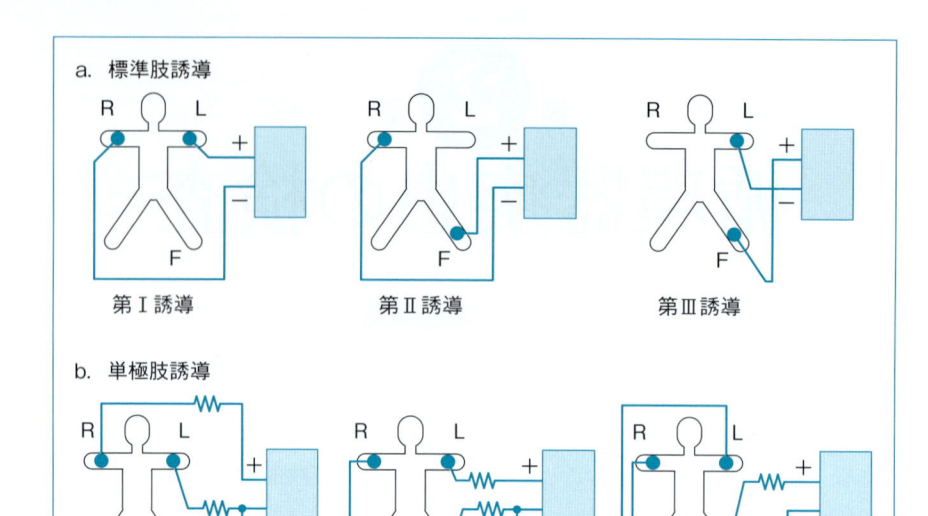

図1　12誘導心電図における電極の装着位置

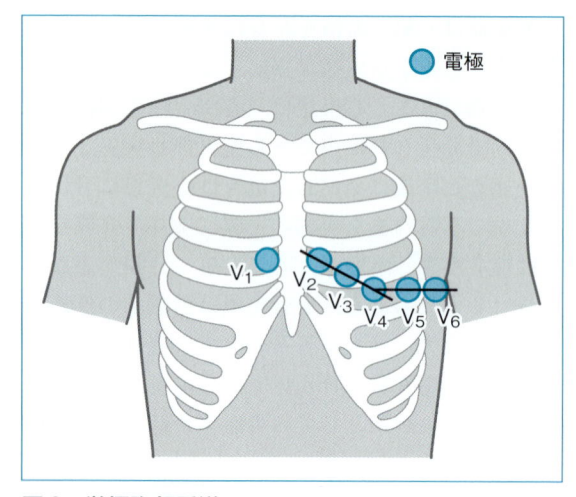

a. 標準肢誘導
第Ⅰ誘導　　第Ⅱ誘導　　第Ⅲ誘導

b. 単極肢誘導
aV$_R$　　aV$_L$　　aV$_F$

図2　単極胸部誘導
（装置の位置は表1参照）

表1　安静心電図の誘導法

標準肢誘導
・第Ⅰ誘導：左手と右手の電位差（左室前側壁，高位側壁を反映）
・第Ⅱ誘導：左足と右手の電位差（下壁横隔膜面を反映）
・第Ⅲ誘導：左足と左手の電位差（下壁横隔膜面を反映）

単極肢誘導
・aV$_R$：右手と不関電極（心室内腔を反映）
・aV$_L$：左手と不関電極（左室高位側壁を反映）
・aV$_F$：左足と不関電極（下壁横隔膜面を反映）

単極胸部誘導
・V$_1$：第4肋間胸骨右縁
・V$_2$：第4肋間胸骨左縁
・V$_3$：V$_2$とV$_4$の中点
・V$_4$：第5肋間と左鎖骨中線の交点
・V$_5$：V$_4$の高さで左前腋窩線との交点
・V$_6$：V$_4$の高さで左中腋窩線との交点

収縮拡張の際に発生する微小な電位を体表面に置いた電極で2点間の電位差として記録する．標準心電図では，四肢（4か所）および前胸部（6か所）に電極を装着して記録される標準肢誘導（図1a），単極肢誘導（図1b），単極胸部誘導（図2）の計12個の電位を記録する（12誘導心電図）（表1）．図3に単極胸部誘導から電気活動を推測できる部位を示す．図4に実際の電極装着と記録される12誘導心電図を示す．

心電図波形はP，Q，R，S，T，Uという文字で表現される（図5）．横軸が時間（1 mmが0.04秒），縦軸が電圧（1 mmが0.1 mV）を意味している．心臓の電気刺激は刺激伝導系とよばれる経路を

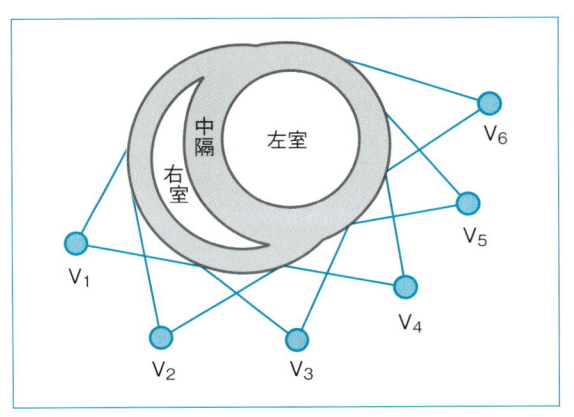

図3 単極胸部誘導から電気活動を推測できる部位
V_1, V_2は主に右室側, V_5, V_6は左室側, V_3, V_4はその中間部の水平面（前後左右方向）の電気活動を反映する.

ることを示すU波もみられる.

b. 心電図でわかること：不整脈

調律の乱れを不整脈とよぶが，この診断には心電図は必須である．また，携帯型の心電図記録計を24時間体に装着して記録するホルター（Holter）心電図は，不整脈の診断に有用である．代表的不整脈には以下のものがある．

1) 心房性期外収縮（上室性期外収縮）

洞結節の興奮よりも早期に心房から興奮が生じる状態である．P波（図7矢印）が認められ心房から由来していることがわかる．QRS波形は洞結節の刺激により生じる正常波形とほぼ同じである．上室性期外収縮ともいう．良性であり特に加療の必要はない．

2) 心室性期外収縮

通常の心室興奮よりも早期に心室から興奮が生じる状態である．通常の興奮部位と異なる場所からの刺激発生であるため幅が広く変形したQRS波が認められる（図8矢印）．単発性では治療の必要はないが，連発するものや基礎心疾患によっては加療が必要である．

通って心筋を興奮させていく（図6）．①まず右房上部にある洞結節が自発的に電気刺激を発生する．②その刺激が房室結節に伝わる間に心房を興奮させ心房収縮が起こる．このとき心電図上ではP波が生じる．③その後電気刺激は心房心室間にある房室結節に伝わり，ヒス束を介して右脚，左脚，さらにプルキンエ線維に伝わって心室全体が興奮する．このとき心電図上でQRS波が観察される．④心室興奮が冷める過程で生じるのがT波である．時に心室興奮の冷める過程が遅れてい

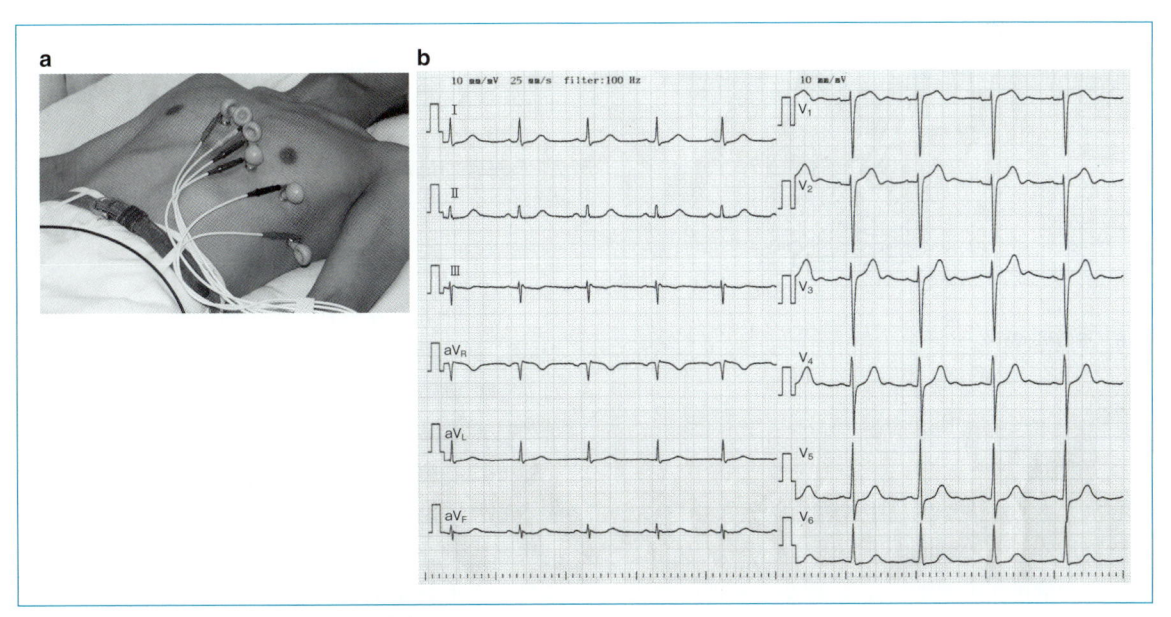

図4 電極装着（a）と12誘導心電図（b）

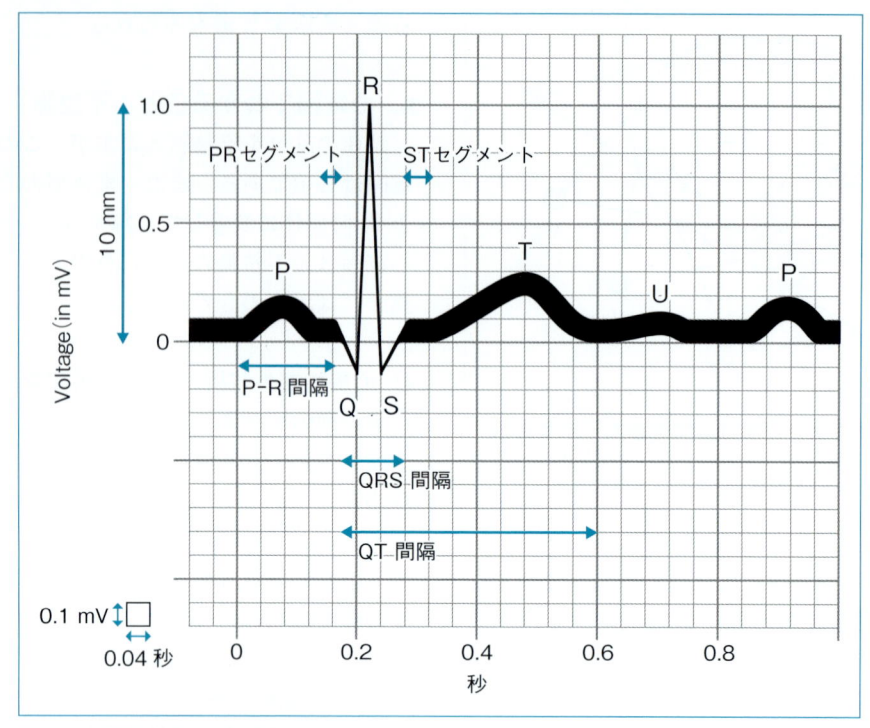

図 5　心電図波形の成り立ち

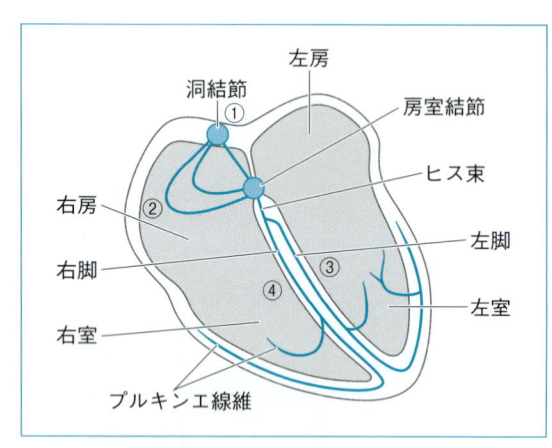

図 6　刺激伝導系

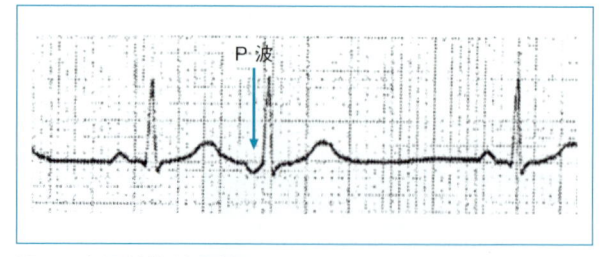

図 7　心房性期外収縮
P 波を認める（矢印）．

3）心房細動

心房のあちこちが無秩序に電気的興奮を生じる状態である．その刺激が不規則に心室に伝わるため心室の調律が不規則になる（図 9）．P 波の消失，不規則で細かな基線の動揺，R-R 間隔は不整である．比較的よくみられる不整脈であるが，頻拍のために血行動態に悪影響を及ぼしている場合には対処が必要である．また，心房内に血栓を生じる可能性がある場合には抗凝固療法を考慮する．

ほかに心室の一部から興奮が発生して頻脈を呈する心室頻拍（図 10）や，心室のあちこちが無秩序に興奮する心室細動がよく知られている（図 11）．これらの不整脈が起こると血行動態が保てなくなるため，緊急に処置をしなければならない．

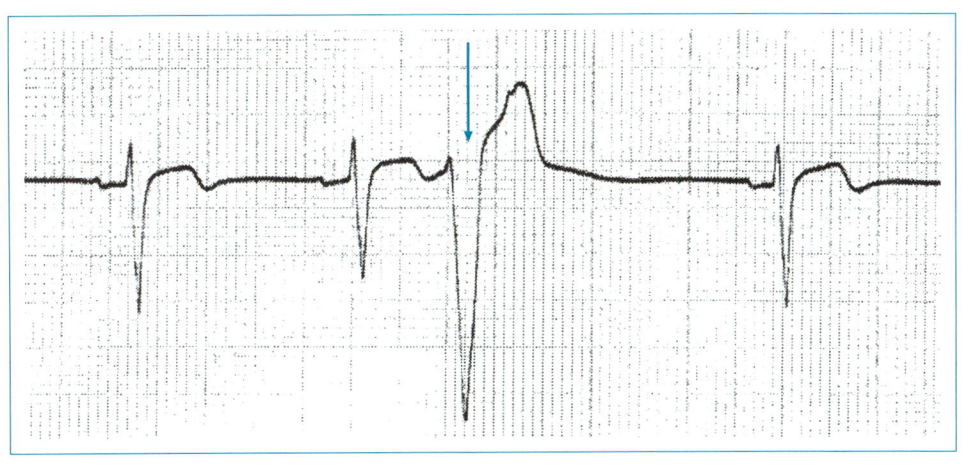

図8　心室性期外収縮（矢印）

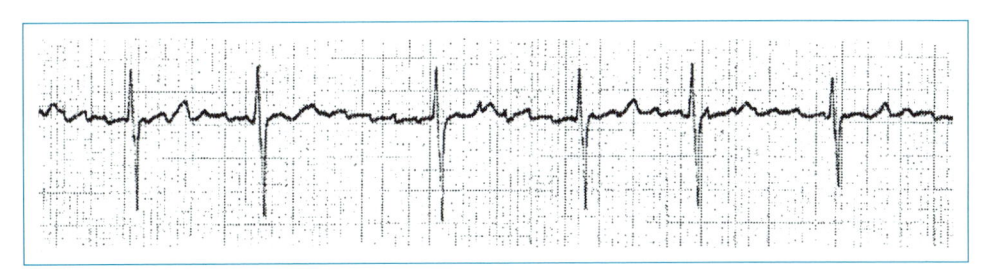

図9　心房細動

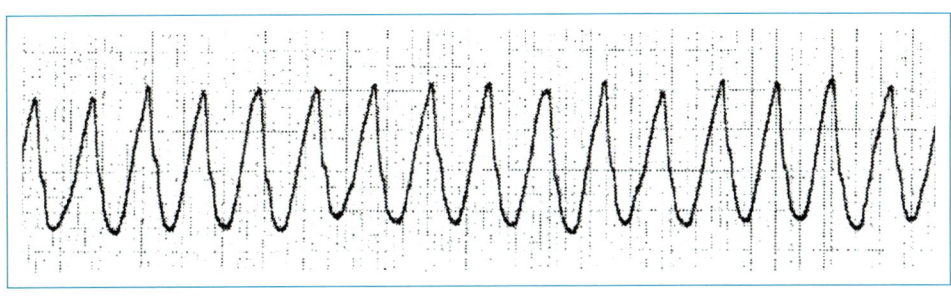

図10　心室頻拍

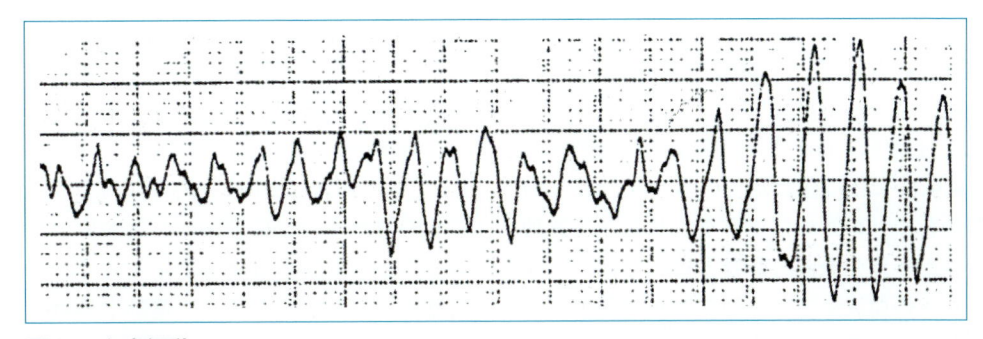

図11　心室細動

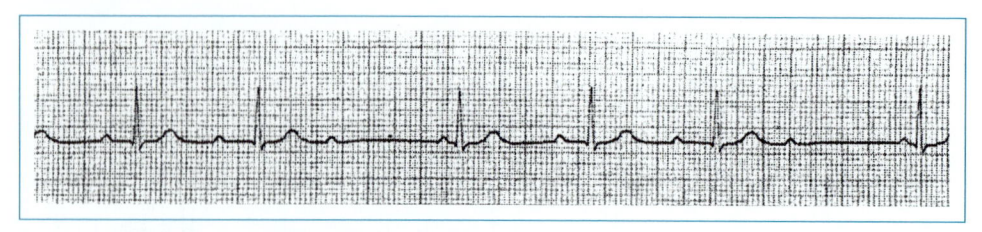

図12　2度房室ブロック（Wenckebach型）

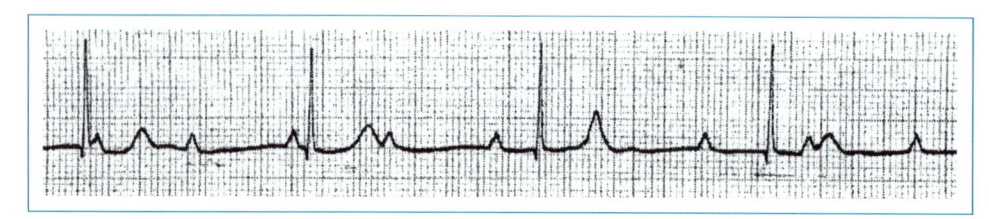

図13　3度房室ブロック

4）房室ブロック

さまざまな理由で刺激伝導系に伝導障害が発生すると，房室ブロックとよばれる心電図を呈する．房室ブロックは1度，2度，3度に分けられる．1度房室ブロックはPQ間隔が0.21秒以上と延長しているが，P波とQRS波が一対一に保たれているので，特に治療の必要はない．2度房室ブロックはPQ間隔が次第に延長していきQRS波が消失するウェンケバッハ(Wenckebach)型（図12）と，PQ間隔が一定のまま突然QRS波が消失するモービッツ(Mobitz)Ⅱ型に分けられる．3度房室ブロックはP波とQRS波がそれぞれ一定の出現頻度で現れる（図13）．QRSの数が少ない，すなわち心室収縮回数が少ないと心拍出量が低くなるため，めまい，意識消失が生じる場合がある．このような例ではペースメーカー治療の適応となる．

c．心電図でわかること：虚血性心疾患

1）狭心症

心臓は左冠動脈前下行枝，回旋枝，右冠動脈の3本の冠動脈によって養われている．冠動脈の内腔が動脈硬化などのために狭窄を生じると，運動時など心筋が多量の血液を必要とするときにそれに見合うだけの血流を送り込むことができず，心筋虚血を起こす．これを**労作性狭心症**という．こ

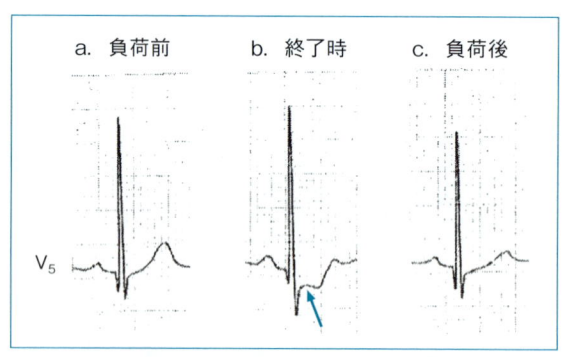

図14　運動負荷により誘発された心筋虚血によるST低下

のとき心電図ではST部分が基線よりも低下する（図14）．なお安静時に冠攣縮に伴って起こる異型狭心症ではST部分が上昇する．

運動負荷心電図は，狭心症が疑わしい例に監視下に運動をさせて心電図を観察し虚血性変化が出るかどうかをみる検査である．マスター負荷テスト，トレッドミル，エルゴメーターがある．**マスター負荷テスト**は，2段の階段を年齢，性別，体重により決められた回数を決められた時間で昇降するものであり，負荷前後の心電図波形が変化するかどうかで虚血の有無を判定する（図14）．簡便に実施することができるが，運動中の血圧，心電図がモニターできない状態でいきなり一定量の負荷

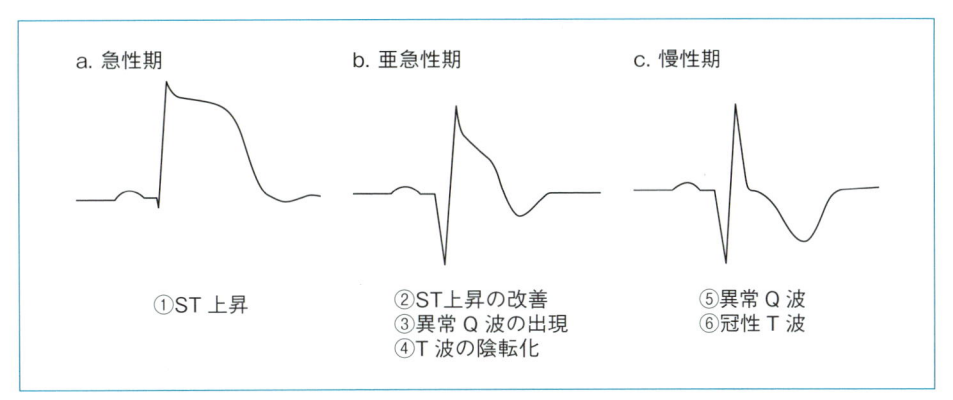

図15 心筋梗塞急性期から慢性期にかけての心電図変化

をかけることから,重症の虚血性心疾患や不整脈を疑う症例については慎重に行わなければならない.**トレッドミル運動負荷試験**は,電動式で動くベルトの上を歩行ないしジョギングし,その間の症状,血圧,心電図変化をみる検査である.**エルゴメーター負荷試験**では,固定された自転車を決められた強度下でこぐことにより心臓に負荷をかけ症状,血圧,心電図変化をみる.後二者には,マスター負荷テストと違って運動負荷中の血圧と心電図をモニターできるメリットがある.

2)心筋梗塞

冠動脈が**粥腫**破裂などによって完全閉塞すると,当該冠動脈によって血液を供給されていた心筋は壊死に陥る.これを心筋梗塞という.心電図では当初ST部分が著明に上昇する.その後Q波が深くなり,さらにT波が陰性化する(図15).慢性期に認められる左右対称の陰性T波を冠性T波という.このように心筋梗塞では時間とともに波形がダイナミックに変化するため,心電図検査は心筋梗塞の診断および経過観察に必須である.

2. 胸部X線写真

心陰影の大きさ,形状から心疾患に伴う心腔の大きさの変化,形態異常の有無を推定する.心不全では肺血管陰影が増強し,胸水が認められる.胸部大動脈瘤では動脈陰影の拡大が認められる.臨床検査医学の範囲を逸脱するため詳細は述べないが,ルーチンに施行される検査として有用である.

3. 心エコー検査(心臓超音波検査)

a. 心エコー検査とは

人間の耳の可聴域は20〜20,000Hzであり,20,000Hz以上の音は聞き取れない.これを超音波という.超音波を体内に照射すると,一部は臓器を透過するが一部は密度の異なる臓器間で反射される.この性質を利用して体内臓器の描出を試みるのが超音波検査法である.超音波検査は非侵襲的で患者に苦痛を与えることなく簡便に行え,比較的短時間に多くの有用な情報を得ることができるため,あらゆる臓器に適用されている.

心エコー(超音波)検査は2.5MHz〜5MHz程度の周波数を用いて心臓や血管の大きさ,動き,形態を描出する検査法である.また赤血球に超音波を当て,反射してくる超音波(赤血球の速度に応じて周波数変位が生じる)と照射した超音波の周波数の差から,ドプラ効果に基づいて赤血球の速度を定量評価することもできる.

超音波は骨に反射され,空気を通過しない.したがって心エコー検査では肋骨や胸骨および肺の隙間(エコーウィンドウ)から超音波を投射して像を作ることになる.そのため被検者は左側臥位をとり,時には呼気時に一時的に呼吸を止めてもらいながら,なるべくエコーウィンドウを大きくして検査を行う.以下に心エコー検査の種類について記載する.

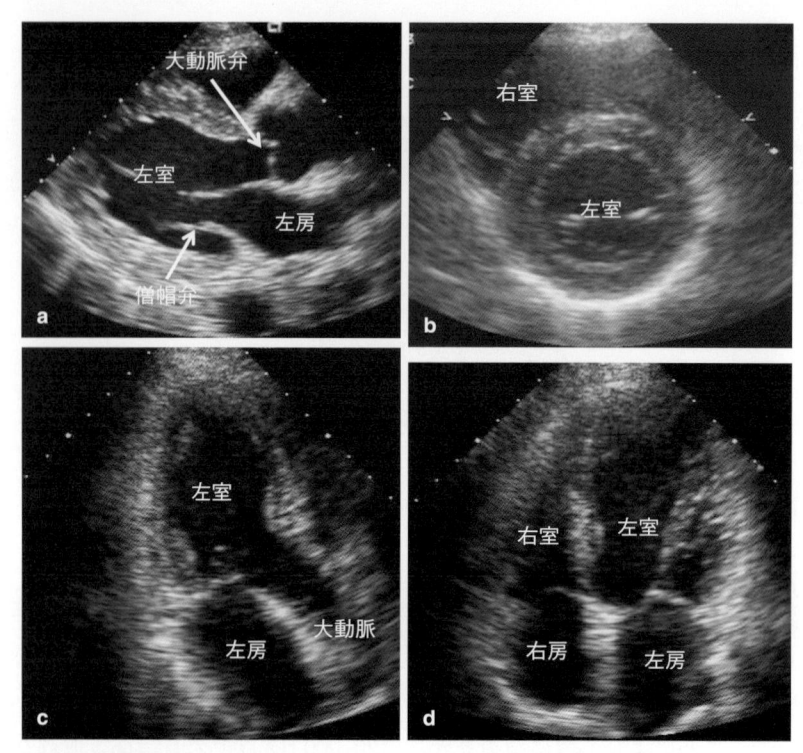

図16 断層エコー
a. 傍胸骨左室長軸断層像.
b. 傍胸骨左室短軸断層像.
c. 心尖部左室長軸断層像.
d. 心尖部四腔断層像.

1) 断層エコー法（Bモード法）

多数のエコービームを探触子から発射し，その反射波から構造物を白黒のリアルタイム画像として表示する手法である（図16）．心エコー検査では最も基本的な検査であり，以下に示すような基本断面を描出して診断を行う．疾患によってはそのほかの断面も追加して検査する．

① 傍胸骨左室長軸断層像：第3～5肋間に探触子を置いて，左心室の長軸像を描出する．左房，左室，僧帽弁，大動脈弁の観察に適している（図16a）．

② 傍胸骨左室短軸断層像：①と同様の部位に置いた探触子を時計方向に90度回転させることにより，心臓の短軸像を描出する．探触子の位置によって大動脈弁，僧帽弁，左室の動きを詳細に観察することができる（図16b）．特に壁運動の評価には欠かすことができない．

③ 心尖部左室長軸像：心尖部に探触子を置いて少し傾けることにより，傍胸骨長軸断層像を90度回転させたと同様の画像が得られ，左房，左室，大動脈を観察することができる（図16c）．

④ 心尖部四腔断層像：心尖部に置いた探触子を回転させることにより右房，左房，右室，左室の4つの腔を描出することができる（図16d）．各心腔の形態，大きさ，動き，僧帽弁，三尖弁の動きを評価することができる．

2) Mモード法

1本の超音波ビーム上での輝度変化を時間軸に対して表示する手法である．距離分解能，時間分解能に優れているので，正確な距離計測や時相分析をする際に用いられる（図17）．

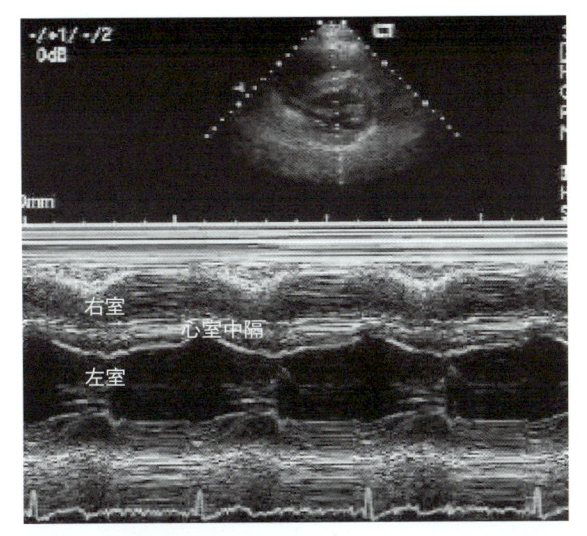

図17　左室短軸Mモード像

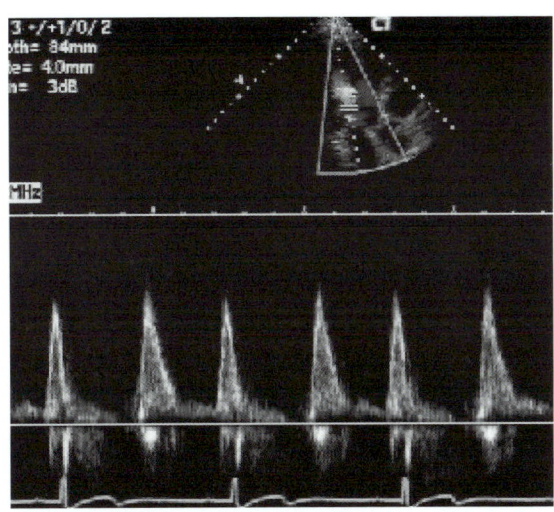

図18　パルスドプラ法により求められた僧帽弁通過血流速度

3) パルスドプラ法

任意のポイントにおける血流速を知る（図18）．ビームの方向への速度しか評価できないため，できるだけエコービームと血流が平行になるようにして記録する．

4) 連続波ドプラ法

超音波ビーム上の最大速度を記録する手法である．パルスドプラ法では計測可能な速度に上限があるが，連続波ドプラ法では心腔内の流速を上限なく記録可能である．

5) カラードプラ法

血流速と方向をカラーで表示する手法である．探触子に近づく方向の血流を赤色系統で，遠ざかる方向の血流を青色系統で表す（図19）．乱流は緑の成分を加味して表現することが多い．

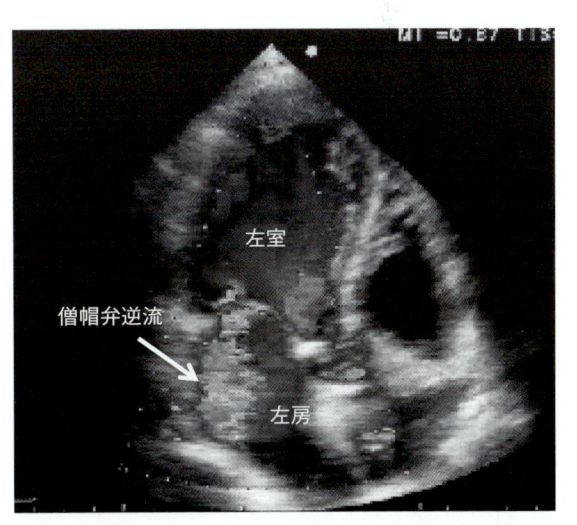

図19　カラードプラ法により示された僧帽弁逆流

b. 心エコー検査で診断できる主な疾患

1) 壁運動異常，壁厚異常

断層法を用いて壁運動異常の部位，広がりを知ることができる．心筋梗塞では閉塞冠動脈の支配領域の壁運動異常を認める．また，拡張型心筋症では心室の拡大とともに全体的な壁運動低下を認める．

高血圧や大動脈弁狭窄症では心室にかかる圧負荷を代償するために左室壁が分厚くなる．また，肥大型心筋症の多くの例で著明な心室中隔肥厚を認める．

2) 弁膜症

心臓弁はいろいろな要因で狭窄や閉鎖不全を起こす．弁狭窄が起こると弁を通過する血流速が高速乱流となるため，カラードプラ法でモザイクパターンとよばれる乱流シグナルを認める．また，

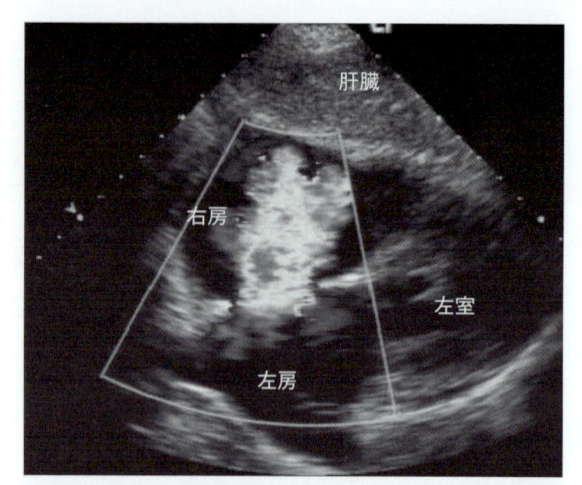

図20 カラードプラ法により示された心房中隔欠損症のシャント血流

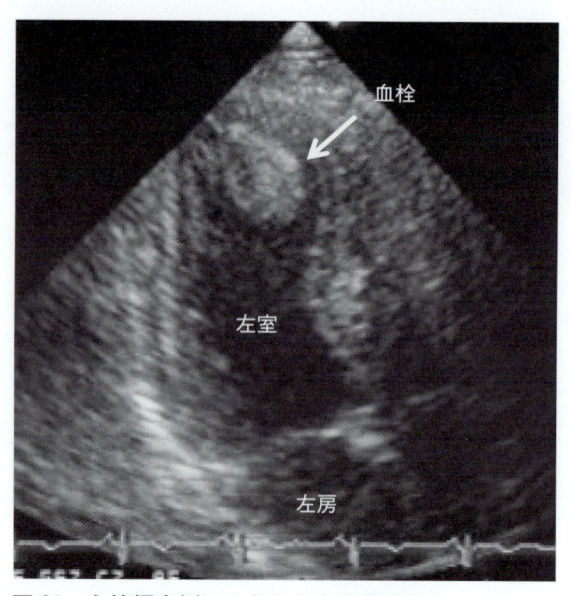

図21 心筋梗塞例にみられた心尖部血栓

連続波ドプラ法で高速血流速を計測し重症度評価を行うことができる．閉鎖不全症では上流の心腔に逆流してくる血流をカラードプラ法で認め，その広がりから閉鎖不全症の重症度を知ることができる（図19）．

3）先天性心疾患

心房中隔欠損症や心室中隔欠損症など多くの先天性心疾患では，カラードプラ法を用いることにより左心系と右心系間を交通するシャント血流を認め，診断することができる．図20に心房中隔欠損症において季肋部からカラードプラ法により描出された心房レベルのシャント血流を示す．

4）異常構造物

断層法は心臓腫瘍や心腔内血栓の診断に有用である．図21に心筋梗塞例において検出された心尖部血栓を示す．

c．経食道心エコー検査

通常，心エコー検査は探触子を胸壁上において走査する**経胸壁心エコー検査**が主であるが，観察部位や体格，その他の状況により経胸壁からのアプローチでは十分に観察しえないことがある．そのような際には**経食道心エコー検査**が有用である．経食道心エコー法は，先端に探触子のついた胃カメラ型の専用チューブを食道内に挿入し，心臓血管系を裏側から観察する検査である（図22a）．食道は心臓の後面に位置し，大動脈や肺動脈とも近接しているため，胸壁から離れた部位の情報でも鮮明に取得することができる．僧帽弁疾患，左心房内の疾患や大動脈の疾患に有用である（図22b）．ことに僧帽弁置換術後例は，人工弁のアーチファクトのために経胸壁心エコー検査では左房内の観察が困難であるが，そのような際に左房を食道側から観察できるメリットは大きい．また，心臓血管系手術中のモニターとしても用いられる．自己の僧帽弁を温存して修復する僧帽弁形成術では，経食道心エコー検査で術中に迅速に評価できるため臨床的に意義が大きい．

4．心臓CT検査

近年の技術進歩により検出器の多列化が進み，心血管系疾患の診断にも多列検出器コンピュータ断層撮影（multi-detector-row CT：MDCT）が広く適用されるようになった．当初，検出器数は16列であったが，最近は320列も市販されている．

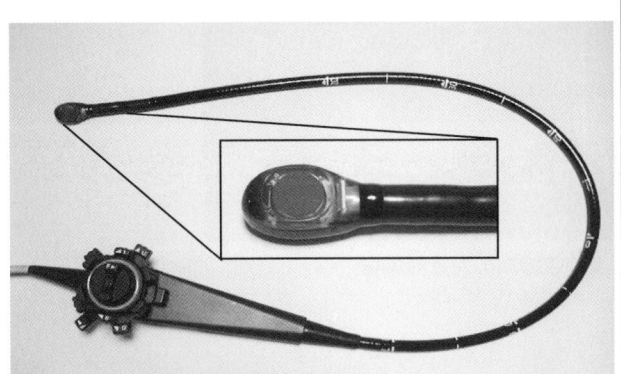

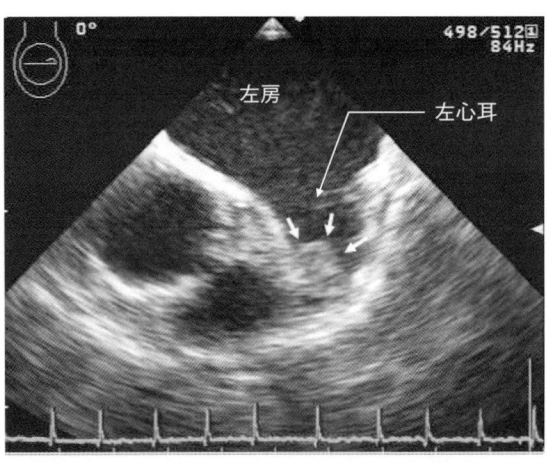

図22 経食道心エコー検査
a. 経食道心エコー検査用探触子全景および先端部拡大図.
b. 経食道心エコー検査で検出した左心耳内血栓. 経食道心エコー検査を用いれば経胸壁心エコー検査では認めがたい左心耳内血栓(矢印)でも明瞭に描出できる.

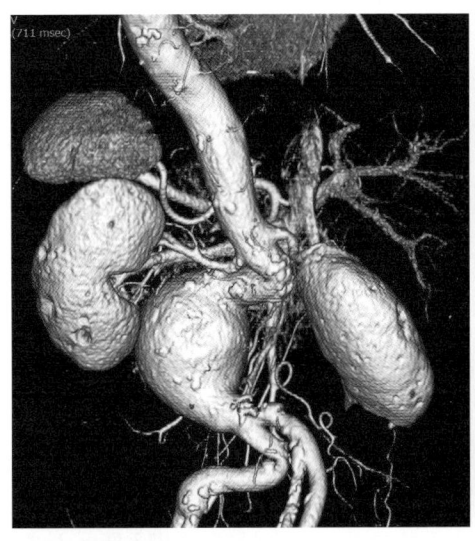

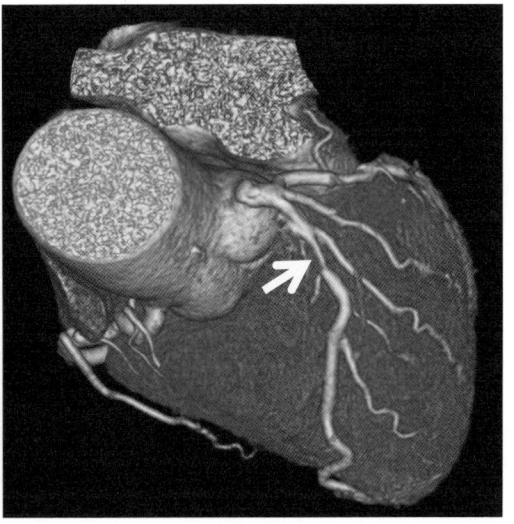

図23 MDCT
CT検査で示された腹部大動脈瘤.
CT検査で示された左冠動脈前下行枝近位部の狭窄(矢印).

検出器が多くなるにつれ, 呼吸停止時間も少なくてすみ, 空間分解能, 時間分解能の高い鮮明な画像取得が可能である. MDCTは大動脈瘤, 大動脈解離, 肺動脈血栓塞栓症などの比較的大きい血管の疾患のみならず(図23a), 冠動脈疾患の診断にまで用いられている(図23b).

5. 心臓MRI検査

技術進歩に伴い撮像の高速化されるにつれ, MRIの心臓への応用が進んでいる. 息止め下に心電図同期撮影を行い, 形態評価のみならず, 心拍出量計測, 心室壁運動評価などの心機能評価, 組織性状評価を行う(図24). 組織性状評価において

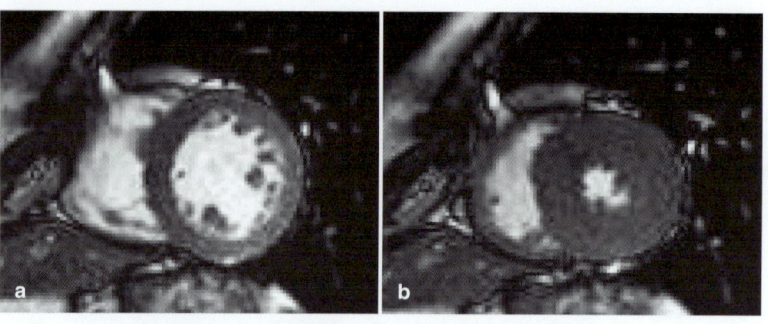

図24　MRIで記録された拡張期および収縮期の左室短軸像
心室収縮の程度が評価できる．

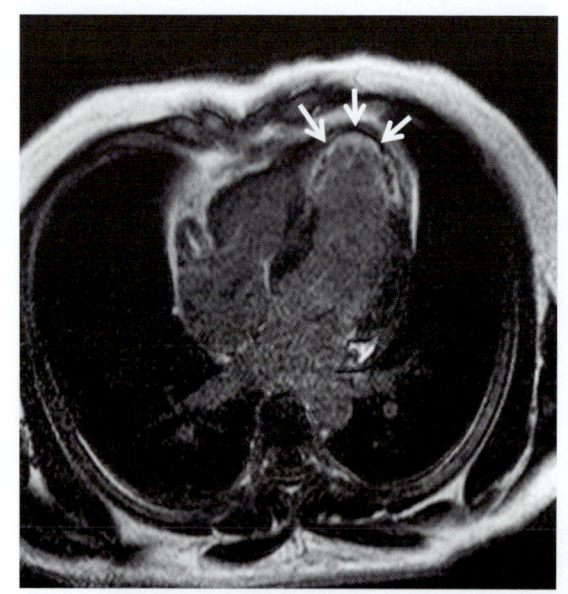

図25　MRI遅延造影で記録された心筋梗塞例における心尖部の心筋障害（矢印）

は造影剤を用いることにより，梗塞心筋が遅延造影部位として描出される（図25）．また，種々の心疾患において心筋線維化を評価するのにも用いられている．

6. 心臓カテーテル検査

　カテーテルとは細いチューブのことであり，これを局所麻酔下に血管内に挿入することにより，血管内や心腔内の圧や血流に関する情報を得る検査を，心臓カテーテル検査という．右心系に挿入する場合を右心カテーテル検査，左心系に挿入する場合を左心カテーテル検査という．

a. 右心カテーテル検査

　大腿静脈，内頸静脈，鎖骨下静脈，尺側皮静脈などから，**スワン・ガンツカテーテル**とよばれる，先端に小さいバルーンのついたカテーテルを挿入し，検査を行う（図26）．バルーンは血流に乗って右心房→右心室→肺動脈と入っていくため，心内圧波形を確認しながら，ベッドサイドで順行性（血流と同じ方向）にカテーテルを挿入することができる．スワン・ガンツカテーテルの先端には**サーミスター**が装着されており，カテーテルを介して右房内に注入した冷水の温度変化を先端で感知することができ，この変化度から心拍出量を計算することができる．スワン・ガンツカテーテルを挿入しながら右房圧，右室圧，肺動脈圧を計測する．肺動脈末梢でバルーンをふくらませて血流をせき止めて計測した圧は**肺動脈楔入圧**とよばれ，左房圧の代用として用いられている（図27）．心不全やショックなどで血行動態を評価したいときに用いられる検査である．

b. 左心カテーテル検査

　大腿動脈，上腕動脈，橈骨動脈などから，逆行性（血流の向きと反対方向）にカテーテルを挿入する検査法である．大動脈や左室圧を知ることができる．目的や部位に応じて**ピッグテールカテーテル**や**ジャドキンスカテーテル**などさまざまな形のカテーテルがある．また，カテーテル先端から造

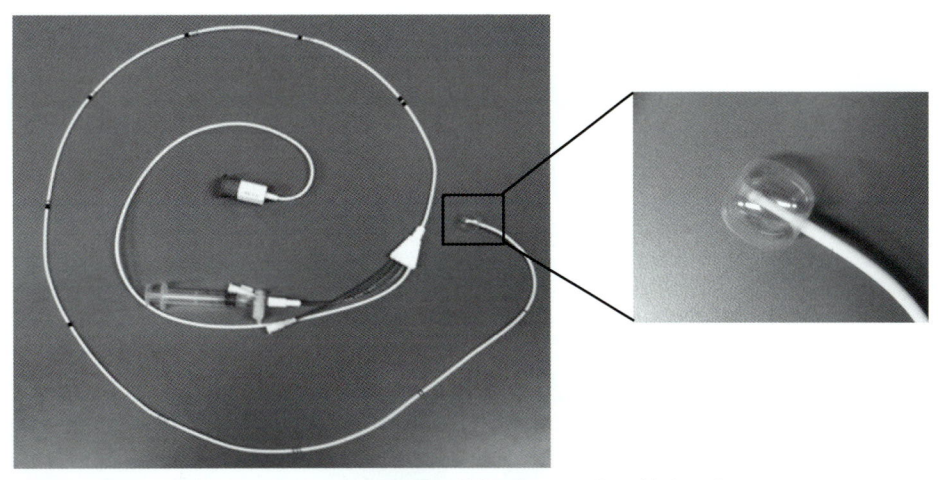

図26　スワン・ガンツカテーテルの全景と先端バルーン部の拡大写真

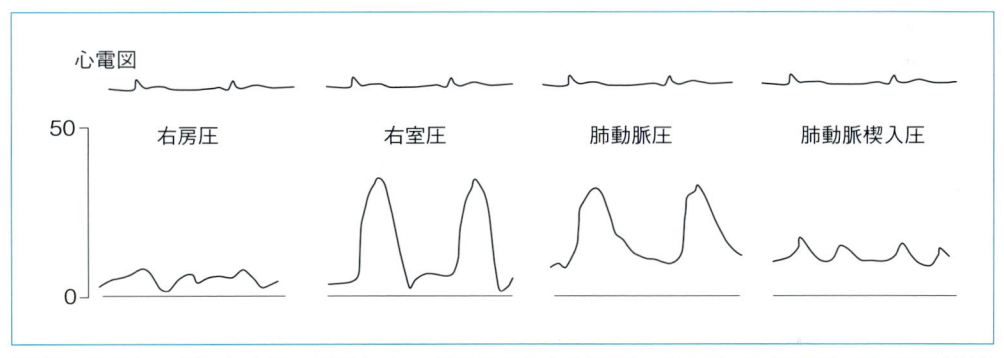

図27　スワン・ガンツカテーテルによって記録された右房圧，右室圧，肺動脈圧，肺動脈楔入圧

影剤を出すことにより血管造影を行うことができる．大動脈造影では大動脈の形態評価が可能である．大動脈弁直上の上行大動脈で造影を行うことにより大動脈弁逆流の有無，程度評価を行うことができる．また，左室造影により左室の大きさ，形，動きを評価する（図28）．僧帽弁逆流があれば，左房内への造影剤の逆流を認め，この程度により重症度評価を行うことができる．

冠動脈造影用のカテーテルを用いることにより左右の冠動脈を造影することができる．これにより冠動脈の狭窄や閉塞の診断を行う（図29）．冠動脈バイパス術施行前や経皮的冠動脈インターベンションの際には，必須の検査である．

7. 末梢循環検査

血管系の障害を非侵襲的に評価するための検査をいくつか示す．なお末梢循環の検査においては，視診，聴診，触診などの一般的な理学的検査も重要である．視診では動脈の狭窄や閉塞に伴う色調の変化，潰瘍，壊死，左右差を見る．聴診では動脈の狭窄によって生じる血管性雑音を調べる．触診では動脈狭窄や閉塞に伴って末梢側の拍動の減弱・消失や皮膚温の低下を評価する．以下の生理学的検査とこれらの理学的検査を合わせて，総合的に疾患の重症度を判断する．

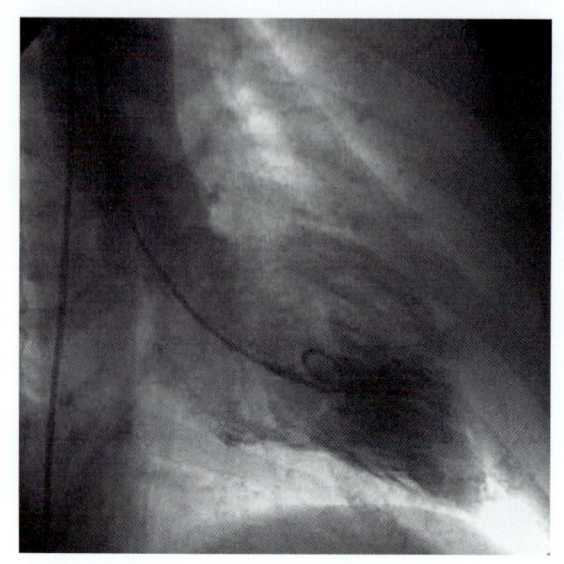

図28 ピッグテールカテーテルを用いた左室造影像

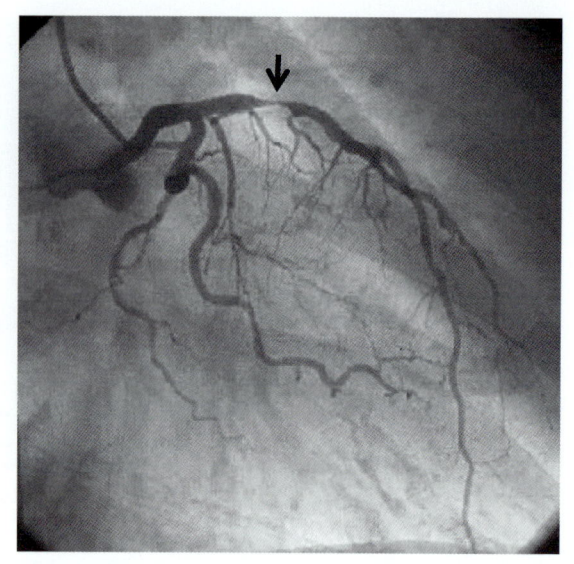

図29 ジャドキンスカテーテルを用いた左冠動脈造影像
近位部に狭窄を認める(矢印).

a. ABI(ankle brachial pressure index)検査

足関節上腕血圧比検査ともいう.両上肢動脈の血圧と両下肢の血圧(足背動脈と後脛骨動脈)を計測し,左右の上肢どちらか高いほうの収縮期血圧を分母とし,分子には足背動脈圧か後脛骨動脈圧のどちらか高いほうの血圧を用い,**足首収縮期血圧÷上腕収縮期血圧**を計算することにより,左右別々にABIを求める.正常値は1.0以上で,0.9以下は下肢動脈の狭窄を疑う.

b. PWV(pulse wave velocity)検査（脈波伝達速度検査）

心臓から送り出された血液により生じた拍動(脈波)が,血管の末梢(手足)に伝わる速度を測定する.健常例では血管壁が軟らかいため拍動が吸収されて末梢に伝わるのに時間がかかる.一方,血管壁が硬ければ拍動は早く伝わる.すなわち伝達速度が速いほど動脈硬化が進行していることになる.ABIと同時に検査することが多い.

c. 血管エコー検査

高周波探触子を用いた超音波法によって,心臓領域よりも全身の血管の大きさや形態,流速を計測することができる.部位によりリニア型,コンベックス型,セクタ型の探触子を使い分けて検査する(図30).頸動脈では7.5 MHz～10 MHzのリニア型探触子を用いて検索し,狭窄や閉塞,動脈硬化の程度(内膜中膜複合体厚,プラーク厚)を評価する.腹部大動脈領域では3 MHz～5 MHzのコンベックス型探触子またはリニア探触子を用いて,狭窄,動脈瘤,動脈解離などを見る.上肢動脈や下肢動脈では,高周波リニア型またはコンベックス型探触子を用いて検査する.上肢では鎖骨下動脈,腋窩動脈,上腕動脈,橈骨・尺骨動脈が,下肢では腸骨動脈,大腿動脈,膝窩動脈,腓骨・脛骨動脈の評価が可能である.下肢動脈エコーは閉塞性動脈硬化症の非侵襲的診断に有用である.

下肢では動脈のみならず静脈のエコー検査も重要である.静脈血栓症や静脈瘤の診断ができる.深部静脈血栓症は急性肺動脈塞栓症の誘因ともなる重大な疾患であるが,血管エコーを用いて非侵襲的に診断できるメリットは大きい(図31).

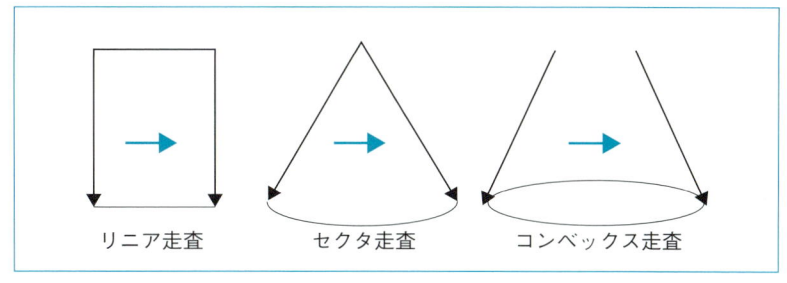

図30　走査方式の種類

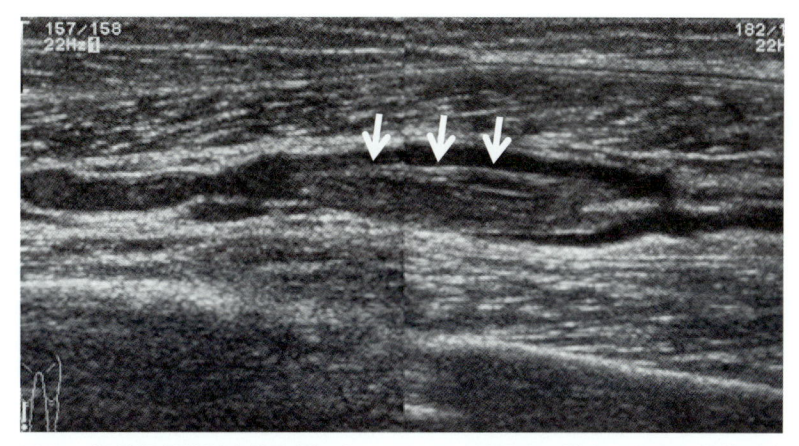

図31　慢性深部静脈血栓症例においてヒラメ静脈内に検出された血栓（矢印）

8. その他

a. 心音図，心機図

　心音，心雑音は心臓弁の開閉や血液の流れなどによって生じる振動の可聴成分である．通常の診察では聴診器で聴取するが，心音マイクロフォンで音を収集し，フィルターを通して記録したものが**心音図**である（図32）．さらに頸動脈波，頸静脈波，心尖拍動図などの脈波記録を加えたものを**心機図**とよぶ．近年は心エコー検査の普及に伴って，心音図や心機図を記録する機会は非常に減った．概略のみを以下に記す．
　心音にはⅠ音，Ⅱ音，Ⅲ音，Ⅳ音などがある．Ⅰ音は房室弁閉鎖時の音で，Ⅱ音は半月弁閉鎖時の音である．Ⅱ音は大動脈弁の閉鎖によって生じる成分と，肺動脈弁の閉鎖によって生じる成分からなる．Ⅲ音は僧帽弁逆流やうっ血性心不全などで聞かれるが，健康な若年者でも生理的な音とし

て聞かれる．Ⅳ音は肥大型心筋症や大動脈弁狭窄症，うっ血性心不全など左室拡張末期圧の上昇をきたす疾患で聴取される．
　収縮期雑音は僧帽弁閉鎖不全症や大動脈弁狭窄症，心室中隔欠損症で聞かれ，拡張期雑音は僧帽弁狭窄症や大動脈弁閉鎖不全症で聞かれる．動脈管開存症では連続性雑音が聴取される．
　頸動脈波では大動脈弁狭窄症での **shudder**，閉塞性肥大型心筋症での **dome & spike pattern** が知られている．頸静脈波では，三尖弁閉鎖不全症でv波の増高をみる．心尖拍動図では，左室拡張末期圧の上昇をきたす疾患で，心房収縮に伴う波（A波）の増大をみる．

b. BNP

　BNP（brain natriuretic peptide；脳性利尿ペプチド）は心臓へ負荷がかかり心筋が伸展することにより，主に心室から分泌される蛋白である．心

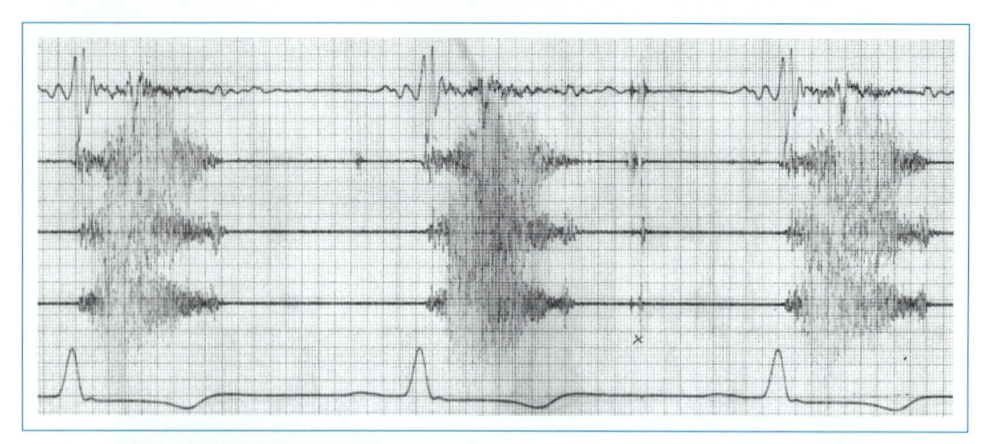

図32 大動脈弁狭窄症例の心音図
収縮期雑音が明らかである．

不全の重症度に応じて増加することが知られており，また治療効果をも反映するため，最近広く用いられている．急性心筋梗塞例でも増加する．正常値は 20 pg/mL 以下である．

　BNP は前駆体の proBNP から生じるが，その際に NT-proBNP も産生される．NT-proBNP（N 末端 proBNP）は心不全の診断において BNP と同等の有用性を示すが，BNP よりも安定であり，血中半減期も長い．正常値は 55 pg/mL 以下である．

c．心筋マーカー

　心筋の筋収縮を調整しているトロポニン T とトロポニン I は心筋壊死により血中に流出する．迅速定性キットの市販とともに心筋梗塞の診断などに広く用いられている．トロポニン T，I とも心筋梗塞発症 3〜4 時間で増加し，12〜18 時間でピークとなる．従来のトロポニン測定系では検出限界に近い低値の評価が困難であり，急性期の診断には限界があった．しかし最近，高感度トロポニンが活用されるようになり，この問題点が解決されている．高感度トロポニンは陰性的中率が非常に高いため，胸痛発症後数時間の時点で陰性であれば，心筋梗塞はほぼ否定できる．CPK-MB も心筋梗塞発症後 4〜6 時間で上昇し 12〜24 時間後にピークをとるが，トロポニンのほうが発症後早期から上昇するため早期診断に適している．H-FABP（心臓型脂肪酸結合蛋白）は心筋細胞質に存在する小分子蛋白であり，心筋障害を受けると血中に流出する．H-FABP も迅速定性キットが市販されており，心筋梗塞発症 2〜4 時間以内の超急性期マーカーとして有用である．

参考文献

1) 小沢友紀雄：心電図トレーニング 改訂 6 版．中外医学社，2002
　　※初学者から学べる．既習者も知識の整理によい
2) 日本医師会（編）：心エコーの ABC．中山書店，1995
　　※初学者から学べる．図が豊富でわかりやすい

第3章 呼吸器疾患の検査

学習のポイント

1. 呼吸機能検査のうち，肺活量測定，努力肺活量測定は最も一般的に行われるスクリーニング検査であり，これらの測定結果から換気機能障害の有無を判定する．さらに，機能的残気量，クロージングボリューム，肺拡散能力などの検査を行うことにより病態をより詳細に把握することができる．
2. 動脈血ガス分析は外呼吸のガス交換の働きを表す．原因疾患にかかわらず，呼吸機能が低下して空気呼吸下の動脈血酸素分圧（Pa_{O_2}）が 80 mmHg 未満となった場合を低酸素血症，60 mmHg 以下となった場合を呼吸不全という．
3. 呼吸器感染症では，病原微生物を特定するため，呼吸器材料の塗抹・培養・同定・感受性検査が行われる．培養では検出が困難な病原体，もしくは時間を要する病原体に対しては，塗抹検査に加え，迅速診断キット，遺伝子検査などによる迅速診断法を組み合わせた検査も行われる．
4. 肺癌の確定診断には細胞診，あるいは病理組織学的に腫瘍細胞の存在を証明する．血液の腫瘍マーカー検査は診断補助ならびに治療効果の判定に有用であり，肺癌の組織型を推定することができる．
5. 間質性肺炎（肺線維症）は拘束性換気障害を認め，肺拡散能は早期から低下することが多い．また，低酸素血症や肺胞気-動脈血ガス分圧較差（AaD_{O_2}）増大を認める．血清 LD 上昇，KL-6 上昇が認められる．一部の特発性間質性肺炎では確定診断に外科的肺生検による組織診断が必要である．
6. 肺気腫は閉塞性換気障害を認め，フローボリューム曲線は低い急峻なピークと下に凸の特徴のある形を示す．TLC 増加，RV/TLC 増加，D_{Lco} 低下，ΔN_2 の増加を認める．

本章を理解するためのキーワード

1 スパイロメトリ
肺から出入りする空気の量を時間記録した曲線をスパイログラムといい，ここから肺活量，一秒量，一秒率を計測あるいは算出して換気の状態を把握しようとすることをスパイロメトリという．スパイログラムを測定する装置をスパイロメータという．

2 肺気量分画
肺の容積は，胸郭系の拡張によりもたらされる胸腔内の陰圧の大きさと，肺の弾性収縮力により変動する．肺気量は4つの基本的な標準規準位で分画される（図1）．

3 肺活量の予測式
肺活量は性別や年齢，体格によって平均的な値が異なる．そのため，男女別に被検者の年齢と身長を代入して予測肺活量を演算する予測式が設定されている．一秒量，努力肺活量も同様である（表1）．

4 肺胞気-動脈血ガス分圧較差（AaD_{O_2}）
肺胞気と動脈血のガス分圧の差は二酸化炭素ではほとんど認められない．しかし，酸素については差がみられ，これを肺胞気-動脈血ガス分圧較差（AaD_{O_2}）という．較差が生ずるメカニズムは，正常肺でも肺循環と大循環系を直接つなぐシャント血があること，換気血流比不均などによるシャント様効果が存在することによる．病的なシャントの増大，換気血流比不均等の増大，拡散障害がある場合は，AaD_{O_2} は増大する．

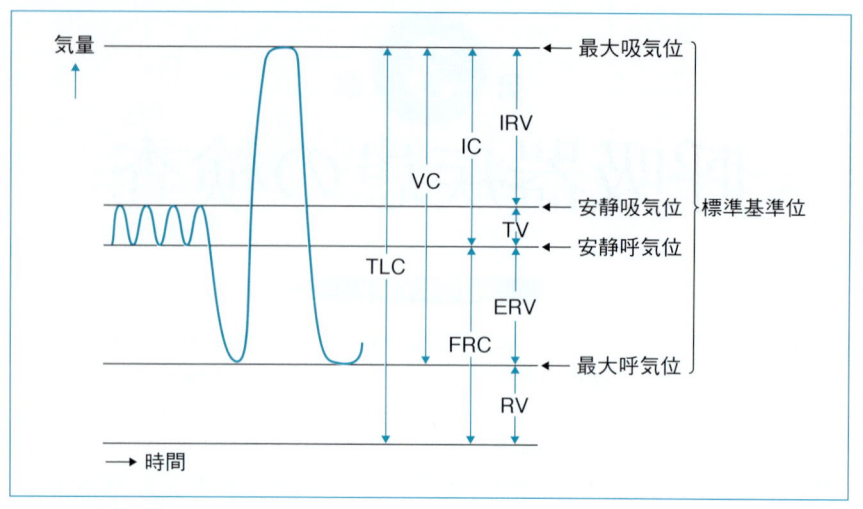

図1 肺気量分画
肺気量分画には，4つの標準基準位により分画された重複することのない4つの基本気量（volume）と，それらを組み合わせた4つの肺容量（capacity）がある．
IRV：inspiratory reserve volume（予備吸気量），TV：tidal volume（1回換気量），ERV：expiratory reserve volume（予備呼気量），RV：residual volume（残気量），IC：inspiratory capacity（最大吸気量），FRC：functional residual capacity（機能的残気量），VC：vital capacity（肺活量），TLC：total lung capacity（全肺気量）

表1 日本人の正常予測式（18歳以上）

男性	$VC(L) = 0.045 \times 身長(cm) - 0.023 \times 年齢 - 2.258$
	$FVC(L) = 0.042 \times 身長(cm) - 0.024 \times 年齢 - 1.785$
	$FEV_1(L) = 0.036 \times 身長(cm) - 0.028 \times 年齢 - 1.178$
女性	$VC(L) = 0.032 \times 身長(cm) - 0.018 \times 年齢 - 1.178$
	$FVC(L) = 0.031 \times 身長(cm) - 0.019 \times 年齢 - 1.105$
	$FEV_1(L) = 0.022 \times 身長(cm) - 0.022 \times 年齢 - 0.005$

（日本呼吸器学会肺生理専門委員会 2001年）

表2 代表的な呼吸器系の疾患

かぜ症候群
インフルエンザ
肺炎
肺結核
気管支喘息
慢性閉塞性肺疾患（肺気腫，慢性気管支炎）
肺癌
間質性肺炎
胸水の貯留する疾患
呼吸不全

❺ 喀痰のグラム染色

喀痰の膿性部分をスライドグラスに塗抹して染色し，鏡検して細菌・真菌の有無と種類，白血球の有無などを観察する．迅速に起炎菌を推定できる場合があり，呼吸器感染症においては有用性が高い．口腔内上皮細胞の汚染が少ない良質痰を採取する．

A 呼吸器疾患と診断へのアプローチ

呼吸器系は鼻腔に始まり，咽頭，喉頭，気管，肺へとつながる．肺は胸郭内に位置し胸腔内は常に陰圧である．これら呼吸器系の臓器に発症する疾患には，感染症（肺炎，肺結核など），肺癌，慢性閉塞性肺疾患（chronic obstructive pulmonary disease；COPD），気管支喘息，間質性肺炎などがある（表2）．呼吸器疾患により肺の機能が低下すると，酸素を十分に取り入れることができなくなり，進行すれば呼吸不全となる．呼吸器系の疾患

はなくとも，神経疾患や筋疾患により呼吸筋の働きが低下すると換気が十分にできなくなり，呼吸不全となる．

呼吸器疾患の診断には，胸部X線写真がよく行われる．COPD，気管支喘息，間質性肺炎では肺の機能を評価するために呼吸機能検査が行われる．呼吸器感染症が疑われる場合は，白血球数やその分画，微生物学的検査が行われる．肺癌が疑われる場合は喀痰細胞診や病巣の組織学的検査，血液の腫瘍マーカーに関する検査も行われる．

表3 代表的な呼吸機能検査

分類	検査
換気機能検査	肺活量測定 努力肺活量測定 最大換気量測定 機能的残気量測定 静肺コンプライアンス測定 気道抵抗測定 呼吸抵抗測定 クロージングボリューム測定など
ガス交換機能検査	肺拡散能力測定など
外呼吸の検査	動脈血ガス分析
その他	呼吸中枢機能検査 運動負荷試験など

B 主な臨床検査

1. 呼吸機能検査

肺を中心とする呼吸器の主たる機能は，エネルギー産生に必要な酸素を外界より取り入れ，代謝により産生された二酸化炭素を体外に排出することである．呼吸機能検査といえば，通常，肺機能検査が主体として取り扱われ，細胞レベルでの代謝(内呼吸)に対し，外呼吸ともよばれる．換気機能検査，ガス交換機能検査，外呼吸の結果を表す動脈血ガス分析，その他に分類できる(表3)．

a. 肺活量測定

肺活量測定はスパイロメトリで測定する最も一般的な呼吸機能検査である．安静呼吸を確認した後，ゆっくりと最大限まで呼出させ最大呼気位に達したら，引き続きできるだけ深吸気をさせる．最大吸気位が得られたら，再び最大呼気位まで呼出させる．

1) 肺活量の生理的変化

肺活量(VC)は，男性は女性より大きく，成人では加齢に伴い低下する．また，身長が高いほど大きい．

2) 肺活量の臨床的意義

肺活量は，男女別に年齢，身長を関数とした予測式に当てはめた予測肺活量を基準として，％肺

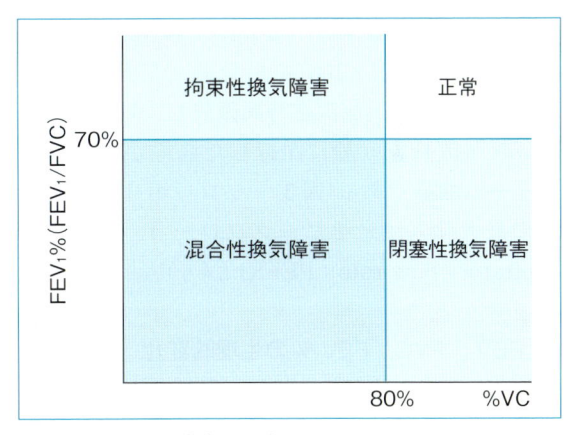

図2 換気機能障害の分類
％VCとFEV$_1$％の値によって4つに区分し，換気機能障害の有無を評価する．％VC＜80かつFEV$_1$％≧70を拘束性換気障害，FEV$_1$％＜70かつ％VC≧80を閉塞性換気障害，％VC＜80かつFEV$_1$％＜70を混合性換気障害という．

活量(％VC)(＝〔肺活量の実測値/予測肺活量〕×100)を計算して評価する．％肺活量が80％未満の場合を**拘束性換気障害**という(図2)．拘束性換気障害を呈する疾患には，間質性肺炎(肺線維症)，胸水貯留，重症筋無力症による呼吸筋力低下などがある(表4)．

b. 努力肺活量測定

肺活量測定とともに最も一般的に測定される呼吸機能検査である．最大吸気位まで十分に吸気させた後，一気にできるだけ早く最大呼出を行わせ，最大呼気位まで完全に呼出させる．この努力呼気

表4 換気機能障害を呈する代表的な疾患

換気障害	疾患
拘束性換気障害	間質性肺炎（肺線維症） 肺切除後 胸水貯留 胸膜ベンチ 亀背 神経筋疾患による呼吸筋障害など
閉塞性換気障害	慢性閉塞性肺疾患 ・肺気腫 ・慢性気管支炎 気管支喘息の発作時など

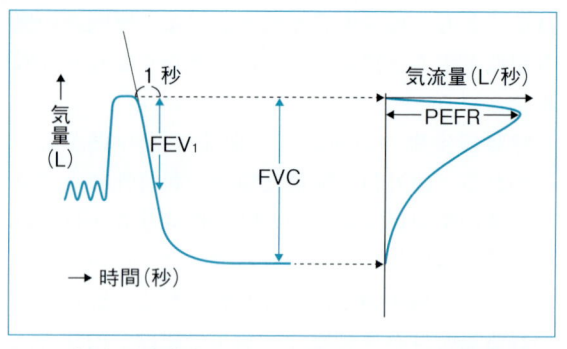

図3 努力呼出曲線とフローボリューム曲線の関係
努力呼出曲線において，最初の1秒間に呼出した気量を1秒量（forced expiratory volume in one second；FEV_1），最大呼出量を努力肺活量（forced vital capacity；FVC）という．呼気流量をy軸に，呼気量をx軸にとって努力呼出時の関係を記録したものをフローボリューム曲線という．
PEFR：peak flow rate（ピークフロー）

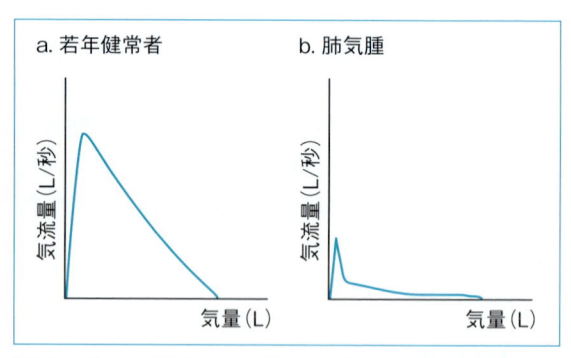

曲線から一秒量（forced expiratory volume in one second；FEV_1）と努力肺活量（forced vital capacity；FVC）を計測する．また，一秒率（$FEV_1\%$）（＝〔FEV_1/FVC〕×100）を計算して評価する（図3）．この努力呼気曲線を時間微分し，呼気量をx軸，呼気流量をy軸に記録した曲線がフローボリューム曲線である（図3）．フローボリューム曲線の最大呼気流量をピークフロー（L/秒）（peak expiratory flow rate；PEFR）という．

1）FEV_1，FVC，$FEV_1\%$の生理的変化

FEV_1，FVCはVCと同様，男性は女性より大きく，成人では加齢に伴い低下する．また，身長が高いほど大きい．$FEV_1\%$は成人では加齢とともに低下する．

2）$FEV_1\%$とフローボリューム曲線のパターンの臨床的意義

一秒率が70％未満の場合を**閉塞性換気障害**という（図2）．閉塞性換気障害を呈する疾患には，肺気腫や慢性気管支炎を含む慢性閉塞性肺疾患（chronic obstructive pulmonary disease；COPD），気管支喘息の発作時などがある（表4）．

フローボリューム曲線の形は，若年健常者ではピークフロー後の下行脚はほぼ直線的に低下する（図4a）．肺気腫では低い急峻なピークフローの後，下に凸の特徴的な形を呈する（図4b）．

c. 機能的残気量測定

残気量（residual volume；RV）は通常のスパイ

図4 フローボリューム曲線のパターン
a．若年健常者：ピークフロー後の下行脚はほぼ直線的に低下する．
b．肺気腫：ピークフローが低く，その後急峻に低下し下に凸の形を呈する．

ロメトリでは測定できない．ガス希釈法あるいは体プレチスモグラフ法により**機能的残気量**（functional residual capacity；FRC）を測定し，スパイロメトリから得られた**予備呼気量**（expiratory reserve volume；ERV）を引いて残気量（RV）を求める．

1）肺気量分画の生理的変化

健常者では加齢に伴いRVは増加し，VCは低下するが，全肺気量（total lung capacity；TLC）はほ

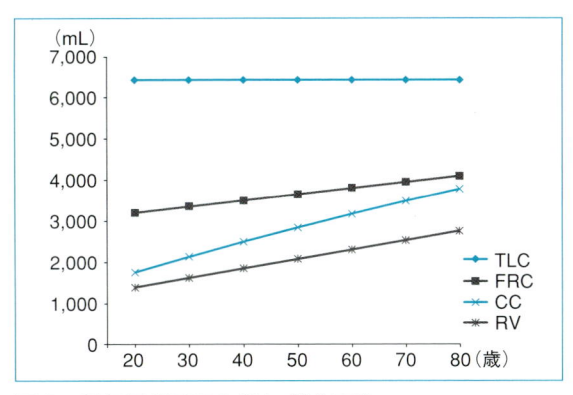

図5 肺気量分画の加齢に伴う変化
健常者では加齢に伴い RV は増加し，VC は低下するが，TLC はほとんど変わらない．したがって RV/TLC は年齢とともに増加する．CC も加齢とともに増加する．
図は，身長 170 cm，体重 60 kg の男性をモデルとし，各年齢の RV，FRC，TLC を Grimby の予測式から，CC を Buist の予測式から演算したもの．
TLC：total lung capacity（全肺気量），FRC：functional residual capacity（機能的残気量），CC：closing capacity（クロージングキャパシティー），RV：residual volume（残気量）

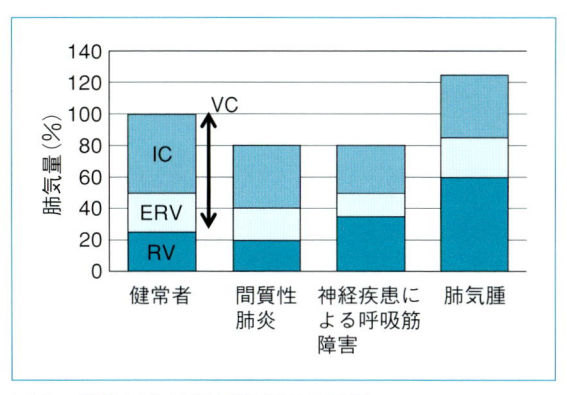

図6 疾患による肺気量分画の特徴
間質性肺炎は拘束性換気障害を呈する．肺弾性収縮力の増加により FRC，TLC ともに低下する．神経疾患に伴う呼吸筋障害では拘束性換気障害を呈する．吸気筋力，呼気筋力が低下するため ERV，IC が低下するが，FRC はほぼ正常を維持する．肺気腫は閉塞性換気障害を呈する．肺弾性収縮圧の減少，呼気時の気道抵抗の増加によって RV，FRC，TLC が増加し RV/TLC が増加する．

とんど変わらない．したがって残気率（RV/TLC）は年齢とともに増加する（図5）．

2）肺気量分画の臨床的意義

神経疾患により呼吸筋力が低下した場合は，予備吸気量（inspiratory reserve volume；IRV），予備呼気量（expiratory reserve volume；ERV）が低下し，TLC が低下するが FRC は正常を維持する．間質性肺炎では肺弾性収縮力の増加により，FRC，TLC ともに低下する．進行した肺気腫では，肺の過膨脹，呼気時の気道抵抗増加によって RV，FRC，TLC が増加し，RV/TLC も増加する（図6）．

d. クロージングボリューム曲線

末梢気道の閉塞がみられる肺気量を測定する検査法で，早期の気道閉塞の検出に役立つ．また，肺に吸入された空気の不均等性を評価する．

最大呼気位から100％酸素を最大吸気位まで吸入後，ゆっくりと一定流量で最大呼気位まで呼出させる．呼出時の気量を x 軸，呼気窒素濃度を y 軸にとりグラフ表記したものがクロージングボリューム曲線である．第Ⅲ相の alveolar plateau の傾きは，ΔN_2（％）として表わされ，肺内ガスの不均等分布を反映する．第Ⅳ相のクロージングボリューム（closing volume；CV）は閉塞した末梢気道が存在する肺容量として評価される．クロージングキャパシティー（closing capacity；CC）は，CV と RV の和であり，CC 以下の肺気量では気道閉塞が起こっている（図7）．

1）CV，CC の生理的変化

成人の CV，CC は加齢とともに増加する．座位での CV は，若年者では VC の10％以下であるが，加齢とともに増加する．RV も加齢とともに増加する（図5）．臥位や肥満など，生理学的に FRC が低下するような状況で，CC が FRC を超えると，安静呼吸時でも気道閉塞が起こり，酸素化が悪化する．

2）ΔN_2，CV，CC の臨床的意義

ΔN_2 は，肺内ガス分布の不均等分布が強いと大きくなる．CV および CC の増大は，末梢気道病変の存在を示している．喫煙者では CV が増加する．喫煙者の呼吸機能異常はスパイロメトリよりも CV で早期にとらえやすい．

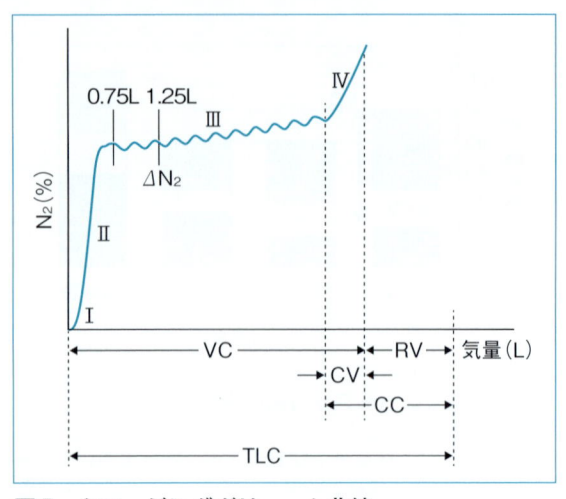

図7 クロージングボリューム曲線
クロージングボリューム曲線は，はじめ死腔に相当する純酸素部分（Ⅰ相），死腔気と肺胞気が混合して N_2 濃度が急に上昇する部分（第Ⅱ相），肺胞気の比較的平坦な曲線部分（第Ⅲ相），終わりに急な立ち上がりがみられる（第Ⅳ相）．CV：closing volume（クロージングボリューム），CC：closing capacity（クロージングキャパシティー），ΔN_2：呼出 0.75 L から 1.25 L までの N_2 濃度差（％）．

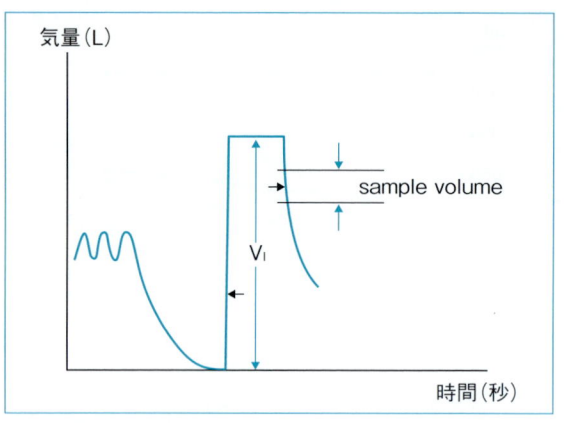

図8 D_{LCO} の測定方法
1回呼吸法による D_{LCO} 測定は，CO 0.3％，He 10％を含む4種混合ガスを肺活量分吸入させ10秒間息ごらえの後，一気に呼出させる．
V_I：inspiratory volume（吸入気量），sample volume：ガス濃度を測定するサンプルガスの量．

e. 肺拡散能力検査

　肺胞と肺毛細血管血液間で，酸素と二酸化炭素のガス交換が行われる．ガスの拡散係数はガスの溶解度に比例し，ガス分子量の平方根に反比例するため，二酸化炭素の拡散は酸素に比し20倍大きい．そのため，実際に肺にかなりの異常があっても肺胞気と肺毛細血管終末に二酸化炭素の分圧差は生じず，肺の拡散能が問題となるのは酸素である．肺拡散能力検査においては，酸素に代わり，酸素と同様にヘモグロビンと結合する一酸化炭素を用いて測定する．一酸化炭素は酸素に比べてヘモグロビンとの親和性が210倍あり，人体に影響を及ぼさない低濃度（0.3％）で測定できる．また，ヘモグロビンとの結合が強固で，肺拡散能力測定においては血液中の一酸化炭素分圧を0とみなすことができる．酸素と一酸化炭素の肺拡散能比（D_{LCO}/D_{LO_2}）＝0.82と値が近いことから，CO は肺拡散能力を測定するのに適したガスである．
　測定手技は，4種混合ガス（一酸化炭素0.3％，ヘリウム10％，酸素20％，窒素バランス）を肺活量分吸入させ，最大吸気位で10秒間息ごらえさせた後，一気に呼出させる．吸入ガス量，息ごらえ時間，呼出時のガスの濃度を分析・計算して一酸化炭素の拡散能を求める（図8）．

1）D_{LCO} の生理的変化
　肺拡散能力（D_{LCO}）は成人では加齢に伴い低下する．臥位は座位より5〜30％多い．運動時は増加する．また，貧血があると低下する．

2）D_{LCO} の臨床的意義
　肺拡散能力の評価は％VCと同様，予測値との比である．％D_{LCO}（＝〔実測 D_{LCO}/D_{LCO} 予測値〕×100）と，％D_{LCO}/V_A（＝〔実測 D_{LCO}/V_A〕／〔D_{LCO}/V_A 予測値〕×100）で評価する．V_A は肺胞気量（alveolar volume during the test）である．どちらも80％未満を低下と判定する．％D_{LCO} の低下は，肺切除後，広範な無気肺，間質性肺炎などでみられる．％D_{LCO}/V_A の低下には肺胞から毛細血管への拡散障害（間質性肺炎など），肺毛細血管血液量の減少（肺梗塞症など），肺血管床の破壊（肺気腫など）がある．

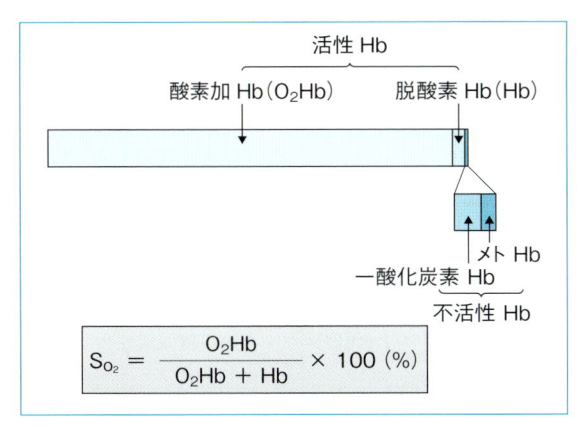

図9 ヘモグロビン（Hb）の酸素加と酸素飽和度
酸素飽和度は，活性ヘモグロビンである酸素加ヘモグロビンと脱酸素ヘモグロビンの和に対する，酸素加ヘモグロビンの割合（%）である．不活性ヘモグロビンである一酸化炭素ヘモグロビン，メトヘモグロビンは含めない．

表5 動脈血ガス分析の基準範囲

項目	基準範囲	単位
pH	7.350〜7.450	
動脈血酸素分圧（Pa_{O_2}）	80〜100	mmHg
動脈血二酸化炭素分圧（Pa_{CO_2}）	35〜45	mmHg
重炭酸イオン濃度（HCO_3^-）	22〜26	mEq/L
BE	−2〜+2	mEq/L
動脈血酸素飽和度（Sa_{O_2}）	96〜99	%

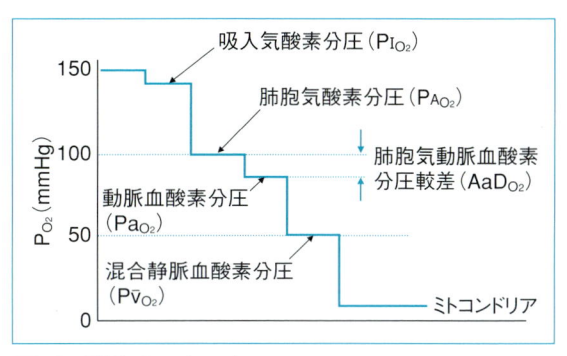

図10 酸素カスケード
酸素が大気中から末梢組織のミトコンドリアまで行きつくまでの酸素分圧を示した．Pa_{O_2}は健常者で80〜100 mmHgであるが，基準範囲以下になった場合を低酸素血症という．

f. 動脈血ガス分析

動脈血ガス分析により，酸素と二酸化炭素のガス交換を行う外呼吸の働きと，身体への酸素供給能を知ることができる．また，体内の酸-塩基平衡の状態も知ることができる．

測定は自動血液ガス分析装置で行う．電極法により酸素分圧，二酸化炭素分圧，pHを実測し，重炭酸イオン濃度（HCO_3^-），BE（base excess）などのパラメータを演算で求める．オキシメータを内蔵している装置では，酸素加ヘモグロビン濃度，脱酸素ヘモグロビン濃度，一酸化炭素ヘモグロビン濃度，メトヘモグロビン濃度を測定し，これらから酸素飽和度を求めることができる（図9）．

1）動脈血ガス分析指標の生理的変化

動脈血ガス分析の基準範囲は表5に示す．pH，動脈血二酸化炭素分圧（Pa_{CO_2}）は年齢，性別で差はない．動脈血酸素分圧（Pa_{O_2}）は成人では加齢とともに低下する．また，臥位は座位より低値をとる．

2）動脈血ガス分析の臨床的意義

① **低酸素血症**：Pa_{O_2}が基準範囲より低値の場合を**低酸素血症**という．特に，Pa_{O_2} 60 mmHg以下を**呼吸不全**という．このうち，Pa_{CO_2} 45 mmHg未

表6 低酸素血症の要因と疾患

	要因	病態・疾患など
吸入気酸素分圧の低下	大気圧の低下	高地 飛行中の機内
肺胞気酸素分圧の低下	肺胞低換気	胸膜肥厚癒着 神経・筋疾患による呼吸筋力低下 呼吸中枢機能異常など
肺胞気-動脈血酸素分圧較差	シャント 換気血流比不均等の増大 肺拡散能の低下	無気肺 肺気腫 間質性肺炎など

満の場合をⅠ型呼吸不全，Pa_{CO_2} 45 mmHg以上の場合をⅡ型呼吸不全という．低酸素血症となる要因には，① 吸入気酸素分圧の低下，② 肺胞気酸素分圧（PA_{O_2}）の低下，③ 肺胞気-動脈血ガス分圧較差（AaD_{O_2}）の増大がある（図10，表6）．

② **動脈血二酸化炭素分圧（Pa_{CO_2}）と肺胞換気量の関係**：二酸化炭素は組織で産生され，肺から呼

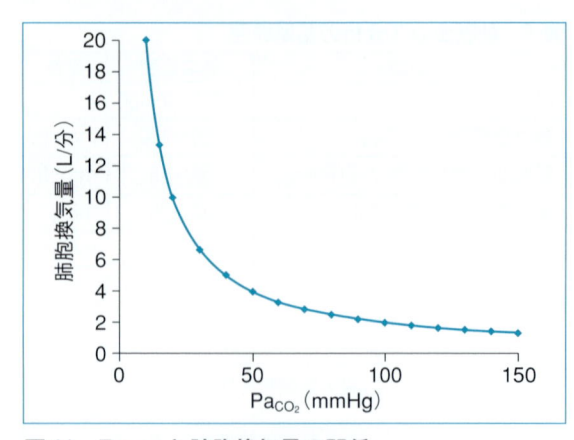

図11 Pa_{CO_2}と肺胞換気量の関係
肺胞換気式から，肺胞換気量とPa_{CO_2}は反比例の関係にあることがわかる．

表7 酸塩基平衡障害の分類

酸塩基 平衡障害	pH	Pa_{CO_2}	HCO_3^-	疾患例
呼吸性 アシドーシス	↓	↑	↑ （代償）	神経・筋疾患による呼吸不全，肺結核後遺症など
呼吸性 アルカローシス	↑	↓	↓ （代償）	過換気症候群 間質性肺炎など
代謝性 アシドーシス	↓	↓ （代償）	↓	腎不全 糖尿病性ケトアシドーシスなど
代謝性 アルカローシス	↑	↑ （代償）	↑	大量の嘔吐 利尿薬投与など

出される．空気中の二酸化炭素濃度は極めて低いので，呼気ガス中に含まれる二酸化炭素はすべて肺胞腔から出てきたものと考えることができる．また，二酸化炭素は酸素に比べて拡散能が高いので，肺胞気と肺毛細血管終末部に圧較差はなく，肺胞気二酸化炭素分圧（P_{ACO_2}）とPa_{CO_2}は等しい．これらから肺胞換気式が導かれる．

$$肺胞換気量(L/分) = \frac{二酸化炭素排出量(mL/分) \times 0.863}{Pa_{CO_2}}$$

これは，二酸化炭素排出量が一定ならば，Pa_{CO_2}と肺胞換気量は反比例の関係にあることを示している（図11）．呼吸の目的の1つである「CO_2を肺から放出する」ことは肺胞換気量が保たれているか否かで決まる．Pa_{CO_2} 45 mmHg以上のⅡ型呼吸不全では，肺胞低換気の病態にあると判定できる．

③**酸塩基平衡の評価**：血液のpHは，生体を維持するため常に一定の値になるよう酸塩基の平衡が保たれている．pHの変動を最小限にとどめるためのさまざまな緩衝系補正システムがある．最も重要なものは重炭酸緩衝系で，**ヘンデルソン・ハッセルバルヒ（Henderson-Hasselbalch）の式**，すなわち，

$$pH = 6.1 + \log \frac{HCO_3^-}{0.03 \times Pa_{CO_2}}$$

が成り立っている．この式からわかるように，pHを調整しているのは，腎臓〔HCO_3^-〕と肺〔Pa_{CO_2}〕である．血液ガス分析装置では，実測されたpHとP_{CO_2}からこの式を用いてHCO_3^-を演算している．

酸塩基平衡障害において，一次性の障害のpHに対する影響が低下である場合を**アシドーシス**，上昇である場合を**アルカローシス**という．呼吸性障害と代謝性障害のそれぞれにアシドーシスとアルカローシスがあるので，酸塩基平衡障害は，呼吸性アシドーシス，呼吸性アルカローシス，代謝性アシドーシス，代謝性アルカローシスに分けられる．

呼吸性アシドーシス，アルカローシスがあると，体はpHを7.4に近づけようと腎臓の代償作用が働く（腎性代償）．代謝性アシドーシス，アルカローシスがあると，肺の代償作用が働く（呼吸性代償）．酸塩基平衡障害の分類と主な原因を表7に示す．

g. パルスオキシメータ

パルスオキシメータは，非観血的，リアルタイム，連続的に動脈血酸素飽和度と脈拍数を経皮的に測定する装置である．術中や集中治療室での連続モニタリング，病棟や外来でのワンポイント測定，睡眠ポリグラフ時の連続測定など幅広く用いられている．パルスオキシメータで測定された動脈血酸素飽和度は，動脈血を用いた測定値と区別して，Sp_{O_2}と表記される．

酸素分圧と酸素飽和度の関係は，ヘモグロビン酸素解離曲線で表される（図12）．この曲線はS字

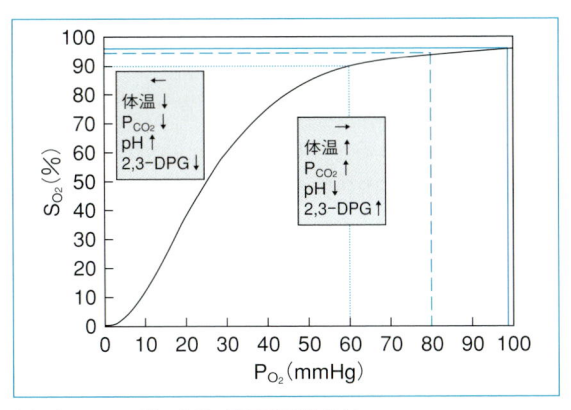

図12 ヘモグロビン酸素解離曲線
体温37℃，P_{CO_2} 40 mmHg，pH 7.400，Hb 15 g/dL ヘモグロビン酸素解離曲線はS字状の曲線を示し，P_{O_2} 60 mmHg 程度まで S_{O_2} の低下はわずかである．pH，P_{CO_2}，2,3-DPG などによって左右に移動する．

状を呈し，体温，pH，P_{CO_2}，2,3-DPG（2,3-diphosphoglycerate）などによって左右に移動する．体温37℃，pH 7.400，P_{CO_2} 40 mmHg の場合，P_{O_2} 60 mmHg はおおよそ S_{O_2} 90％となる．

1) S_{PO_2} の生理的変化
基準範囲は96〜99％である．

2) S_{PO_2} の臨床的意義
スポット検査で95％以下であれば何らかの低酸素血症が疑われる．慢性疾患で普段から低酸素血症がある患者については，安定時の S_{PO_2} よりも3〜4％以上低下していれば，急性悪化の存在を疑う．

重症患者のモニタリングや手術・検査中の監視で用いる場合は，基準の S_{PO_2} より3〜4％低下したら何らかの呼吸循環動態の悪化を疑う．

睡眠時無呼吸症候群の検査では，夜間睡眠中の S_{PO_2} を記録しておき，S_{PO_2} 低下回数や低下の程度，低下時間を解析する．

2. 血液検査

a. 白血球数・白血球分画
気管支炎，肺炎などの細菌性感染が疑われるときに検査を行う．細菌性の呼吸器感染症では白血球数が増加し，白血球分類では好中球数の増加と好中球の左方移動（幼若化）がみられる．ウイルス性の呼吸器感染症では一般に白血球数の増加は著明ではない．

気管支喘息，寄生虫感染では，好酸球数の増加がみられる．

b. CRP（C-反応性蛋白）
CRP は急性相反応物質の代表であり，広く測定される．CRP 値の上昇は感染症，炎症性疾患，組織傷害時にみられ，疾患特異性はない．

c. LD
乳酸脱水素酵素（lactate dehydrogenase；LD）は解糖系から TCA 回路に入る直前の代謝産物であるピルビン酸と乳酸を触媒する酵素である．AST と同様多くの臓器・組織に広く分布し，主に細胞質に存在している．呼吸器疾患では，間質性肺炎や肺線維症の悪化時，肺細胞が傷害されて血清 LD 活性が上昇するため，病態のモニタリングや治療反応性の評価に測定される．

d. IgE と特異的 IgE 抗体
アトピー型の気管支喘息やアレルギー性鼻炎などのアレルギー疾患では，非特異的 IgE が上昇する．また，アレルギーを起こす物質（アレルゲン）に対する特異的 IgE 抗体で原因物質を証明できる．よくみられるアレルゲンは，ハウスダスト，ダニ，イヌ，ネコ，スギ，ヒノキ，ブタクサ，カモガヤなどである．IgE 抗体価を「0から6」の7段階にクラス判別し，クラス2以上が陽性と判定される．クラスの上昇はアレルギーの悪化を意味し，減少は改善を意味する．

e. 腫瘍マーカー
肺癌の腫瘍マーカーとしては，主に CEA，SCC，シフラ，NSE，ProGRP が測定される．

これらの腫瘍マーカーが高値の場合は癌が存在する可能性があり，肺癌の組織型を推測することができる．また，治療効果を推定する補助となる．しかし，早期肺癌では陽性率が低く，腫瘍マーカー

が上昇していないからといって癌の存在を否定することにはならない．

1）CEA

癌胎児性抗原（carcinoembryonic antigen；CEA）は，胎児大腸組織と大腸癌組織に共通して見出された糖蛋白で，最も一般的な腫瘍マーカーである．腺癌で主に産生され，消化器癌（大腸癌，胃癌など），甲状腺癌，肺癌，乳癌などで数値の上昇がみられる．慢性気管支炎，肺線維症などの良性疾患，喫煙者でも数値が上昇する場合がある．

2）SCC

扁平上皮癌関連抗原（squamous cell carcinoma related antigen；SCC）は，子宮頸癌で発見された扁平上皮関連蛋白で，扁平上皮癌に特異的な腫瘍マーカーとして広く用いられている．子宮頸癌，肺癌，食道癌など多くの扁平上皮癌で高値を示す．肺癌でSCC高値であれば扁平上皮癌が疑われる．採血時に皮膚組織（表皮），毛髪，爪などが混入すると異常高値になる．

3）シフラ（サイトケラチン19フラグメント）

サイトケラチンは主に，単一上皮細胞の細胞骨格を構成するケラチン線維蛋白で，19種類の亜分画が存在する．このサイトケラチンの発現は，肺癌特に扁平上皮癌で特異性が高い．また，肺良性疾患の偽陽性率が低く肺癌特異性が高いといわれている．

4）NSE

神経特異性エノラーゼ（neuron-specific enolase；NSE）は神経内分泌細胞に含有される解糖系の酵素であり，神経内分泌系の腫瘍マーカーとして用いられる．肺癌のうち小細胞癌で高値を示す．治療効果や再発・進行時の判定に有用である．溶血により赤血球内のγエノラーゼが放出され高値を示す．

5）proGRP

ガストリン放出ペプチド（gastrin-releasing peptide；GRP）は豚の胃から分離された消化管ホルモンで，本来の作用はガストリンの血中への分泌促進にあるが，肺小細胞癌で高率に産生されている．その前駆体であるproGRP（pro-gastrin-releasing peptide）がGRP同様，肺癌（小細胞癌）で高値を示し，腫瘍マーカーとして測定される．腎機能障害があると高値を示す．

f. ウイルス抗体価

ウイルス，クラミドフィラなどの分離・同定は容易ではなく，一般的な検査室では行っていない．これらの感染症が疑われる場合は，急性期と回復期のペア血清を用いて抗体価を測定する．急性期と比べ回復期の抗体価が4倍以上上昇している場合を有意と考える．IgG抗体は感染後長期間検出されるが，IgM抗体は短期間で検出されなくなり，急性期のマーカーになる．

g. KL-6

シリアル化糖鎖抗原KL-6は，抗KL-6マウスモノクローナル抗体によって認識される糖蛋白で，血清KL-6値は肺胞上皮細胞の傷害および再生といった病態を反映しており，特発性間質性肺炎，膠原病関連間質性肺炎などの間質性肺炎で高値を示す．血清KL-6値は，細菌性肺炎，肺気腫などその他の肺疾患ではほとんど上昇を認めず，間質性肺炎に対する特異性が高い．また，活動性の間質性肺炎で有意に高値を示し，病勢を反映して変動するため，間質性肺炎の活動性の指標となる．

h. ACE

アンジオテンシン変換酵素（ACE）は生体内に広く分布し，特に肺をはじめとする血管内皮細胞に多く存在する酵素である．ACEはサルコイドーシスの類上皮細胞肉芽腫に多量に存在していることから，サルコイドーシスの補助診断や病態把握に用いられる．活動性のサルコイドーシスでは高値を示す．

表8 呼吸器系の感染症に関与することの多い病原微生物

好気性菌	グラム陽性球菌	肺炎球菌 黄色ブドウ球菌
	グラム陰性球菌	モラクセラ・カタラーリス
	グラム陰性桿菌	インフルエンザ菌 肺炎桿菌 緑膿菌 百日咳菌 レジオネラ・ニューモフィラ
嫌気性菌		ペプトストレプトコッカス属 プレボテラ属・ポルフィロモナス属 フソバクテリウム属
真菌		アスペルギルス属 クリプトコッカス・ネオフォルマンス ニューモシスチス・ジロヴェチ
マイコプラズマ・クラミドフィラ		マイコプラズマ・ニューモニエ クラミドフィラ・シッタシ クラミドフィラ・ニューモニエ
ウイルス		インフルエンザウイルス パラインフルエンザウイルス RSウイルス アデノウイルス サイトメガロウイルス
抗酸菌		結核菌 非結核性抗酸菌 　マイコバクテリウム・アビウム・コンプレックス(MAC)など

i. 結核菌特異蛋白刺激性遊離インターフェロン-γ

ツベルクリン反応検査にかわる検査法で，血液を結核菌特異抗原とともに20時間程度培養し，特異抗原により刺激を受けたTリンパ球により産生される，インターフェロンγの量を酵素免疫測定法により測定し，結核の感染を判定する方法である．BCG接種の影響は受けない．結核患者と接触があった場合の感染の有無を調べるために使用されている．本検査では，結核感染してから感染が判定可能となるまでの期間は，概ね8週間といわれている．すでに感染し，治癒している患者では過去の感染と最近の感染の区別が困難な場合がある．

j. α_1-AT

α_1-アンチトリプシン(α_1-AT)は血中の代表的なプロテアーゼインヒビターである．主に肝細胞で生成され，CRPをはじめとする急性相反応物質の1つとして，急性・慢性感染症や悪性腫瘍(肺癌など)で高値となる．遺伝的なα_1-AT欠乏症および欠損症は，好中球のエラスターゼ活性が増大し，肺組織の破壊を促進し気腫化を起こすため，若年性肺気腫の原因となる．そのため，若年のCOPD患者では，家族歴の聴取とともにα_1-AT低値の有無を確認する．α_1-AT欠損症は日本人ではきわめて稀である．

3. 微生物学的検査

呼吸器系は上気道，下気道にさまざまな感染症を引き起こす(**表8**)．なかでも肺炎は死亡順位第3位の疾患である．肺炎には，病院外で日常生活をしていた人に発症する**市中肺炎**と，入院中の易感染性宿主に発症する**院内肺炎**に分けられる．市中肺炎の起炎菌には，肺炎球菌，インフルエンザ菌，マイコプラズマ・ニューモニエ，クラミドフィラ・ニューモニエの頻度が高い．院内肺炎の起炎

菌には，メチシリン耐性ブドウ球菌（MRSA），緑膿菌，肺炎桿菌，嫌気性菌，真菌類，サイトメガロウイルスなどがある．

a. 一般細菌検査・真菌検査

原因微生物を決定するため，喀痰をはじめとする呼吸器材料の塗抹・培養検査，血液培養検査を行う．培養検査で原因菌と考えられたものについて，生化学的な性状で菌種を同定し，さらに，薬剤感受性検査を行う．塗抹検査（グラム染色）は迅速検査として，菌の推定と感染の有無を見分けることができる．

b. 抗酸菌検査

結核あるいは非結核性抗酸菌症が疑われる場合は抗酸菌塗抹，培養検査を行う．抗酸菌塗抹検査はチール・ネルゼン染色あるいは蛍光法で行うが，塗抹検査では結核菌と非結核性抗酸菌を識別することはできない．培養検査は小川法で4～8週間，液体培養法で最長6週間かかる．培養陽性の場合，DNA-RNAハイブリダイゼーション法に基づき培養菌株中の結核菌群のリボソームRNAを検出することにより結核菌群の同定を行う．さらに，結核菌初回陽性の場合は薬剤感受性試験を行う．結核の迅速な診断には，臨床材料を用いて結核菌群の核酸増幅法検査を行う．非結核性抗酸菌には多種あるが，マイコバクテリウム・アビウム・コンプレックス（*Mycobacterium avium* complex；MAC）が最も多く，結核菌同様，培養菌株を用いたDNA-RNAハイブリダイゼーション法による同定，臨床材料を用いた核酸増幅法によるMACの証明が可能である．

4. ツベルクリン反応

ツベルクリン液を皮内注射して，48時間後に判定する．結核菌感染やBCG接種を受けた人は，抗原物質であるツベルクリンが注射されると感作Tリンパ球と特異的に結合し，種々のサイトカインを産生する．その中には，皮膚に反応を起こす因子も含まれ，またマクロファージなどが集まることも加わり，注射部位に，発赤・硬結などの反応が起こる．直径10mm以上の発赤があれば陽性とする．ただし，わが国ではBCG接種が広く行われているため，反応が結核感染のためか，BCG接種のためか鑑別することはできない．

5. 迅速診断キットによる病原体抗原の検出

病原体抗原を検出する迅速診断キットで，検体も採取しやすく前処理も不要なものが多い．15分間程度で診断できる．イムノクロマトグラフィ法が主流であり，固相抗体および展開抗体と病原体抗原が結合した免疫複合体の凝集を，目視によって判定する．呼吸器系でよく使用される迅速診断キットには，インフルエンザウイルス抗原，アデノウイルス抗原，RSウイルス抗原，マイコプラズマ抗原，尿中肺炎球菌夾膜抗原，尿中レジオネラ菌抗原などがある．

a. インフルエンザウイルス抗原

呼吸器系感染症で使用される迅速診断キットのなかで最も使用頻度が高い．ウイルス核蛋白に対するモノクローナル抗体を用いたイムノクロマトグラフィ法で，A型およびB型を判定できる．検体は咽頭拭い液，鼻腔拭い液，鼻腔吸引液，鼻汁鼻かみ液を用いる．発病初期や発熱数時間以内では検出感度がやや低い．

b. アデノウイルス抗原

アデノウイルスは"風邪症候群"を引き起こす主要病原ウイルスの1つで，感染すると，咽頭結膜熱（プール熱），上気道炎，角結膜炎，胃腸炎，肺炎などを起こす．有効な治療薬はなく対症療法が主となる．アデノウイルス抗原の迅速診断キットでは血清型別の判定はできない．

c. RSウイルス抗原

RSウイルス感染症は乳幼児における肺炎，細気管支炎の主たる原因ウイルスで，特に1歳未満の乳児では重症化することがある．また，低出生

体重児や基礎疾患や免疫不全のある場合は重症化のリスクが高い．治療は対症療法が基本となる．病院内で広がる重要なウイルスであり，小児病棟では院内感染対策上にも検査の有用性が高い．

d. 尿中肺炎球菌莢膜抗原

肺炎球菌感染症患者の血中莢膜抗原が尿中に排泄されることを利用して，イムノクロマトグラフィ法により尿中の肺炎球菌莢膜抗原を検出する診断キットである．尿を検体とするため非侵襲的で簡便に測定できる．感度80％，特異度90％台と高い．しかし，尿中抗原は長期間尿に排泄されることから，陽性の結果が出た場合に現在の病状を反映しているとは限らない．また，幼少児では偽陽性となる場合があるため注意が必要である．

e. 尿中レジオネラ抗原

レジオネラ感染症患者において，菌体成分である特異抗原(リポ蛋白)が尿中に排泄されることを利用して，イムノクロマトグラフィ法により検出する診断キットである．尿を検体とし，簡便に測定できる．レジオネラ肺炎患者の尿中抗原が陽性となるのは，発症1～3日とされている．いったん陽性となった尿中抗原は3～6か月間持続することがあるため，迅速診断として役だつが，治療効果の判定には用いられない．また，本検査法は *Legionella pneumophila* 血清型1を対象とした検査のため，他の血清型の場合は陽性とならない．

6. 病理学的検査

呼吸器系腫瘍の確定診断のため病理学的検査を行う．肺癌には，扁平上皮癌，腺癌，小細胞癌，大細胞癌などの組織型がある．組織型によって治療法が異なるので肺癌の確定だけでなく，組織型の診断も重要である．

特発性肺線維症以外の特発性間質性肺炎が疑われる場合，確定診断を目的として，肺生検による病理組織学的診断を行う．

a. 細胞診

肺癌の診断には，喀痰や，病巣から直接採取した材料の細胞診を行う(穿刺細胞診，擦過細胞診，洗浄細胞診，捺印細胞診)．パパニコロウ染色により材料中の癌細胞を検出する．

b. 組織学的検査

肺癌やその他の呼吸器系の腫瘍の確定診断のため，腫瘍組織から採取した検体で病理組織学的診断を行う．材料は，経気管支生検，透視下穿刺生検などで採取する．細胞診よりも採取量が多く，より正確な診断が可能となる．

特発性間質性肺炎は，原因が特定できない間質性肺炎の総称である．このうち，特発性肺線維症以外の診断には，外科的肺生検による組織学的診断が必要である．

7. 胸水の検査

胸郭は，壁側胸膜と臓側胸膜が袋状の構造をなし，その内腔を胸腔という．胸腔内の胸膜液は毛細血管の静水圧，膠質浸透圧のバランスによって調整されているが，このバランスが崩れたとき胸水が貯留する．

胸水の貯留は，胸部X線写真，超音波検査で確認できる．原因疾患を特定するため，胸水を試験

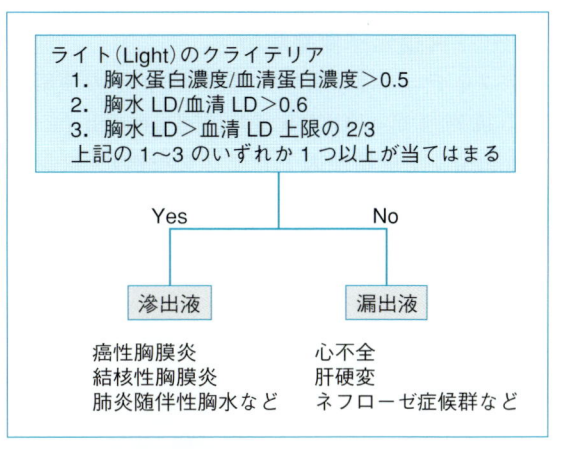

ライト(Light)のクライテリア
1. 胸水蛋白濃度/血清蛋白濃度＞0.5
2. 胸水LD/血清LD＞0.6
3. 胸水LD＞血清LD上限の2/3

上記の1～3のいずれか1つ以上が当てはまる

```
        Yes          No
         |            |
      ┌──────┐    ┌──────┐
      │滲出液│    │漏出液│
      └──────┘    └──────┘
```

癌性胸膜炎　　　　心不全
結核性胸膜炎　　　肝硬変
肺炎随伴性胸水など　ネフローゼ症候群など

図13 胸水の鑑別診断
胸水は，胸水中の蛋白濃度，LDを血清蛋白濃度，LDと比較することにより，滲出液と漏出液に分類する．

穿刺して色調や透明性を観察した後，胸水中の蛋白，LDなどを検査する．胸水はその性状によって滲出液と漏出液に分けられる（図13）．滲出液は毛細血管の透過性亢進に起因し，悪性腫瘍（癌性胸膜炎），結核（結核性胸膜炎），細菌性肺炎（肺炎随伴性胸水），関節リウマチなどが原因となる．**癌性胸膜炎**が疑われる場合は，胸水中の細胞診を行う．**結核性胸膜炎**は，リンパ球比率が高く，フィブリンが析出しやすい．また，胸水中のアデノシンデアミナーゼ（ADA）が高値となる．胸水中の結核菌塗抹培養検査の陽性率は高くない．漏出液は静水圧が上昇するうっ血性心不全，膠質浸透圧が低下する肝硬変，ネフローゼ症候群が原因となる．

8. 遺伝子関連検査

遺伝子関連検査には，ヒトに感染症を引き起こす外来性の病原体（ウイルス，細菌などの微生物）の核酸を検出・解析する検査（病原体遺伝子検査）がある．結核菌や非結核性抗酸菌の検出や同定の検査や百日咳菌，マイコプラズマ・ニューモニエ，レジオネラ属菌検出検査がこれに相当し，日常的に実施されている．そのほかに，呼吸器疾患にかかわる遺伝子関連検査として，ヒト体細胞遺伝子検査やヒト遺伝学的検査が行われるようになってきた．

a. EGFR遺伝子変異解析

ゲフィチニブは肺癌（主に腺癌）の治療の使用される抗癌剤で，EGFR（epidermal growth factor receptor；上皮増殖因子レセプター）のチロシンキナーゼの働きを阻害する作用をもつ分子標的治療薬である．肺癌細胞にEGFR遺伝子変異があるとゲフィチニブの治療効果が高いため，肺癌細胞のEGFR遺伝子変異解析が，治療薬の選択や効果予測を目的に行われる．本検査は，疾患病変部・組織に限局し，病状とともに変化しうる一時的な遺伝子情報を明らかにする検査（ヒト体細胞遺伝子検査）である．

b. UDPグルクロン酸転移酵素遺伝子多型

イリノテカン塩酸塩水和物は肺癌（小細胞癌）の治療に使用される抗癌剤である．イリノテカンの代謝に関する酵素UGT1A1は，UDPグルクロン酸転移酵素（uridine diphosphate glucuronosyltransferase；UGT）の1つであり，遺伝子多型が存在する．特定の遺伝子型をもつ患者では，UGT1A1のグルクロン酸抱合能が低下し，好中球数減少などの重篤な副作用発現の可能性が高くなることが知られている．そのため，イリノテカンの投与対象となる患者に対して，その投与量等を判断することを目的として検査を行う．本検査はヒト遺伝学的検査，すなわち，その個体が生来的に保有する遺伝学的情報を明らかにする検査である．

参考文献
1) 日本呼吸器学会肺生理専門委員会（編）：呼吸機能検査のガイドライン―スパイロメトリー，フローボリューム曲線，肺拡散能力―．メディカルレビュー社　2004
　※スパイロメトリ，フローボリューム曲線，肺拡散能力検査に関して，測定方法の実際が記述されている
2) 日本呼吸器学会肺生理専門委員会（編）：呼吸機能検査ガイドラインⅡ―血液ガス，パルスオキシメーター―．メディカルレビュー社，2006
　※血液ガス，パルスオキシメータに関して，基本的な内容が記述されている

第4章 消化管疾患の検査

学習のポイント

❶ 食道，胃，十二指腸，小腸，大腸に発生する疾患であり，循環器疾患，呼吸器疾患とともに頻度が高いが，その診療に臨床検査（病理検査を除く）が関与することは相対的に少ない．
❷ 消化管疾患の検査は，形態学的アプローチが主であるが，特に腫瘍性疾患の補助診断として臨床検査が有用である．
❸ 日常臨床では，良性，悪性を含めた腫瘍性疾患，炎症性疾患，腫瘍病変が問題となる．

本章を理解するためのキーワード

❶ **ピロリ菌**
慢性胃炎や胃癌をも引き起こす細菌として注目されている．
❷ **ガストリン**
胃酸分泌を刺激して潰瘍の原因となるホルモンの一種．
❸ **炎症性腸疾患**
原因が不明ながら腸に炎症が起こり，これが継続する治療の難しい消耗性疾患．

A 消化管疾患概説

消化管に発生する疾患は，頻度が高いものとして，粘膜面の炎症および潰瘍と腫瘍性疾患（良性，悪性を含む）に大別される．

a. 食道の疾患

食道に炎症が起こる食道炎の原因としては，酸性である胃液の逆流があげられる．逆流性食道炎として，高齢，肥満，アルコール多飲などと関連し，胸痛や咳，喘息など多彩な症状を呈し，最近増加していることで問題となっている．ほかにはカンジダなどの真菌，刺激物服用が原因の食道炎もみられる．原因のいかんにかかわらず粘膜面の炎症が強くなると食道潰瘍が形成される．

食道癌は高齢者に多く，アルコールとの関連が注目されている．すなわち，食道癌の発生には，アルコールが代謝されて体内に生じるアセトアルデヒドが重要であり，このアセトアルデヒドを分解する酵素の働きが弱く，飲酒したときに赤くなりやすい人が飲酒を続けると，その発生頻度が高くなることが最近の研究で明らかとなっている．従来，食道癌は病理組織学的には扁平上皮癌がほとんどであったが，逆流性食道炎に伴い，食道粘膜上皮が変化してバレット食道が形成されると，ここから腺癌が発生しやすいこともわかってきた．逆流性食道炎の増加に伴って，今後注意が必要である．

b. 胃の疾患

胃粘膜に炎症をきたす胃炎は，最も頻度の高い疾患の1つであり，**急性胃炎**と**慢性胃炎**に分類される．急性胃炎は，薬剤服用，細菌やウイルス，刺激物による胃粘膜損傷などが原因となって発症する．出血を伴うものは救急処置の対象となる．

一方，慢性胃炎の多くは，今やピロリ菌（*Helicobacter pylori*）感染が原因であり，罹病期間が長くなると粘膜の萎縮が進行し，ここから癌が好発

することが明らかとなり注目されている．欧米人に比して日本人に非常に多く発生してきた胃癌については，従来，食生活の違いに始まり，いろいろな原因が推定されてきたが，実はピロリ菌感染の蔓延が原因であったということになる．この点は，ピロリ菌除菌によって胃の初発癌の発生が有意に抑えられたこと，また，一度発症した胃癌の治療後にピロリ菌を除菌すると再発癌の発生を抑えられたことから実証された．胃潰瘍も胃炎の粘膜病変の進行により形成される．良性であるのか，あるいは悪性病変であるのかの判断が重要となる．

c. 十二指腸の疾患

十二指腸の病変として頻度が高いのは**十二指腸潰瘍**である．この病態にもピロリ菌が深く関与することがわかっている．特殊な潰瘍病変としてゾリンジャー・エリソン(Zollinger-Ellison)症候群がある．これは膵臓などに発生するガストリン産生腫瘍により産生されたガストリンが胃酸分泌を刺激して十二指腸に多発性で薬物療法によっても難治の潰瘍を形成する．

d. 小腸の疾患

小腸は他の消化管に比して病変の発生は少ない．これには，小腸病変の診断方法の確立が遅れていたことも一因である．最近になって，ダブルバルーン内視鏡やカプセル内視鏡が行われる（後述）ようになり，新たな病変の存在が明らかとなる可能性がある．

e. 大腸の疾患

大腸疾患として頻度が高いのは，まず，炎症性腸疾患として分類される**潰瘍性大腸炎**および**クローン(Crohn)病**である．潰瘍性大腸炎は炎症が粘膜に限局し直腸を中心として上行性にびまん性・連続性に大腸に限定して病変が波及するのに対し，クローン病は炎症が腸管壁全層に及び，非びまん性・非連続性に大腸のみならず口腔まですべての消化管に病変が広がる．いずれも原因は完全には解明されておらず，難治性のことが多く，臨床上大きな問題となっている．潰瘍性大腸炎は大腸癌の発生頻度も高い．

大腸ポリープも頻度の高い疾患である．多くが腺腫であり，過誤腫性および炎症性ポリープもみられる．腺腫であるポリープは大腸癌の前癌病変と考えられ，基本的に切除の対象である．大腸癌は，最近その発生の増加が顕著であり，わが国において胃癌を抜き全癌中，最も頻度が高くなることが予想されている．

B 消化管疾患の検査

以上に述べたように，消化管疾患のほとんどは形態学的変化を伴い，その評価が診断に最も重要となる．したがって消化管疾患の検査としては，X線検査と内視鏡検査の診断的価値が高く頻用されている．

1. X線検査

単純X線検査と消化管造影検査に大別される．

単純X線検査が診断に重要な消化管疾患としては，消化管穿孔と腸閉塞があげられる．消化管穿孔の場合，立位撮影で横隔膜直下の free air により診断される．腸閉塞では拡張した小腸ないし大腸と，消化管内の気体と液体により形成される水平面からなる鏡面像(ニボー)が診断の端緒となる（図1）．

消化管自体の情報は単純X線写真では，ほとんど得られない．そこで消化管の形態や表面の性状を知るために開発された検査が，消化管造影検査である．すなわち，造影剤(バリウム，ガストログラフイン)を上部消化管の場合は飲んでもらい，下部消化管の場合は肛門から挿入したチューブより注入し，検査を行う．体位変換や，消化管を膨らませるための発泡剤を用いて消化管の形態，壁の硬さ，狭窄の有無を診断し，さらに消化管表面の粘膜面に造影剤を薄く乗せて行う二重造影法により消化管粘膜の微細な変化も知ることができる．

さらに最近では解像度の進歩に伴い，X線CT

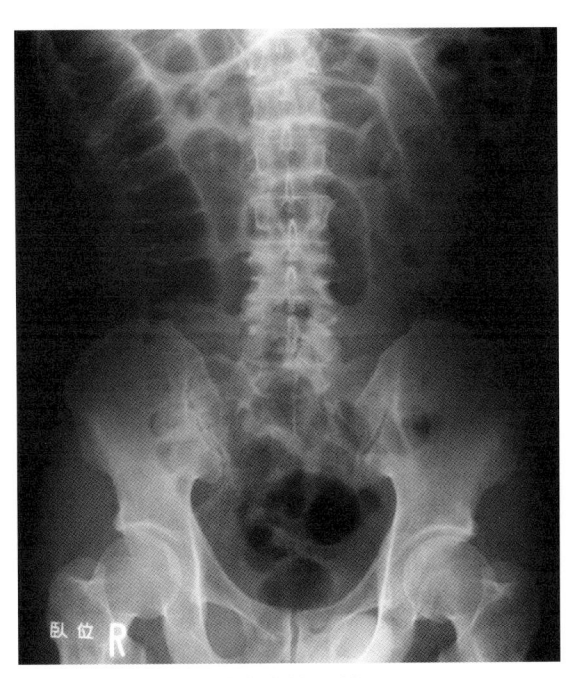

図1 腸閉塞症例の腹部単純X線

が消化管疾患にも広く応用されるようになっている．

2. 内視鏡検査

　胃鏡を「呑剣師」の胃内に挿入したことに始まる消化管内視鏡は，機器の進歩に伴い，ファイバースコープから電子スコープの時代を迎えて消化管検査に不可欠となっている．内視鏡検査はX線検査に比べて，直接病変を観察することと，さらに組織採取が可能で，治療手技も行える点が最大の利点である．特に最近では，患者の苦痛をできるだけ少なくして治療を行う目的で，従来であれば手術治療を行っていた病変に対し，内視鏡にて治療を行う例が飛躍的に増加している（図2）．

　食道から十二指腸までの上部消化管，盲腸から直腸までの下部消化管の観察に加えて，2つのバルーン（風船）を内視鏡に装着したダブルバルーン内視鏡により従来観察が不十分であった小腸（空

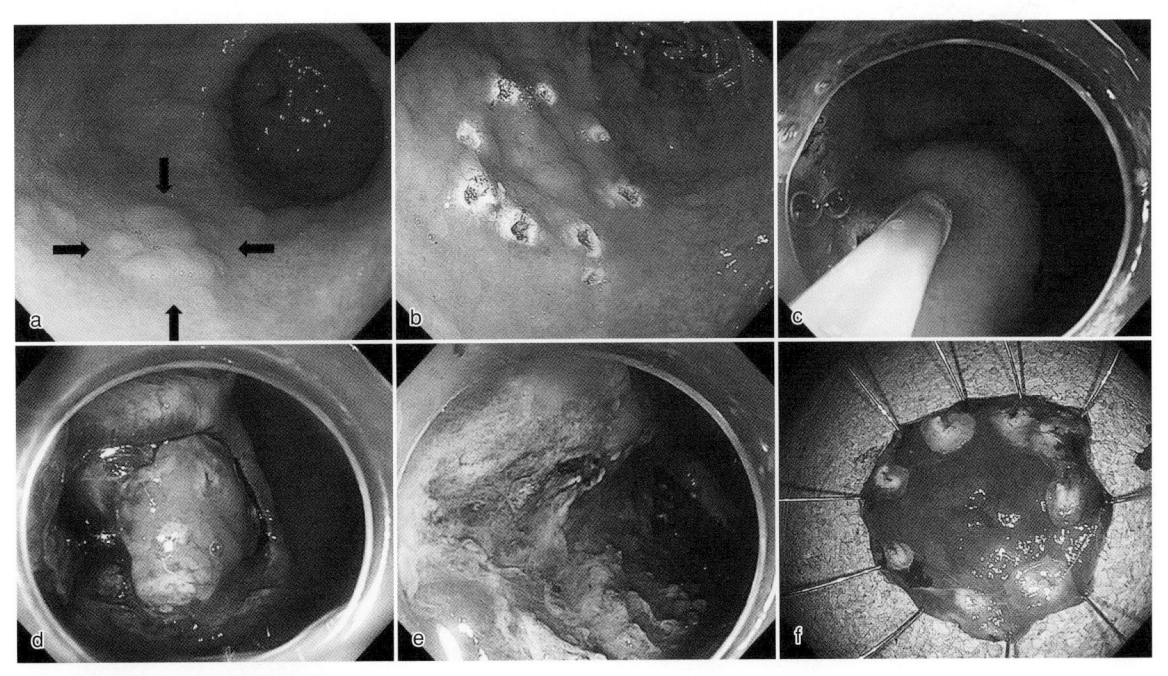

図2　内視鏡的粘膜下層剥離術
a. 胃前庭部1cm大の扁平隆起病変，b. 病変周囲へのマーキング，c. 粘膜下層へヒアルロン酸液の注入，
d. 周囲粘膜切開と粘膜下層剥離，e. 切除後の粘膜欠損部，f. 回収した切除標本

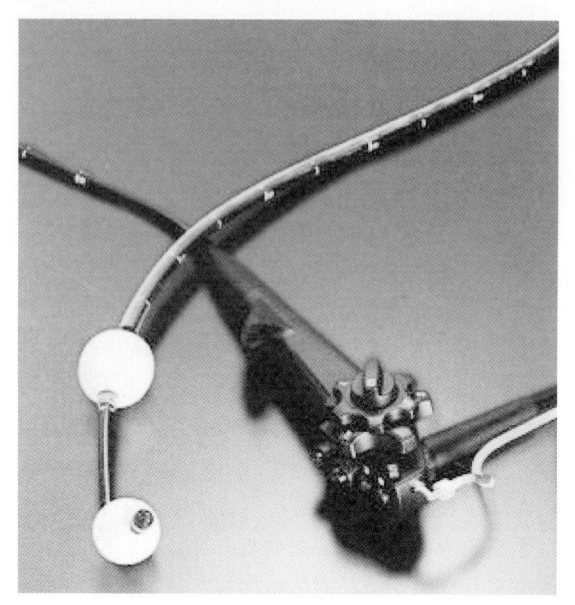

図3　ダブルバルーン内視鏡

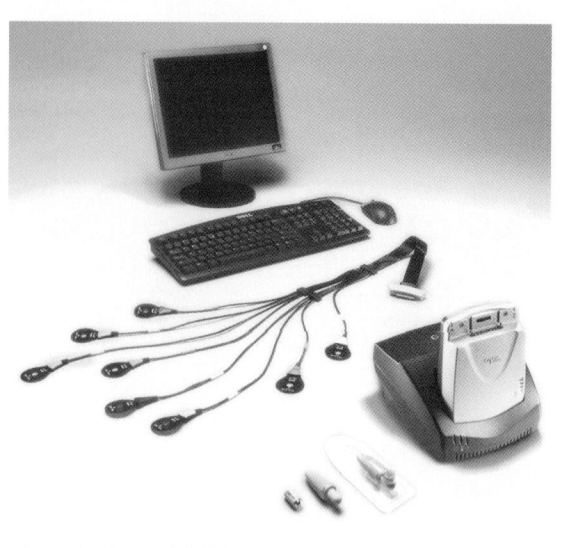

図4　カプセル内視鏡

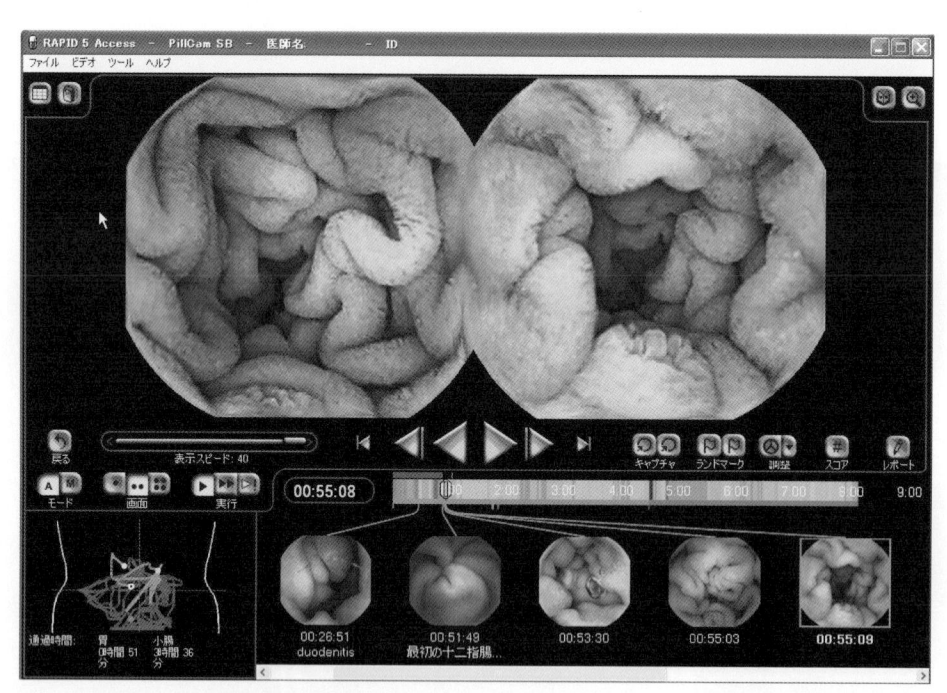

図5　カプセル内視鏡の読影画面

腸および回腸）も検査の視野に入ってきた（図3）．これは，2つのバルーンを交互に膨らませて，小腸奥に内視鏡先端を誘導するものである．また，被検者の負担軽減を目指して開発されたカプセル内視鏡も小腸を含めた全消化管検査に用いられるようになっている（図4, 5）．

C 消化管疾患診断に広く使われる臨床検査

1. 大腸疾患診断における臨床検査

　大腸疾患の最終診断には，もちろん内視鏡検査が最も重要であるが，拾い上げ（スクリーニング）検査として便潜血反応，また，特に大腸癌の診療において診断とともに治療経過において腫瘍マーカーであるCEA測定は大切な検査である．

a. 便潜血反応

　便潜血反応は，特に下部消化管出血の有無の判定に行われる検査で，中でも大腸癌の拾い上げ検査として広く用いられている．歴史的には，まず化学反応を利用したグアヤック法，オルトトリジン法，さらにテトラメチルベンジジン（TMB）法が用いられてきた．オルトトリジン法については，オルトトリジン自体に発癌性があることがわかり，これに替わる方法としてTMB法が用いられるようになった．いずれの方法も原理としては，赤血球を構成するヘモグロビンを検出するために，そのヘム部分のペルオキシダーゼ作用により，過酸化水素存在下に種々の色素原が酸化して発色することを利用している．したがってヘモグロビン以外にペルオキシダーゼ作用を有する物質や，ヒト以外のヘモグロビンが混在していると偽陽性となることは容易に理解できよう．この点を防ぐべく検査前に食事制限が必要となるが，これが煩雑であり，最近では利用されることが少なくなっているのが実情である．

　以上の化学反応を利用した便潜血反応に替わって，最近用いられている検査が，便中ヘモグロビンを抗ヒトヘモグロビン抗体により検出する**免疫学的便潜血反応**である．本法は高感度でヒトヘモグロビンに対する特異性も高く，化学反応におけるような検査前の食事制限も不要である．また，上部消化管出血に起因するヘモグロビンは胃酸，消化酵素や腸内細菌の作用で抗原性が失われることが多く，免疫学的便潜血反応陽性の場合，下部消化管からの出血を強く疑うことになる．実際の診療現場では，便潜血反応は拾い上げが目的であるため2回法など複数回の検査を行うことが多い．1回の陽性のみであると「心配なし」として精検を受けないことを希望する被検者もみられるが，これは原理から考えて非合理的であることは言うまでもなく，さらなる検査を勧めるべきである．

　免疫学的便潜血反応陽性の場合，重要なことは必ずしも下部消化管の病変を示すわけではないこと，しかし，拾い上げ検査としての目的をよく理解して精検を受けるべきということである．その原理から，ヘモグロビンの存在に対する感度が高いことは述べた．このため，陽性であっても下部消化管内視鏡検査で異常なしとされる例が多く経験される．陽性患者に最も高頻度に認められる疾患としては大腸ポリープや憩室があげられる．大腸癌の検出については，早期癌で30〜40％，進行癌で70〜80％の陽性率が報告されている．また，毎年経年的に本検査を受けることにより，大腸癌死亡率が有意に減少するとの報告もある．便潜血反応は簡便に行われるため，文字どおり拾い上げ検査としての意義を理解して「上手に」利用すべきである．なお，免疫学的便潜血反応は検体保存条件の影響を受けやすく，時間経過とともに偽陰性率が増えることに注意が必要である．

b. 寄生虫検査

　わが国では衛生環境の向上により寄生虫症例は激減しているが，魚や肉の生食，海外渡航者の感染が，時に問題となる．寄生虫検査の検体は主として糞便である．大型の回虫や条虫は虫体自体を検出できるが，一般には寄生虫検査として虫卵検査が行われる．直接塗抹により鏡検する方法と，産卵数が少ない場合の集卵法がある．蟯虫については，肛門周囲に産卵する性質があるため粘着テープで肛門周囲を拭いて鏡検する．

c. 血清CEA

　CEA（carcinoembryonic antigen；癌胎児性抗原）は，1965年にGoldとFreedmanにより大腸癌組織から抽出された．分子量約20万の糖蛋白

である．当初は大腸癌特異的な腫瘍マーカーとされていたが，その後の検討により，胃癌，肺癌，卵巣癌などの各種癌および喫煙者や糖尿病，肝硬変などの非腫瘍性疾患においても上昇する場合があることが明らかになっている．測定には抗体を利用した化学発光免疫測定法（CLIA）が用いられることが多く，カットオフ値はキットにより異なるが，5～7.5 ng/mL が用いられる．

大腸癌のなかでも早期癌での CEA の陽性率は20％以下であり，残念ながら早期発見には有用でないことが多い．一方，CEA は腫瘍体積とよく相関することが知られている．つまり軽度上昇の場合には，喫煙者，慢性肝炎，糖尿病などの非腫瘍性疾患に伴うものであることもしばしばあるが，高度上昇の場合には大腸癌をはじめとした癌，それも進行癌の存在を念頭に置いて画像検査を進める必要がある．いずれにせよ，早期大腸癌の診断における有効性は必ずしも高くない CEA であるが，大腸癌の病勢の判断に臨床の場では役立っている．

たとえば，手術前に CEA 陽性であった例が，術後陰性化した場合には治療が有効であったと判断される．一方，術後陰性化しない場合には癌の遺残の可能性に留意する必要がある．さらに，治療後いったん陰性化した CEA が再び陽性化した場合には，癌の再発を疑い，精査を行うべきである．また，大腸癌に対する抗癌剤治療も近年進歩を遂げ，使用できる薬剤の種類も増えており，これらを使用するにあたり，その効果を早期に判断することが重要となっている．このために CEA などの腫瘍マーカーが有用であることが多く，今後臨床の場でその価値が再度注目されることになろう．

2. 胃癌発生に重要な慢性胃炎診断における臨床検査

胃癌は大腸癌とともに消化管疾患のなかで，いまだ最も問題となっていることは周知のとおりである．この胃癌に関しては，ピロリ菌感染による慢性萎縮性胃炎が発生母地として重要であることはすでに述べた．胃癌自体の診断には，X線検査と内視鏡検査が有用であるが，ピロリ菌感染の診断には多くの臨床検査が利用されている．また，慢性胃炎においても内視鏡に頼らず，血液中のペプシノゲンを解析することにより診断できることが明らかとなった．まず，ピロリ菌感染の検査について述べる．

a. ^{13}C-尿素呼気試験 (^{13}C-urea breath test)

ピロリ菌の有するウレアーゼ活性を標的にした診断法である．ピロリ菌のウレアーゼ活性は非常に強く，他のウレアーゼ陽性細菌の 10 倍超と報告されている．安定（非放射性）同位元素である ^{13}C にて標識した尿素を服用すると，ピロリ菌が胃に存在した場合，そのウレアーゼにより分解され ^{13}CO$_2$ とアンモニアが生成される．発生した ^{13}CO$_2$ は消化管から血流を介して肺に到達し，呼気として排出されるため，呼気中の ^{13}CO$_2$ を測定してピロリ菌の存在の有無を判定しようとするものである．実際には ^{13}C 標識尿素服用前の呼気を採取し，服用後の呼気中の ^{13}CO$_2$ と比較する．口腔内細菌にもウレアーゼ陽性のものが存在するため，^{13}C 標識尿素服用後にうがいをして口腔内で発生した尿素を除去する必要がある．本法は感度，特異度ともに優れており，特にピロリ菌除菌判定に利用されている．注意すべきは，除菌に用いられるプロトンポンプ阻害剤がピロリ菌に静菌作用を及ぼし，菌が存在しても偽陰性となることがある点である．したがって除菌判定に用いる場合，プロトンポンプ阻害剤投与終了後少なくとも 4 週間，できれば 2 か月後以降に実施することが望ましい．一方，除菌後の ^{13}CO$_2$ 低下が遅延することもあり，除菌成功にもかかわらず偽陽性となる場合もある．他の検査結果も参考にして，時期を置いて，再検も考慮すべきであろう．

b. 抗ヘリコバクター・ピロリ抗体検査

血清，血漿，全血，尿および唾液検体中のピロリ抗体を測定する検査法である．先に述べたプロトンポンプ阻害剤投与中や，萎縮性胃炎が進行し

菌が存在するものの，その量（密度）が低下している場合で，他の検査では偽陰性が起こりやすい状態でも，ピロリ菌存在の診断に有用である．抗体を測定するとの原理から，小児，高齢者，免疫抑制剤投与中の症例で偽陰性となりうる．また，感染早期（1か月）でも陰性となる．さらに，過去の感染も認識することにも注意する．本法を除菌判定に利用する場合，除菌前と除菌後6か月以上経過時での定量的な比較を行い，抗体価の有意な低下をもって除菌成功を判定すべきである．

c. 便中ヘリコバクター・ピロリ抗原検査

糞便中のピロリ抗原を検出する．簡便で感度，特異度ともに高い．除菌前の感染診断，除菌判定ともに信頼性が高く有用とされる．本法は，プロトンポンプ阻害剤投与中，萎縮性胃炎が進行し菌が存在するものの，その量（密度）が低下している場合に偽陰性となりやすいことに注意が必要である．この点を考慮して，除菌判定には，除菌治療終了後4週間以降に行う．

以上の検査法のほかに内視鏡検査を必要とするが，培養法，鏡検法，迅速ウレアーゼ試験，PCR法がピロリ菌感染診断に利用されている．

一方，ピロリ菌感染は慢性萎縮性胃炎を惹起し，その程度が進行すると胃癌の発生リスクが高まることはすでに述べた．この慢性萎縮性胃炎の進行度の診断にペプシノゲン検査が利用されている．

d. ペプシノゲン

ペプシノゲンは胃液中の蛋白分解酵素であるペプシンの前駆体であり，胃粘膜で産生される．胃液に分泌される1%ほどが血液中に入る．ペプシノゲンⅠおよびⅡはアイソザイムで，胃粘膜内の主細胞において産生されるため，その細胞量を反映する．血中に入ったペプシノゲンは腎臓から排泄される．ペプシノゲンには性差なく，ペプシノゲンⅡにおいて加齢による漸増傾向が認められる．

以上より，血中ペプシノゲンが高値を示す場合，胃粘膜での産生亢進あるいは腎臓からの排泄低下が考えられる．一方，低値を示す場合は胃粘膜での産生低下が考えられ，すなわち慢性胃炎における粘膜萎縮を示すことになるため，本検査の有用性の根拠となっている．基準範囲はペプシノゲンⅠが15～100 ng/mL，ペプシノゲンⅡが3～40 ng/mLである．胃粘膜の萎縮が進行すると，ペプシノゲンⅠの低下傾向がペプシノゲンⅡに比して，より顕著となるため，ペプシノゲンⅠ/Ⅱ比をとることにより，粘膜の状態を推定することができる．ペプシノゲンⅠが，70 ng/mL以下でかつⅠ/Ⅱ比が3以下の場合，胃粘膜萎縮陽性と判定される．このカットオフ値による萎縮性胃炎診断の感度は80%，特異度は70%であり，これらの症例群からの胃癌発生は年率0.2%であったとされている．さらにペプシノゲンⅠが30 ng/mL以下でかつⅠ/Ⅱ比が2以下であると萎縮は高度で強陽性と判定される．

臨床の現場では，ペプシノゲン検査により低値を認めた例では定期的な内視鏡検査を施行する一方，低下のない例では内視鏡検査の必要性は低く内視鏡によるスクリーニングの間隔を長くするといった対応がとられており，侵襲があり，検査費用の高い内視鏡検査の合理的な設定が行われるようになった意味は大きいといえる．

参考文献
1) 病気がみえる1 消化器．メディックメディア，2010
    ※図による説明が多く，視覚的に理解できる
2) 杉本恒明，他（編）：8章 消化管・膵・腹膜の検査，内科学 第9版．朝倉書店，2007

第5章 肝・胆・膵疾患の検査

学習のポイント

❶ 肝・胆・膵疾患の診療においては，臨床検査，特に化学・免疫分野検査が大きな威力を発揮する．それらの検査項目が，病態に応じて，どのような原理で変化するかを理解する．
❷ 日常臨床の場で肝疾患の原因の多くはウイルスであり，その診断のために血中抗原および抗体測定が有用である．
❸ 胆・膵疾患としては腫瘍性病変が問題となる．画像検査とともに，臨床検査による診断アプローチが重要である．

本章を理解するためのキーワード

❶ **アイソザイム**
酵素としての活性は同じながら，蛋白分子としては異なるもの．電気泳動や抗原抗体反応を用いて分析する．

❷ **腫瘍マーカー**
腫瘍を診断するために有用な血液中のマーカー．腫瘍が産生するものが多い．偽陽性，偽陰性があることが問題となる．

❸ **画像診断**
放射線を用いたX線検査，CT検査や磁力を用いたMRI検査，超音波検査により病気を診断する．

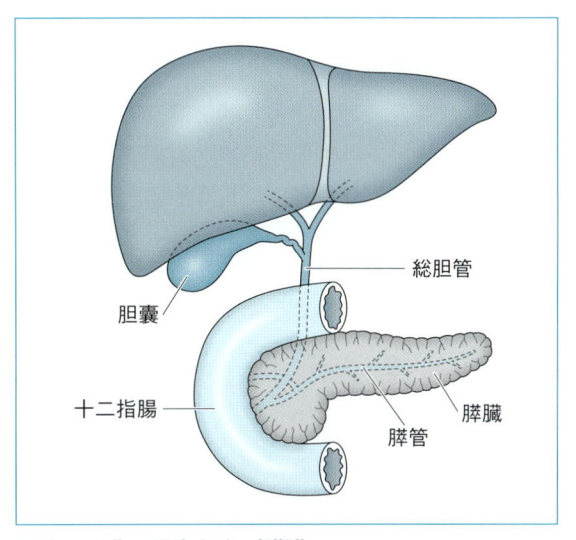

図1 肝臓，胆嚢および膵臓

A 肝疾患の検査

1. 肝臓の構造

　肝臓は上腹部右寄りに位置する大きな実質臓器で，極めて多くの物質の産生，代謝および排泄に重要な役割を果たしている．血管に富んだ臓器であり，栄養血管として肝動脈のほかに，門脈からの血液供給を受ける．門脈を流れる血液は主として腸管を起源とし，腸管において吸収された多くの栄養物質は腸管の静脈系から門脈へと流れ，肝臓に到達して代謝される．肝動脈および門脈からの血液は肝臓内で合流し，肝特異的な構造である類洞を経て肝静脈に流入する．また，血管以外の管腔構造として胆管系が存在する．肝臓の大部分を占める肝細胞において産生され分泌される胆汁は，この胆管を経て十二指腸に流れていく．肝臓で産生，代謝および排泄される種々の物質は，この血管系および胆管系のいずれかに分泌されることになる（図1）．

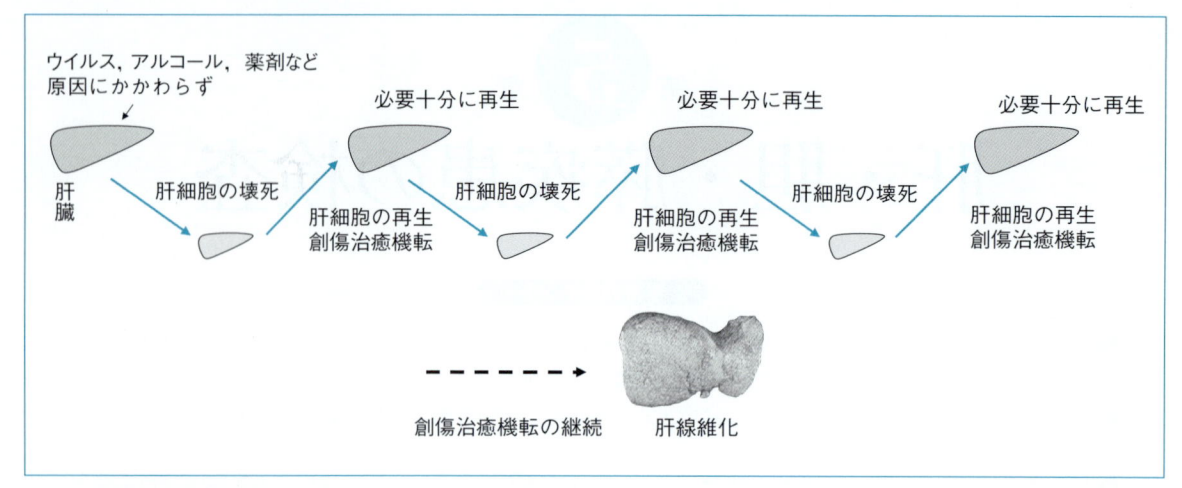

図2 肝臓の線維化の起こり方
肝障害の継続が線維化を引き起こす.

2. 肝疾患の概説

a. 肝障害の進み方

　肝臓はウイルス，アルコール，薬物，過栄養など種々の原因により障害される．肝臓病を理解するうえで重要な点は，原因のいかんにかかわらず障害が急性で一時的で終わるものか，あるいは障害が慢性的に継続するかによって，病気の予後が大きく異なるということである．キーポイントは，肝臓は障害に対して再生するという他臓器にない特徴を有する点である．したがって急性肝障害の程度が激しく再生現象が十分でない場合を除いては，肝臓自体が元どおりに修復することが期待される.

　一方，障害が慢性的に継続した場合，再生現象が間断なく起こるが，障害と再生の繰り返しの過程で肝臓に線維成分が沈着する結果，線維化をきたし，最終的に肝硬変となることが大きな問題となっている.

　肝硬変になると，肝臓の重要な働きとしてのさまざまな物質の産生，代謝，排泄が十分に行われなくなり，いわゆる肝不全の状態となって，胸水や腹水貯留，食道・胃静脈瘤形成，肝性脳症などの合併症を併発し予後不良となる．また，障害の原因にもよるが，肝硬変となった肝臓からは一般に肝細胞癌が発生しやすくなることも知られている．したがって肝障害症例に遭遇した場合，急性の経過で終わるものか，あるいは慢性的に障害が続き線維化をきたしうるものかの見極めが大事である（図2）.

b. ウイルス肝炎

　わが国において最も頻度の高い肝疾患はウイルス肝炎である．ウイルス肝炎のなかで，A型肝炎とE型肝炎は経口感染で急性の経過をたどる（急性肝炎）．一方，B型肝炎とC型肝炎は血液など体液を介して感染し慢性化することが多く，慢性肝炎から肝硬変および肝細胞癌発症の原因として最も問題となっている．

　わが国のB型肝炎については，出産時から幼少期に感染するとウイルスが継続して体内に存在するものの成人期までは肝炎は発症せず，その後一過性に肝炎を発症してウイルスの減少に伴い再び肝炎が沈静化する例と，成人期の肝炎が沈静化せずウイルス量も減ることなく慢性化して肝硬変となる例があることが知られていた.

　さらに成人期以降にB型肝炎ウイルスが感染した場合は急性肝炎を発症するか，あるいは症状は軽度で経過し（不顕性感染），いずれにせよ慢性肝炎とはならないとされてきた．しかしながらB型肝炎ウイルスにも遺伝子型が異なるものが存在して，欧米で多いゲノタイプAは成人期以降に

感染した場合も慢性化することがあり，このタイプは東南アジアで感染がみられるため，いわゆる輸入感染症として注目されてきている．

　C 型肝炎は感染後の症状は B 型などに比べると軽度で，症状がないことも多いが，高率に慢性化することが知られる．今やわが国におけるウイルス肝炎の大半は C 型肝炎である．感染して慢性化すると 10〜15 年といった長い年月を経て肝硬変となり高頻度に肝細胞癌を発症する．このため，C 型肝炎の治療は国家プロジェクトとしてとらえられ，有効であるものの高額のインターフェロン治療には自治体からの補助制度が整備されつつある．

c. アルコール性肝障害

　ウイルス以外の肝障害の原因としてはアルコールがあげられる．アルコールによる肝障害は病理学的観点から，炎症が強いアルコール性肝炎，脂肪肝，線維症，そしてアルコール性肝硬変に分類される．もちろんアルコールは単独で肝障害の原因となるが，他の原因による肝障害の増悪因子としても重要であり，慢性 C 型肝炎症例においてアルコールにより線維化が早期に進行し，肝細胞癌発症の確率も高くなることが明らかとなって注目されている．多くの薬物も肝障害を惹起する．

　アルコールによる肝障害は，たまたま起こるアレルギー性のものと，一定以上の量の服用により発症する中毒性のものに分類される．また，自己免疫機序による肝障害としては，自己免疫性肝炎および原発性胆汁性肝硬変がある．ともに中高年の女性に好発することが知られている．

d. 脂肪肝

　食生活の変化に伴い肥満症が増加しているが，肝臓に脂肪が蓄積する脂肪肝も増えてきている．先に肝障害の継続による線維化の問題を示したが，従来，この線維化が起こりにくいとされてきた脂肪肝にも炎症所見が強い例が存在し，そのなかで，アルコールが原因でないものを非アルコール性脂肪性肝炎（non-alcoholic steatohepatitis；NASH）とよんでいる．これらの症例は線維化が進展して肝細胞癌の発症確率も高いことが明らかとなり，原因の解明，診断や治療体系の確率が現在の肝臓病学のトピックとなっている．

e. その他

　ほかに頻度は比較的低いものの，肝障害の原因として，先天性代謝異常による Wilson（ウィルソン）病，ヘモクロマトーシス，α_1 アンチトリプシン欠乏症，感染症としての日本住血吸虫症，エキノコックス症，肝膿瘍が知られている．

　肝臓に発症する原発性悪性腫瘍の大部分は肝細胞癌であり，ほかに胆管細胞癌がある．また，血流に富む肝臓は悪性腫瘍の血行性転移の好発部位であり，種々の癌の転移が認められる．

3. 肝疾患の検査

　肝疾患の診療には臨床検査が非常に重要である．肝臓は「沈黙の臓器」ともいわれるように，多くの肝疾患は自覚症状に乏しく，臨床検査値の異常によって疾患の存在が明らかとなることが多い．また，先に述べたように臨床上問題となる慢性肝障害の進展度については，種々の臨床検査値を組み合わせて判断することが日常的に行われている．実際に，たとえば慢性ウイルス性肝炎の経過観察には定期的な血液化学検査が必須である．以下に肝疾患の検査として用いられている項目について概説する．

　肝疾患症例を診療することになった場合，重要な点は障害の程度と首座を把握し，その原因を明らかにすることである．

a. 肝障害を解析するための検査

1）肝細胞の障害を示す検査

　肝細胞が障害された場合，同細胞に特異的に存在する物質は血液中に流入し，これを検出することで肝細胞障害の有無，その程度を知ることができる．この目的に利用されているのが肝細胞逸脱酵素である．

a) AST，ALT

　アスパラギン酸アミノトランスフェラーゼ（as-

表1　ヒト臓器中のAST，ALT活性

組織	AST	ALT
心筋	187,200	9,840
肝	170,000	61,600
骨格筋	118,800	6,200
腎	109,200	26,600
膵	33,600	2,800
脾	16,800	1,600
肺	12,000	230
血清	36	35

(U/g 湿重量)

菅野剛史：臨床検査技術学 臨床化学 第3版．p157，医学書院，2000 より引用

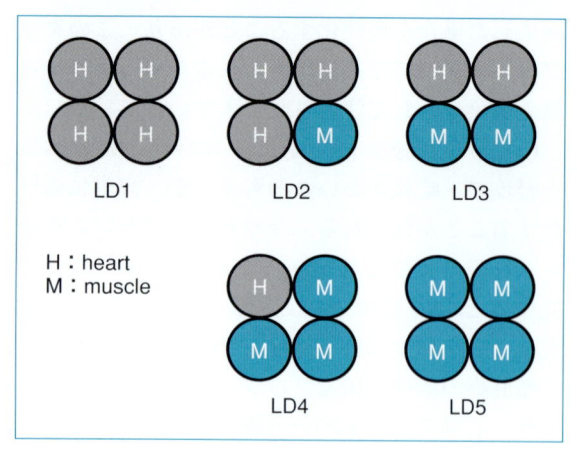

図3　LDアイソザイム

partate aminotransferase；AST）はGOT（glutamic oxaloacetate transaminase）の別称であり，アラニンアミノトランスフェラーゼ（alanine aminotransferase；ALT）はGPT（glutamic pyruvic transaminase）の別称である．

ASTおよびALTは肝疾患の日常臨床で最も頻繁に用いられている酵素である．先に述べた急性肝炎，劇症肝炎，慢性肝炎，自己免疫性肝炎，原発性胆汁性肝硬変，アルコール性肝炎，脂肪肝，肝硬変など原因の如何にかかわらず肝臓（肝細胞）が傷害されている場合に血液中に増加する．ともに肝臓に多く含まれるが，心臓，骨格筋，赤血球にも含まれるため，肝疾患以外でも血液中で上昇することに注意する．ALTのほうが，より肝臓に特異的である（表1）．肝細胞から逸脱した後の半減期はASTのほうが短い．したがって，急性肝炎の回復期ではASTの改善（低下）が先んずる．

ASTにはミトコンドリア由来のmASTと細胞上清画分由来の2種のアイソザイムがあり，ミトコンドリアが障害されるような重度の細胞障害時にはmASTが遊出する．急性肝炎や劇症肝炎極期，また，アルコール性肝障害のより顕著なASTの上昇は，ミトコンドリア障害によるmAST遊出により説明される．

赤血球にも多く含まれることから，採血，検体処理時の溶血により，赤血球中のASTおよびALTが遊出して高値，特にASTの上昇に注意する．

b）LD

乳酸脱水素酵素（lactate dehydrogenase；LD）は体内組織に広く分布し，肝臓をはじめとして各臓器，組織の障害により血液中に遊出する．上記のAST，ALTに比較して肝疾患特異性は低い．このため肝障害の指標としては補足的に用いられている．LDH1～LDH5の5種類のアイソザイムがあり，LDH5が肝疾患で特に上昇する（図3）．

2) 胆道系の障害を示す検査

肝臓の障害には，上記の肝細胞障害のほかに胆道系の障害，すなわち肝細胞から胆汁が分泌され胆管から十二指腸に流れていく過程の障害も多い．先に述べた肝疾患のなかでは原発性胆汁性肝硬変が該当する．これらの疾患において特異的に血液中に増加する酵素が明らかとなっている．

a）ALP

アルカリホスファターゼ（alkaline phosphatase；ALP）は肝臓の毛細胆管に豊富に存在し，肝障害時，特に胆道系の障害時に産生が誘導され血液中で活性が亢進する．肝臓以外にも腎，小腸，骨，胎盤などに存在する．ALP1～ALP6のアイソザイムが知られており，肝障害ではALP1およびALP2，また，肝硬変でALP5が上昇する．

b）γ-GT，LAP

γ-グルタミルトランスペプチダーゼ（γ-glutamyl transpeptidase；γ-GT）は，胆道系への排泄障

害および肝障害による産生誘導により血液中で上昇する．また，産生誘導は飲酒により顕著であり，アルコール性肝障害の指標として頻用される．女性では男性に比べて低値を示す．さらに，睡眠剤，向精神薬などの薬剤でも上昇することに注意する．

ロイシンアミノペプチダーゼ（leucine aminopeptidase；LAP）も胆道系肝障害で産生が誘導され，その指標として用いられる．γ-GTに比して，アルコール性肝障害での異常は顕著ではなく，また，ALPと異なり骨疾患などでの上昇はみられないことを考慮して使い分ける．

3）肝臓の合成能を示す検査

肝障害には急性と慢性の経過をたどるものがあることは，すでに述べた．障害自体は，今まで述べた肝細胞障害あるいは胆道系障害の指標で知ることが可能である．急性ないし慢性の障害いずれにせよ，障害がより高度であって，いよいよ肝臓が，その機能を全うできなくなると肝臓で産生される種々の物質の血液中の濃度が減少してくる．すなわち，肝臓の合成能の指標は，障害の程度を，より正確に把握するために重要である．たとえば，急性肝炎の場合，肝細胞の障害はAST，ALTの値で知ることができるが，より障害が高度で致死的にもなりうる劇症肝炎となるとAST，ALT高値に加えて合成能の指標が低下し，このことは，劇症肝炎の診断にも利用されている．

凝固因子の多くは肝臓で産生されるため，その指標の1つであるプロトロンビン時間は肝臓の合成能を知るうえで極めて重要である．特に，以下に述べる他の合成能の指標に比して，凝固因子は代謝回転が速いため，プロトロンビン時間は肝臓の合成能をリアルタイムに示すことができる．よって，疾患の変化が速い急性肝障害で，特に有用であり，急性肝炎の中でも劇症肝炎の診断基準にプロトロンビン時間（％）40％以下が含まれている．当然ながら，広く凝固因子の動態を示すため，解析の際に肝臓での産生以外のさまざまな変化を示すことに注意する．

ほかに肝臓の合成能の指標として，肝臓で産生されるアルブミン，コリンエステラーゼ，また，コレステロールも有用である．これらは半減期が凝固因子に比べて長いため，急速に変化する病態での有用性は劣る．

アルブミンは肝臓の合成能の指標となるが，同じ蛋白の検査として，総蛋白および蛋白分画も肝臓病の状態を示す．自己免疫性肝炎やウイルス性肝炎でもγグロブリンの増加とアルブミンの低下は，よく認められる変化である．γグロブリンの増加は，総蛋白の上昇とアルブミンの低下から推定できる．また，蛋白分画検査により，直接γグロブリンの変化をとらえることができる．

4）肝臓の代謝・排泄能を示す検査

肝臓の代謝および排泄といった働きも，急性，慢性を問わず障害の程度に応じて低下する．すなわち，合成能と同じくどれだけ障害が甚大であるかを評価するために有用である．

a）ビリルビン

肝疾患でしばしば認められる黄疸の原因物質である．脾臓，肝臓での赤血球破壊により生じるヘモグロビンに由来し，一部は骨髄での無効造血および肝臓でのヘム蛋白生成に由来する．生成された遊離型ビリルビン（非抱合型ビリルビン）はアルブミンと結合して血液中を遊出し，肝臓でグルクロン酸抱合されて抱合型ビリルビンとなる．抱合型ビリルビンは大部分が胆汁中に排泄されるが，一部は血液中に遊出し尿中に排泄される．血中ビリルビンは試薬との反応性により直接ビリルビン（抱合型ビリルビン）と間接ビリルビン（非抱合型ビリルビン）に分類される．したがって，理論的には肝臓の障害により抱合能が低下すると間接ビリルビンが血液中に増加し，抱合されたビリルビンが胆汁中に排泄され腸管に流れていく過程が障害されると直接ビリルビンの血液中への遊出が増加する．ただし，実際の臨床の場では，どちらか一方のみが増加することは珍しく，障害の部位によっていずれかがより有意に上昇することが多い．

肝臓のビリルビン抱合や排泄の過程が特異的に異常となり黄疸をきたす体質性黄疸と称される一

群の疾患〔Crigler-Najjar（クリグラー-ナジャール）症候群，Gilbert（ジルベール）症候群，Rotor（ローター）症候群，Dubin-Johnson（デュビン-ジョンソン）症候群〕も知られている．

b）インドシアニングリーン（ICG）試験

静注すると肝細胞に取り込まれ，抱合などの代謝を受けずに胆汁中に排泄される色素である．静注後の血中での残存の度合いにより，肝臓への血流，肝細胞のICG摂取機能を知ることができ，これにより肝機能を推定する検査である．実際には体重により量を決定したICGを静注し，時間経過により採血して血液中に残っている量を測定する．慢性肝炎，アルコール肝障害，肝硬変など種々の原因による肝障害であり，特に障害の進展に伴い，停滞率が上昇する．また，特発性門脈圧亢進症や心不全など肝臓への血流が低下する病態でも停滞率が上昇する．ビリルビンが3 mg/dLを超えるような場合，ICG取込における競合が起こり高値となるため，検査結果の信頼性を欠く．また，静注量は体重1 kgあたりの循環血漿量を50 mLとみなして設定するので，高度の肥満や痩せ，腹水や浮腫を伴う症例では標準体重あたりの投与量とすべきである．肝切除などの手術前に肝機能を詳しく評価するために用いられている．

なお，ブロムスルファレイン（BSP）試験も同様にブロムスルファレイン（BSP）という色素を用いて行われてきたが，BSPによるショックの頻度が高いため，近年用いられることは少なくなっている．

c）総胆汁酸

胆汁酸は肝細胞において生成され胆汁の一部として腸管に排泄されるが，大半は腸管で再吸収され門脈系から肝臓に戻り，肝細胞に取り込まれる．このため，通常は大循環系には漏出しない．肝細胞への取り込み，胆汁としての排泄障害を起こす肝胆道系疾患全般，たとえば急性および慢性肝炎，肝硬変，体質性黄疸で血液中の量が上昇し，特に胆汁うっ滞の場合に著明である．頻用されるγ-GTやALPの上昇が胆汁うっ滞を反映しているかについて，胆汁酸の上昇の有無が判断に役立つことが多い．

d）アンモニア

アンモニアはアミノ酸の代謝産物の1つであり，有害な物質で肝臓において尿素回路により代謝される．肝臓の障害により，この代謝の働きが低下すると血液中のアンモニアは増加する．肝機能が著しく低下して肝不全となった場合，意識障害を伴う肝性脳症を発症するが，血中アンモニア高値は，この診断に有用である．

5）肝臓の線維化を示す検査

肝障害が慢性化すると，その原因のいかんにかかわらず肝臓が線維化をきたし，これが進行すると肝硬変となることは，すでに述べた．したがって線維化の程度を知ることは，慢性の肝障害の進行度を判断するために重要な検査となる．

血液中のヒアルロン酸は，主として肝臓の類洞内皮細胞により取り込まれる．この類洞内皮細胞は線維化が進行するに従い，形質転換して基底膜を形成しヒアルロン酸の取り込みが低下する．このため，肝臓の線維化に相関して血液中の濃度が上昇することを利用して肝線維化のマーカーとして用いられている．Ⅳ型コラーゲンは，この基底膜を構成する主な成分であり，肝線維化に伴って沈着量が増加する．この反映として肝線維化で血液中濃度が増加する．ヒアルロン酸，Ⅳ型コラーゲンとともに肝線維化の進行の度合い，特に肝硬変の状態か否かの判断に利用されている．

線維化によって肝臓に沈着する線維成分は主としてコラーゲンである．コラーゲンは，その前駆体プロコラーゲンを経て形成される．Ⅲ型プロコラーゲンペプチドはⅢ型プロコラーゲンがⅢ型コラーゲンとなる際に，分離生成される代謝産物である．したがって，線維成分としてのⅢ型コラーゲン産生の指標として用いられている．ヒアルロン酸，Ⅳ型コラーゲンとは異なり，検査時点でのコラーゲン，すなわち線維産生のスピードを知ることができることになる．ただし肝臓以外でのコラーゲン産生をも示すため，特異性に問題がある．例として肺線維症，膠原病，悪性腫瘍でも高値を示すことが知られている．

b. 肝障害の原因を知るための検査

わが国で頻度の高い肝疾患についてはすでに述べたが，これらの原因を知るためにも臨床検査が広く用いられている．

ウイルス肝炎の診断は血清の抗原および抗体，さらにはウイルス DNA あるいは RNA 自体の測定によって行われている．

1) A 型肝炎

急性の経過をたどる A 型肝炎は，A 型肝炎ウイルス（hepatitis A virus；HAV）に対する抗体，特に感染早期に産生される IgM 型 HA 抗体を測定することにより診断されている．

2) B 型肝炎

B 型肝炎については，ウイルスの種々の抗原と，それに対する抗体の測定により肝炎の診断，さらに病態の判断が行われている．

HBs 抗原は B 型肝炎ウイルス（hepatitis B virus；HBV）の表面（surface）を覆う蛋白である．HBs 抗原が検出された場合，B 型肝炎ウイルスに感染している状態と判断される．HBs 抗原が陰性で，HBs 抗原に対する抗体である HBs 抗体が陽性の場合は，B 型肝炎に感染して治癒した状態，あるいはワクチン接種により HBs 抗体が形成された状態と診断される．

HBe 抗原が陽性の場合は，ウイルス感染状態であって，その数が多く感染力も強いことを示している．HBe 抗原が陰性化すると，一般には肝炎は沈静化することが多いが，陰性にもかかわらず B 型肝炎ウイルスが大量に存在する場合もあり，これにより肝炎が持続して線維化が進むことが多く問題となっている．B 型肝炎ウイルスは高頻度に変異を起こすことが知られており，ある領域（プレコア領域，コアプロモーター領域）に変異をきたすと HBe 抗原の産生量は低下する．HBe 抗体は HBe 抗原に対する抗体であり，その血中における検出は一般に B 型肝炎に感染した後に HBe 抗原産生が低下した状態を示す．

B 型肝炎ウイルスの内部の芯（core）の抗原は HBc 抗原とよばれる．この抗原に対する抗体である HBc 抗体は，肝炎が持続的に起こっているキャリアで高力価に検出される．また，IgM 型 HBc 抗体によって，ウイルスキャリアにおける肝炎の増悪か初感染の急性肝炎かの診断が行われている．以上の B 型肝炎ウイルスマーカーに加えて B 型肝炎ウイルス自体である HBV DNA の測定も行われ，その量の変化により肝炎の消長が規定されることが多いことも判明している．

B 型肝炎ウイルスコア関連抗原 HBcrAg は B 型肝炎ウイルスのコア遺伝子の転写翻訳産物を測定するもので，ウイルスの増殖力を反映する．近年，B 型肝炎の治療は核酸アナログにより行われるようになり，その効果判定に HBV DNA および HBcrAg の測定は欠かせないものとなっている．さらに，すでに述べた B 型肝炎ウイルスのゲノタイプ測定も行われるようになった．

3) C 型肝炎

C 型肝炎検査は，B 型肝炎に比べるとシンプルであり，主として C 型肝炎ウイルス（hepatitis C virus；HCV）に対する抗体の HCV 抗体および HCV RNA の測定が行われている．HCV 抗体陽性は，C 型肝炎ウイルスに感染している状態ないしは感染後，治癒した状態を示す．

HCV RNA は C 型肝炎ウイルス自体を測定・定量する検査で，インターフェロン治療の選択と治療効果判定に用いられる．インターフェロン治療の効果は C 型肝炎ウイルスの遺伝子型によって異なるため HCV 遺伝子型の測定が行われている．また，C 型肝炎ウイルスのある領域（NS4 領域）も抗原性が遺伝子型により異なることを利用して対応抗体を測定することにより，遺伝子型検査に代わるものとして，HCV セロタイプないしセログループ検査も行われている．

急性の経過である E 型肝炎については，E 型肝炎ウイルス（hepatitis E virus；HEV）RNA 測定が診断に用いられている．

4) 自己免疫性肝炎

自己免疫性肝炎の診断においては，IgG 定量と抗核抗体の測定が必須である．これら臨床検査結

果と臨床症状に加えて，肝生検による組織所見を併せて診断される．原発性胆汁性肝硬変の診断にも組織所見が重要であるが，臨床検査としてIgM定量と抗ミトコンドリア抗体検出は必須である．抗ミトコンドリア抗体は原発性胆汁性肝硬変に高頻度かつ特異的に検出される自己抗体であり，対応抗原としてM1～M9の亜分画があるが，ミトコンドリア内膜蛋白に対する抗体である抗M2抗体が原発性胆汁性肝硬変により特異的であることが知られている．

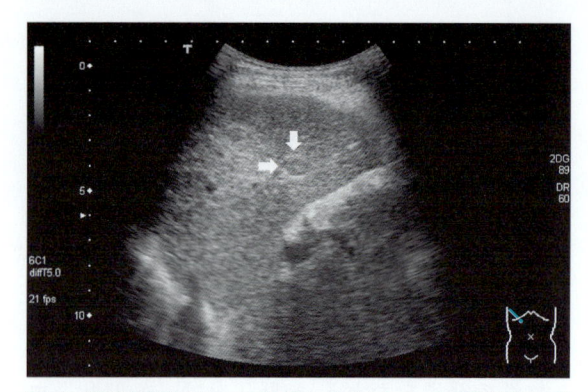

図4 腹部超音波にて肝臓に認められた腫瘤性病変（矢印）

c．肝細胞癌の臨床検査

先に述べたように肝臓の悪性腫瘍の大部分を占める肝細胞癌の臨床検査として腫瘍マーカーが頻用されている．

a) α-フェトプロテイン(AFP)

ヒト胎児血清より抽出されたグリコプロテインで，肝細胞癌症例で高値を示すことが多いことが判明して，そのマーカーとして広く用いられている．ただし，肝疾患では，肝細胞癌以外にもその発生母地である慢性肝炎や肝硬変でも高値となることに注意する．肝細胞癌以外の肝疾患における上昇は，再生現象と関連することが多い．急性肝炎の回復期や，慢性肝炎でもトランスアミナーゼが高い場合に高値を示すことは，旺盛な再生現象により説明される．肝細胞癌はB型やC型肝炎ウイルスによる慢性肝障害で，線維化が進展している症例から発生することが判明している．これらの症例のフォローアップにおいて，肝細胞癌発生を早期に診断することが重要であり，この目的でAFPは定期的に測定されることが多い．上記のように慢性肝障害でも上昇するため，変動を知ることが早期診断につながる．AFPレクチン反応性分画(AFP-L3分画)はAFPのレンズマメレクチンに対する親和性を利用して分画されたもので，AFPに比べて肝細胞癌により特異的で診断価値が高い．

b) PIVKA-Ⅱ(ビタミンK欠乏性蛋白-Ⅱ)

protein induced by vitamin K absence (or antagonist)-Ⅱの略であり，肝臓でのプロトンビン合成過程でビタミンKが欠乏すると，N末端領域のグルタミン酸がカルボキシル化されずに血中に出現し，これをPIVKA-Ⅱとよんでいる．肝細胞癌マーカーとして広く用いられる．AFPに比べて特異度は高いながら，アルコール多飲やワルファリン服用，閉塞性黄疸で上昇し，偽陽性となることに注意する．PIVKA-Ⅱ陽性の肝細胞癌は門脈浸潤を伴いやすく，予後も悪いことが知られている．

d．臨床検査以外の肝疾患の検査

肝疾患の診療に臨床検査が広く用いられていることはすでに述べたが，加えて画像検査および病理検査も重要である．

肝細胞癌の診断に腫瘍マーカーが用いられることは前述のとおりである．肝細胞癌は，多くの場合，B型やC型慢性肝炎があって，障害が進行して線維化の進んだ状態から高頻度に発生する．たとえばC型肝炎によって肝硬変となった肝臓からは年率7～8％で肝細胞癌が発生する．この事実は，肝細胞癌の拾い上げ診断には，高頻度に発生する群を設定することができる，すなわちスクリーニング対象の囲い込みが可能であるということを意味する．実際にC型肝硬変症例の日常診療では，定期的な腫瘍マーカーの測定と画像検査としての超音波検査が行われ，これに異常が見つかった場合(図4)，さらにCTないしMRIにて肝細胞癌のチェックが行われる(図5)．肝細胞癌の診断には，消化管悪性腫瘍と異なり組織診断では

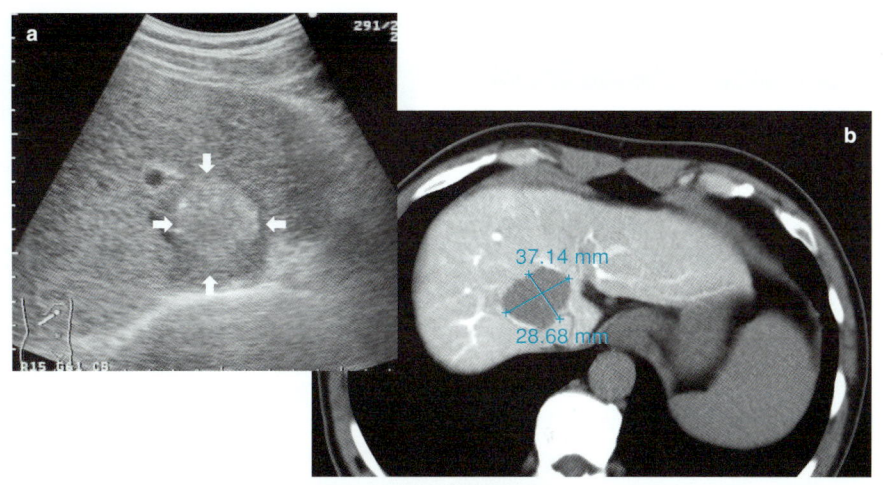

図5 超音波(a)およびCT(b)による肝細胞癌の診断

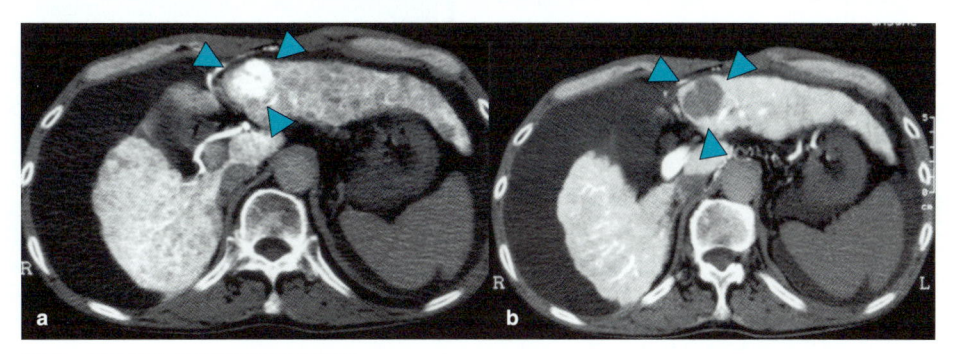

図6 CTによる肝細胞癌の診断
動脈相(a)にて造影剤で濃く染まり(矢頭),門脈相(b)にて造影剤が抜ける(矢頭)ことにより肝細胞癌と診断される.

なく,特徴的な病変への血液(動脈血,門脈血)の流入を検出することによって行われることが多い.すなわち,CTないしMRIで最終的に診断されることが日常的である(図6).肝疾患における画像検査の有用性は,ほかに線維化の進行に伴う肝臓の形態学的変化,すなわち,表面や辺縁の性状の変化を検知できることがあげられる.また,劇症肝炎では,肝臓が萎縮すると,より予後が悪いことが予想され,大きさの把握のために画像検査が用いられる.

肝臓の線維化診断のゴールドスタンダードは,古くから生検による組織所見とされてきた.しかしながら,生検には出血などのリスクを伴い,一部の組織によって全体を判断せざるをえない点,

また,組織所見を判断する検査担当者による診断の違いといった問題がある.このため肝線維化マーカーが用いられていることは述べた.最近は,これに加えて超音波検査により肝臓の硬さを測定し,線維化を診断しようとする試みが成されている.画像検査の新たな応用として注目される.

肝臓の病理検査は,線維化の診断のほかに,自己免疫性肝炎や原発性胆汁性肝硬変の診断に必須なものとして用いられている.また,比較的頻度の低い肝障害として,肝結核,肝サルコイドーシスなどの診断にも重要である.

B 胆道疾患の検査

1. 胆道の構造と働き

　肝疾患の項で述べたように，肝臓内には胆管が存在する．胆管は肝臓内で樹木の枝のように合流して，最終的に左右の肝内胆管から1本の総胆管となる．総胆管は肝臓から出て，膵頭部で膵臓内に入り，膵管と合流して十二指腸へとつながる．胆管内は，肝細胞で生成された胆汁が流れる．また，肝臓を出てすぐの総胆管の「横腹」に囊状の胆囊が存在する．胆囊は胆汁を溜めており，食後などに収縮することによって，一度に多くの胆汁を十二指腸に分泌する働きを有する．十二指腸に分泌される胆汁は，脂肪分の消化吸収に重要な役割を果たす（図1：→ p. 43）．

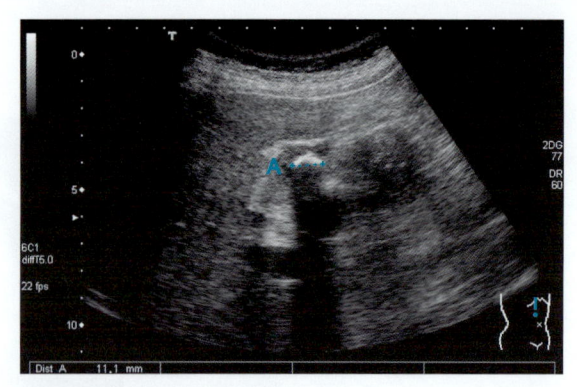

図7　胆囊結石の超音波像
胆石を示す 11.1 mm の strong echo（＋…＋）とその後方の音響陰影が認められる．

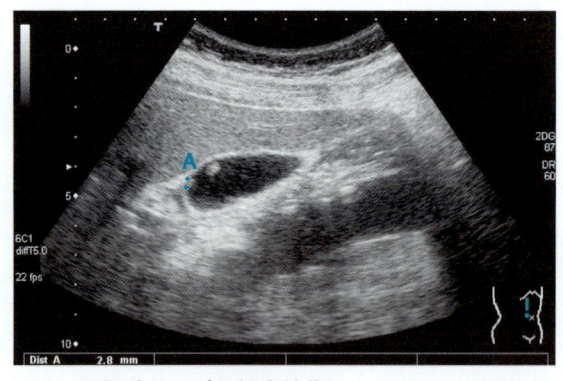

図8　胆囊ポリープの超音波像
音響陰影を伴わない胆石に比して淡い腫瘤像が認められる．2つあるポリープのうち，より体表面から遠いものは 2.8 mm の大きさである．

2. 胆道疾患の概説

　胆道疾患で最も頻度が高いのは胆石症である（図7）．石の成分によりコレステロール胆石，ビリルビンカルシウム胆石などに分類される．コレステロール胆石はわが国の胆石症の70％以上を占め，胆汁中のコレステロールの割合が胆汁酸，レシチンに比較して多くなると析出して形成される．食事摂取されるコレステロールの増加が一因と推定されている．ビリルビンカルシウム胆石は胆道感染と関連するとされる．胆石症は，石の存在部位により胆囊結石症と胆管結石症に分類される．胆石症の多くは無症状であり，石の存在のみで痛みを発症するわけではない．石が原因となって，何らかの炎症を伴うと痛み，発熱を伴い，胆汁がうっ滞することにより黄疸が生じる．頻繁に症状を有する症例は治療対象となる．胆管結石は症状が軽微であっても，胆汁うっ滞を引き起こし，炎症が強度となる可能性が高いため，治療を勧める．治療としては，古くから外科的開腹手術が行われてきたが，最近は，より侵襲の低い腹腔鏡下胆囊摘出術が広く行われるようになった．胆管結石に対しては，内視鏡的に胆石を除去する方法も採用される．また，胆汁酸を服用することにより胆石を溶解する治療も試みられる．

　胆囊炎，胆管炎は胆道の炎症疾患であるが，多くは胆石が原因となる．細菌感染を合併して，特に胆管炎の場合，菌血症を発症しショックから致死的となることがあり注意を要する．先天性異常としては総胆管拡張症，膵管胆管合流異常，胆道閉鎖症があげられる．前二者は合併することも多く，胆道系の悪性腫瘍が好発することが知られており問題となる．

　原発性硬化性胆管炎は，原因不明の胆管線維性狭窄をきたす疾患であり，特に欧米で多い．胆汁うっ滞が原因となって進行性に肝硬変となり，胆管癌の合併も多い．自己免疫機序が原因として推

定され，ステロイドや免疫抑制剤，胆汁排泄促進剤が試みられるが，明確に効果があるものはなく，進行例には肝移植が行われている．

胆道系の良性腫瘍としては，胆囊コレステロールポリープ（図8），胆囊腺筋腫症，胆囊腺腫がある．胆囊腺筋腫症は，胆囊粘膜上皮と筋線維が過形成する病変でびまん型，分節型，限局型に分類される．悪性腫瘍としては胆囊癌，胆管癌があげられる．主に腺癌であり，胆囊壁，胆管壁が薄いことも一因であるが，周囲の組織に転移しやすく治療の難しい癌である．

3. 胆道疾患の検査

a. 血液検査

胆道疾患の代表的な徴候である胆汁うっ滞は，今まで述べた ALP，γ-GT，LAP といった酵素やビリルビン，総胆汁酸の上昇で診断される．炎症が加わる場合は，白血球数，CRP 検査で感知される．胆囊癌，胆管癌の腫瘍マーカーとしては，肝細胞癌の AFP や PIVKA-II に比して特異度は低いものの，CEA や CA19-9 が利用されている．

b. 画像検査

胆汁うっ滞の原因が，石や腫瘍による閉塞の場合，その部位診断には臨床検査は限界がある．このような場合は，画像検査が有効性を発揮する．腹部超音波検査では，肝内胆管や総胆管に拡張が認められると，拡張部位の「下流」，十二指腸寄りに機械的閉塞機転の存在が疑われる．胆囊も一緒に拡張している場合は，胆囊の存在部位よりも「下流」，十二指腸寄りに閉塞があることが推定される．腹部超音波検査では必ずしも閉塞部位が明らかとなるわけではなく，臨床検査および超音波検査で胆道の機械的閉塞が疑われる場合は，さらに CT，MRI や内視鏡関連検査で診断を進めることとなる．CT では拡張した胆道系と，その原因の結石や腫瘍が描出され得る．特に結石については，他の画像検査に比べて診断能が高い（図9）．MRI では胆管や膵管（後述）の情報が詳細に得られる MRCP（magnetic resonance cholangiopancrea-

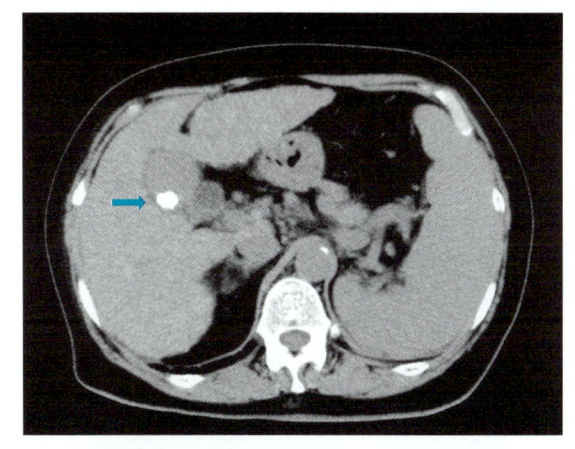

図9 胆囊結石（矢印）の CT 像

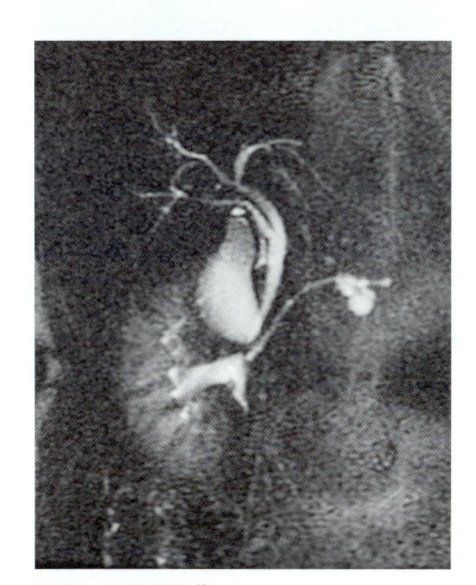

図10 MRCP 像

tography）が開発された．これは，MRI 検査で，液体である胆汁および膵液を強調して抽出し画像としたもので，造影剤も不必要であり，後述する内視鏡関連検査に比して侵襲は極めて少ないため，最近，広く用いられている（図10）．胆管中の小さな閉塞部位も明らかになることが多い．

c. 内視鏡関連検査

内視鏡関連検査としては，ERCP（endoscopic retrograde cholangiopancreatography）が用いられてきた．本法は内視鏡を胆管の十二指腸開口部

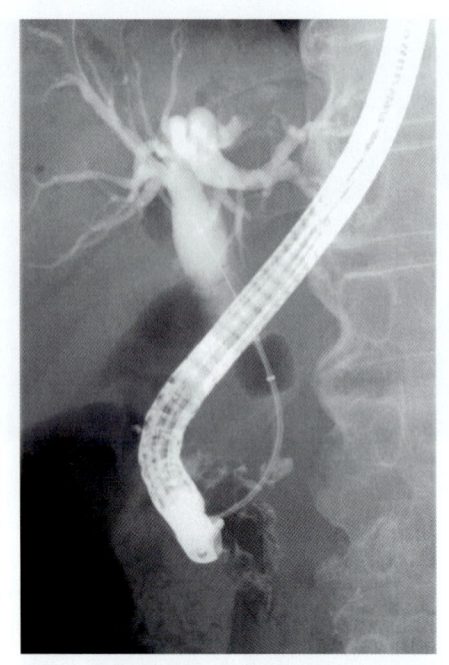

図 11　総胆管閉塞の ERCP 像
拡張した総胆管が認められる．

であるファーター乳頭部まで誘導し，胆管ないし膵管に造影剤を注入して，それぞれの管の状況を知る検査である（図11）．内視鏡操作を伴い，また，造影剤を注入するため，侵襲があり，入院のうえで行われている．MRCPに比べて，胆汁や膵液を採取でき，これにより細胞診も可能となる．また，特殊なバルーンやカテーテルを用いて，胆管内の結石を回収することもできる．ほかに内視鏡関連検査としては，超音波検査を組み合わせた超音波内視鏡も行われる．これは，内視鏡の先に超音波プローブがセットされたもので，体外超音波検査に比べて飛躍的に精度が高く，胆管などの胆道系の情報を得ることができる．ほかには，胆道閉塞などにおいて，体外より肝臓を介して胆道を造影し，治療手技として溜まった胆汁の排泄を行うPTCD（percutaneous transhepatic cholangio-drainage）も行われる．

　以上のように，臨床検査と画像検査を併せて胆道疾患の診断が行われている．

C　膵疾患の検査

1．膵の構造と働き

　膵臓は腹部臓器のなかでも，最も体表からは深い場所で胃の奥に位置し，十二指腸下行部から脾門部にかけて横長の形態をとる（図1：→p.43）．十二指腸近くから膵頭部，膵体部，膵尾部，さらに膵頭部の足側への突起を鉤状突起ないし膵鉤部と称する．消化に重要な膵液を生成，分泌する腺組織からなり，インスリンなどのホルモンの生成，分泌に重要なランゲルハンス島が散在する．腺組織の腺房細胞で生成された膵液は細い膵管に流入し，これら膵管は木の枝のように集まって主膵管を形成する．さらに，膵液の流れる主膵管は膵頭部で総胆管と合流し，十二指腸ファーター乳頭部に開口する（外分泌機能）．一方，ランゲルハンス島は，グルカゴン，インスリン，ソマトスタチンなどのホルモンを分泌する内分泌機能を有する．

2．膵疾患の概説

　膵疾患としては急性および慢性の炎症性疾患である膵炎，悪性腫瘍である膵癌に加え，比較的まれな内分泌腫瘍があげられる．

a．急性膵炎

　急な腹痛で発症することの多い急性膵炎は重症例では致死的となるため，早期の診断および治療が必要である．膵管の閉塞，十二指腸液の逆流などが成因として推定されており，胆石やアルコール多飲が原因となる．これらの原因により，膵組織内で膵液成分でもあるトリプシノゲンが活性化され，これが引き金となって，エラスターゼ，ホスホリパーゼ，トリプシンなどの消化酵素が活性化されて，膵自体が自己消化されるに至る．自己消化は周囲の組織に及ぶこともある．病理組織学的には急性浮腫性（間質性）膵炎と急性出血性壊死性膵炎に分けられている．重症化例は周囲組織のみならず，全身臓器に影響が及ぶ場合に多くみら

れるため，診断確定の後，早期に絶飲食，鎮痛，消化酵素活性の抑制，感染防止，外科的ドレナージといった対応をとるべきである．

b. 慢性膵炎

慢性膵炎は膵臓の炎症が持続する病態で，臨床的に膵炎の状態が6か月以上継続しているものとされる．最も多い原因はアルコールである．病理学的には慢性炎症の結果としての線維化が顕著となり，膵管拡張，膵石や膵石灰化，囊胞形成（仮性囊胞）が認められる．臨床症状としては腹痛，特に頑固なものが特徴であり，悪心，体重減少などもみられる．症状が強い時期には絶食での対応が必要となり，膵管ドレナージによる膵管内圧減少や，膵石除去が試みられる．

c. 膵癌

膵癌は膵外分泌腺組織由来で，いまだ早期診断が難しく，たとえ手術が行われても予後が悪く，極めて治療の難しいことで問題となっている．症状として特異的なものが少ないこと，膵臓が腹部臓器のなかで最も奥に位置するため，画像診断の精度も高くないことなどが早期診断を難しくしている原因である．浸潤傾向が強く，発見された時点で周囲組織，特に大きな血管に広がっていることが多いが，この点がクリアされて手術療法がとられても成績は悪いのが現状である．近年，抗癌剤が多く開発され，化学療法による予後改善の兆しは見えてきている．

3. 膵疾患の検査

膵疾患のなかで膵炎は，膵臓で特異的に生成され分泌される酵素が膵組織障害により血中に逸脱することが多く，これを検知して診断が行われている．膵癌については，腫瘍マーカー検査とともに，やはり画像診断が重要な役割を果たしている．

a) アミラーゼ

膵臓のほかに唾液腺においても産生され，その障害により血中に遊出する（主として逆流）．アイソザイムとして膵型（P型）と唾液腺型（S型）が知られている．急性膵炎，慢性膵炎急性増悪，膵癌・膵囊胞に随伴する膵炎でアミラーゼ遊出が増加すると血中での活性が上昇する．またアミラーゼは腎臓から排泄されるため，腎機能低下で血中活性が上昇することにも注意する．

一方，慢性膵炎で特に進行したもの，膵癌，膵切除後などでは膵機能低下によりアミラーゼ産生が低下して血中への遊出も減少し，血中活性は低値となることも多い．したがって，膵病変を疑った場合，アミラーゼ高値であれば，膵組織が破壊され活発にアミラーゼが遊出する病態の存在，すなわち，急性膵炎や慢性膵炎急性増悪を強く疑う．一方，アミラーゼが基準範囲あるいは低値であっても，膵炎や膵癌のような膵病変は決して否定できないことに注意する．また，特殊な例として，免疫グロブリンがアミラーゼに結合してマクロアミラーゼが形成されると，腎からの排泄が低下して高アミラーゼ血症となる．アイソザイム解析では同定は難しく免疫向流法で解析する．

b) リパーゼ

リパーゼも膵臓で産生されて膵液中に分泌される酵素である．アミラーゼと同様，急性膵炎，慢性膵炎急性増悪期などで，膵実質細胞の障害による血中への遊出，膵管の障害による膵液うっ滞による逆流により高値となる．一方，膵臓での産生低下や，膵液への分泌障害をきたす病態として進行した慢性膵炎，膵摘出後などに低値となる．膵臓の障害の指標として，アミラーゼに比べて臓器特異性は高い．

c) エラスターゼ

アミラーゼと同じく膵臓で生成されて膵液中に分泌される．急性膵炎などの膵実質細胞障害で血中に遊出し，膵管障害では膵液通過障害による逆流により血中で高値となる．また，アミラーゼやリパーゼに比べて，膵癌で高値となることが多いとされる．

d) CA19-9

膵癌のマーカーとして用いられるが，大腸癌細胞株を抗原として作製したモノクローナル抗体が認識する抗原である．この測定に利用される抗体の対応抗原は血液型抗原 Lewis A にシアル酸が

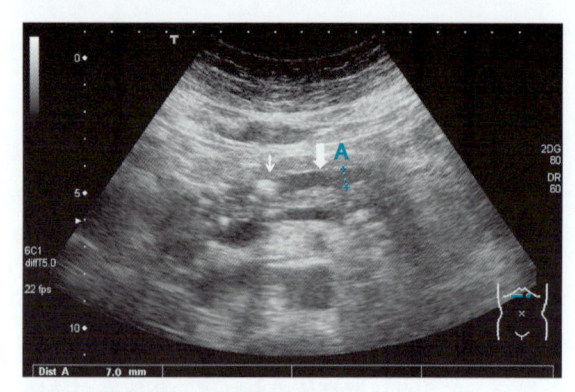

図12　慢性膵炎の腹部超音波像
拡張した主膵管(⇩)に結石(↓)が認められる.

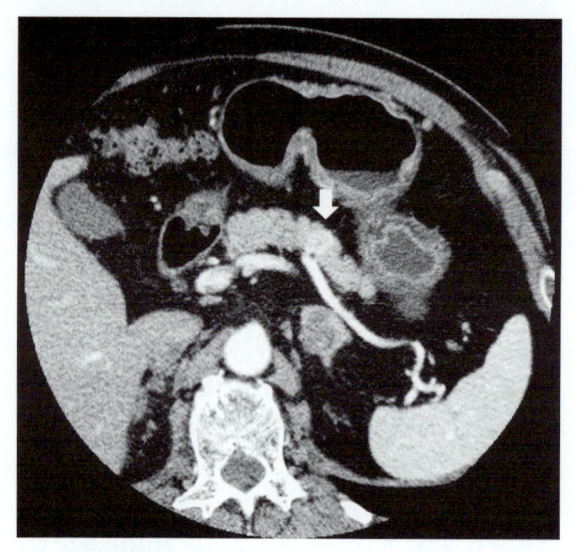

図13　膵腫瘤のCT像
膵体尾部に造影剤で染まる腫瘤(矢印)が認められる.

結合したものであり，血液型Lewis(ルイス)抗原陰性者は低値となることに注意する．膵癌以外にも，消化器系の腺癌，特に胆道癌，大腸癌，胃癌でも陽性となる．また，急性・慢性膵炎や胆管炎でも高値となることがあるが，悪性疾患に比して値は低いことが多く，経過観察により上昇傾向が認められなければ，これら良性疾患による高値である可能性が高くなる．胆道閉塞疾患でも高値となる．さらに，ある種の胃薬で高値となることも知られている．

ほかに膵癌マーカーとしてDU-PAN-2, Span-1, CA-50が利用されている．

[画像および内視鏡検査]

膵疾患の診療には臨床検査とともに，画像検査および内視鏡検査が頻繁に用いられている．膵臓の全貌をとらえるには超音波検査では難しく，CTやMRIが用いられる．しかしながら，超音波検査はスクリーニング検査として有用であり，膵頭部や膵体部の病変は膵尾部のものに比べて検出される可能性は高く，また，主膵管の情報も，かなりの確度で得られる．たとえば慢性膵炎の所見として，膵管拡張や不整像である(図12)．すなわち，超音波検査で異常なしとされても，必ずしも膵疾患の否定はできないが，逆に所見の拾い上げは何らかの確率で可能ということがいえる．膵癌などの腫瘍性病変の診断にはCTやMRIが必須である(図13)．膵管の精査には，胆道疾患の項で述べたMRCPおよびERCPが威力を発揮する．膵臓の腫瘍性病変の病理学的診断のため，超音波内視鏡を用いて，胃の壁を通しての腫瘍生検も行われている．

参考文献
1) 病態生理できった消化器疾患．医学教育出版社，2008
　※わかりやすく肝胆膵疾患の成り立ちを記述している
2) 内科学．朝倉書店，2007

第6章 感染症の検査

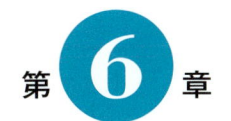

学習のポイント

❶ 感染のメカニズムを理解する．感染源・感染経路・宿主の関係が重要であり，感染の防止には，この3つの因子のいずれかをコントロールする必要がある．

❷ 感染と発症の違いを理解する．ある患者を検査して病原体の存在が証明されても，必ずしも感染症を発症しているとは限らない．感染症を発症していない場合には治療の対象とならない場合が多い．感染と発症の区別は必ずしも明確にできるわけではないが，その違いを理解しておくことが大切である．

❸ 宿主のもつ生体防御機構を理解する．感染症の検査は，病原体自体の検査のみならず，病原体に対して生体が反応して生じた変化を評価する検査が多く，その臨床的意義が大きい．生体が微生物から自分を守るためにどのような防御機構をもち，それを検査学的にどのように評価できるのかを理解する．

❹ 細菌，真菌，リケッチア，クラミジア，ウイルスなど各々の病原体の特性を理解する．これらの病原体の特性を理解することで病原体に関連した検査の意義の理解を深めることができる．

❺ 感染症の検査が臨床的にどのように利用されているのかを理解する．感染症の検査には，病原体の存在を推定もしくは証明するための検査と生体が病原体の感染に対して反応した結果を評価する検査がある．おのおのの検査の目的と特徴，要する時間や必要機器も含めて学習していくことで，日常的に繁用される検査として誰もが習得すべき検査であるのか，緊急検査に対応できる検査であるのか，特殊な器材や設備あるいは特殊技能をもつ人材を必要とする検査であるのかなどを知る．

❻ 各種検査の問題点と解釈の限界を理解する．同じ項目の検査であっても，検査手法，判定基準，解釈が異なる場合がある．検査上の判定が必ずしも生体内で起こる反応を反映するとはいえない場合もある．さまざまな検査の限界を知ることで，検査の適切な解釈と，今後の改善すべき問題点を理解する．

❼ 現代医療の特徴を理解する．医療の発達に伴い，免疫力の低下したいわゆる compromised host とよばれる患者や人工関節などの大きな異物を体内に入れた患者が増加している．これらの患者の感染予防・治療は現代医療の感染症診療の課題の1つである．

❽ 感染症診療に検査技師が担う役割を理解する．検査室は診療側に検査データを報告するばかりでなく，医師や看護師などほかの医療職に対して，検査医学的な専門的立場から，検査手技や検体採取方法などを指導する役割を担っている．施設における検査精度を高め，また，専門家として感染制御などのチーム医療にどのように貢献できるのか常に意識をもつ必要がある．

❾ 職業感染について理解する．臨床検査技師は職業上さまざまな感染症の検体を取り扱う．自分を職業上の感染から守るために，正しい予防の知識を得る必要がある．

本章を理解するためのキーワード

❶ ヒト急性期蛋白（急性期反応物質）
感染や外傷などによって組織障害が起こると，反応性に数日以内に産生される蛋白．CRP，α_1アンチトリプシン，セルロプラスミン，ハプトグロビン，フィブリノーゲンなどが含まれる．

❷ エンドトキシン
グラム陰性菌の細胞壁外膜の一成分（lipopolysaccharide；LPS）である．生物活性が強く，ショックなどの全身反応を引き起こす．

❸ ペア血清
感染によってIgG抗体が上昇するが，十分な上昇には数週間を要する．したがって，感染急性期と回復期の一組の血清中の抗体価を比較することで，抗体が対応する病原体による感染であったのかの推定が可能となる．また，ワクチンの効果判定にも用いられる．

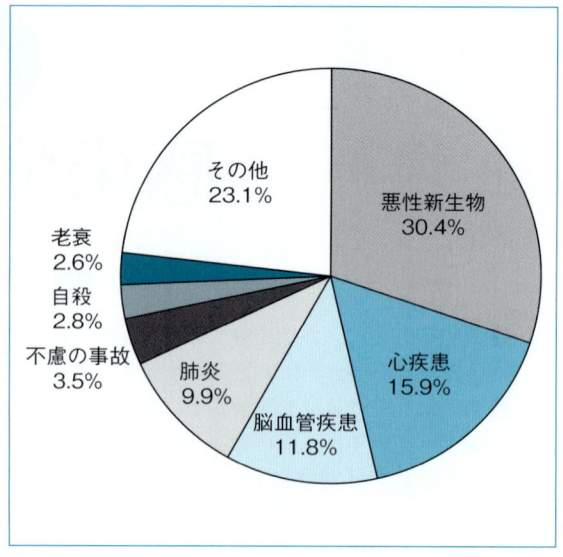

図1 主な死因別死亡数の割合
〔厚生労働省 平成18年 人口動態統計月報年計（概数）の概況より〕
http://www.mhlw.go.jp/toukei/saikin/hw/jinkou/geppo/nengai06/kekka3.html

A 感染症の概要

50年程前には感染症は死因として圧倒的位置を占めていた．その後，保健衛生と医療の進歩に伴って統計上の感染症による死亡は激減した．しかし，抗菌薬の効かない多剤耐性菌の出現，結核，コレラなど，いったんはなりを潜めたものの再び出現や増加がみられる再興感染症（re-emerging infectious disease）や，エイズやプリオン病など，それまでは知られていなかった病原体による新興感染症（emerging infectious disease）の出現が相次いでいる．現在も感染症は人の健康と生命を脅かす主要疾患であることに変わりはない．平成18年の統計上の死因分析からみると上位から順に悪性新生物が30.4％，心疾患15.9％，脳血管障害11.8％，肺炎9.9％となっている（図1）．しかし，重篤化した疾患に合併し，その予後を左右する最も大きな要因は感染症であり，高齢者では肺炎自体による死亡も増加する．

近年の感染症および感染症診療においては，①高度医療と高齢化がもたらすcompromised hostの増加，②抗菌薬の効きにくい細菌の出現，③医療関連感染対策の重要性の増大，④国際化に伴う輸入感染症の増加，⑤グローバル化に伴う新型の伝染性疾患発生の際の急速な世界への拡散，などが特徴としてあげられる．①②③は医療現場において，④⑤は社会全体における感染症の発生や拡散を抑える感染制御という考え方が重要性になる．従来の感染症の診断・治療に加えて感染制御という新しい分野が発展を遂げてくるとともに，感染症関連の検査の利用方法や病院細菌検査部業務にも新たな側面が生じている．さらに，検査業務では感染症をもつ患者に接することが多く，その血液や体液，組織，細菌検査検体など感染性を有する検体を取り扱うことも多い．実際，医療従事者の結核やB型肝炎などの感染症の罹患率は一般人に比して高いことが知られている（表1，2）．患者を感染から守ると同時に医療従事者を職業上の感染の危険から守ることが重要であり，医療従事者は感染症の感染経路や感染のメカニズムと予防法を熟知しておく必要がある．

臨床検査は感染症の予防・診断・治療のすべてに関与し，①感染があるかどうかのスクリーニング検査，②感染に対する生体の反応性または防御

表1 医療従事者（病理関係者）における肺結核症の頻度

母集団	肺結核の頻度（対10万人/年）
病理医	683.9
病理医（女性）	2136.8
病理技師	592.4
病理技師（解剖助手を行う）	823.8
病理技師（解剖助手を行わない）	125.1
病理医と病理技師を除く病理職員	76.7
衛生学・公衆衛生学	55.3
衛生学・公衆衛生学（医師＋技師）	94.2
JR職員	30
NTT職員	30
日本人（1982）	53.9
イギリス人（1982）	15
イギリス人病理医（1053～1955）	547
イギリス人病理解剖関係者（1971）	401.8

(Sugita M, et al: Acta Pathol Jpn 40：116-127, 1990)

表2 検査室における部門別の結核，B型肝炎発生状況

勤務検査部門	結核(77件)	B型肝炎(59件)
病理検査	52%	12%
細菌検査	32%	2%
生理機能検査	6%	2%
生化学検査	4%	56%
血液検査	1%	19%
その他	4%	9%

(升田隆雄，五十川豊治：臨床検査におけるバイオハザード. 感染症学雑誌65：209-214, 1991)

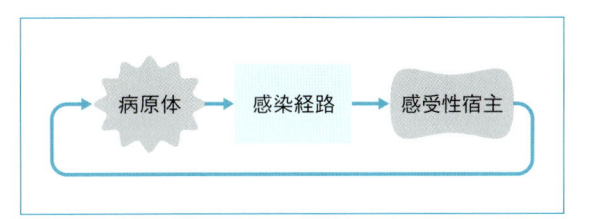

図2 感染成立・伝搬の輪

機能をみる検査，③感染部位を決定するための検査，④原因微生物を特定するための検査，⑤原因微生物に対する薬剤感受性検査，および⑥治療効果判定のための検査に大別できる．

本章では，感染症の検査を扱うが，一般的事項として，1)感染成立の概要，2)細菌，真菌，リケッチア，クラミジア，ウイルスなど各々の病原体，3)生体防御機構に触れた後に，感染症の検査について記載する．詳細な臨床微生物学，免疫学的内容については，本シリーズの別巻を参照のこと．

1. 病原体・感染経路・宿主

a. 感染症成立の3条件

感染症の成立には3つの条件が必要である．すなわち，病原体もしくは病原体を排出する感染源，病原体が伝搬する感染経路，そして感染を受ける宿主（感受性宿主）の存在である（図2）．伝染性疾患の拡散にはこの循環の輪をどこかで断ち切らねばならない．すなわち病原体に対しては薬剤による増殖の抑制や感染の防止，感染経路には経路の遮断，感受性宿主には防御能の強化や病原体への曝露予防対策を行うことによって感染を防止できることになる．病原体の存在の確認，病原体の確定，生物学的性状が判明することで感染症の治療方針や感染経路別予防策が有効に行える．また，宿主の感受性の評価にも検査が欠かせない．すなわち，感染症検査は治療のみならず予防にも不可欠である．

b. 病原体

原虫，真菌，細菌とウイルスがある．原虫，真菌は核膜とミトコンドリアを有する真核生物であり，細菌はそれらがない原核動物である．蛋白であるプリオン，1本鎖RNAからなるウイロイドはともに無生物であるが，感染性を有する．細菌には特殊なものとして，マイコプラズマ，クラミジア，リケッチアがある．マイコプラズマはペプチドグリカンがなく，細胞壁をもたない．したがって作用機序が細胞壁合成阻害であるペニシリンなどの抗菌薬は無効である．クラミジア，リケッチアは生きた細胞内でしか増殖できず（偏性細胞内寄生菌），人工培地では発育しない．リケッチアはダニなどの節足動物の媒介により感染する特徴がある．細菌はグラム染色で陽性と陰性に，形態から球菌と桿菌，発育条件から好気性と嫌気性に大

表3 細菌分類の概略

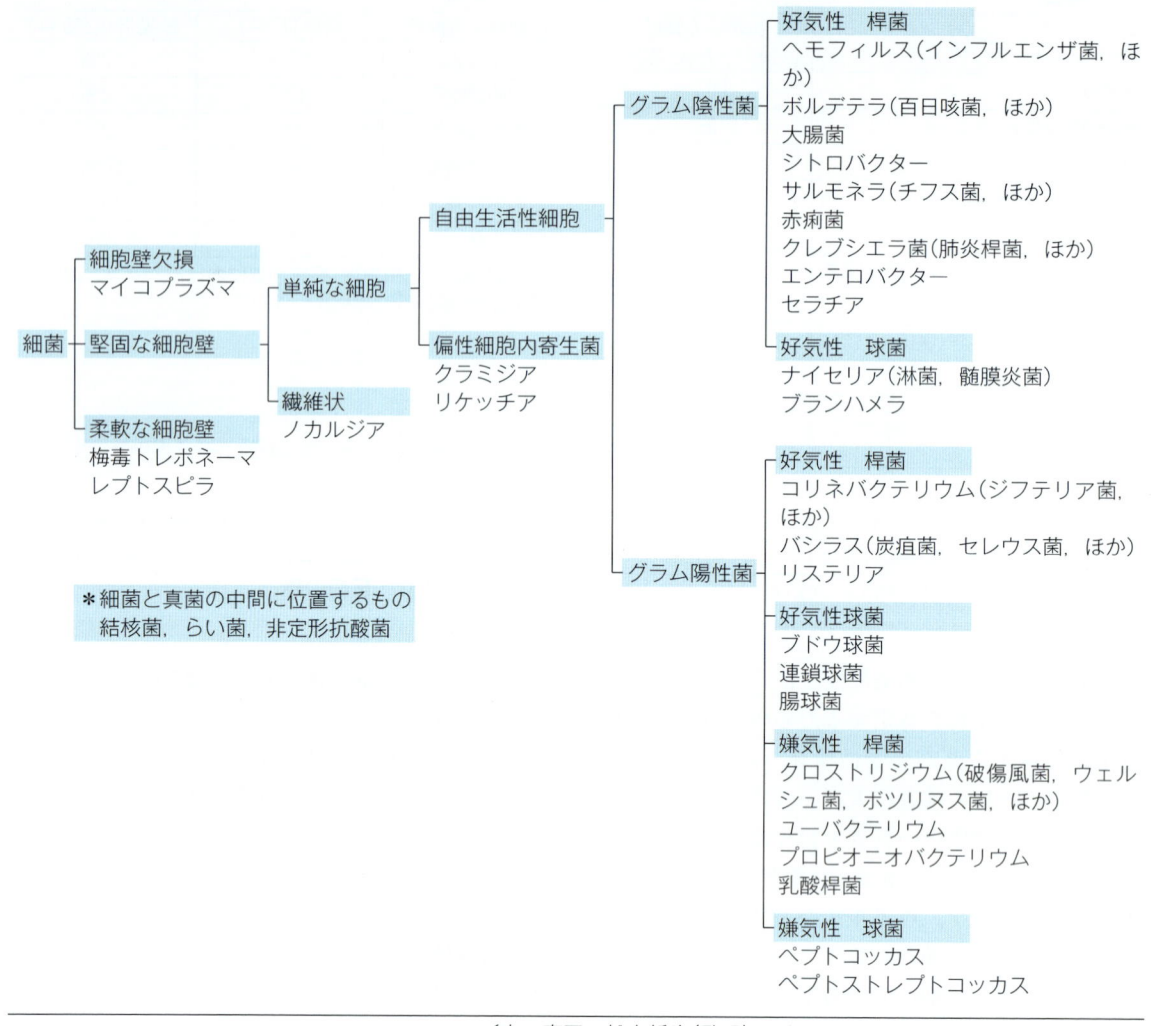

```
細菌 ─┬─ 細胞壁欠損
      │    マイコプラズマ
      │
      ├─ 堅固な細胞壁 ─┬─ 単純な細胞 ─┬─ 自由生活性細胞 ─┬─ グラム陰性菌 ─┬─ 好気性　桿菌
      │                │              │                    │                │    ヘモフィルス(インフルエンザ菌, ほか)
      │                │              │                    │                │    ボルデテラ(百日咳菌, ほか)
      │                │              │                    │                │    大腸菌
      │                │              │                    │                │    シトロバクター
      │                │              │                    │                │    サルモネラ(チフス菌, ほか)
      │                │              │                    │                │    赤痢菌
      │                │              │                    │                │    クレブシエラ菌(肺炎桿菌, ほか)
      │                │              │                    │                │    エンテロバクター
      │                │              │                    │                │    セラチア
      │                │              │                    │                └─ 好気性　球菌
      │                │              │                    │                     ナイセリア(淋菌, 髄膜炎菌)
      │                │              │                    │                     ブランハメラ
      │                │              └─ 偏性細胞内寄生菌  │
      │                │                   クラミジア       └─ グラム陽性菌 ─┬─ 好気性　桿菌
      │                │                   リケッチア                          │    コリネバクテリウム(ジフテリア菌, ほか)
      │                │                                                       │    バシラス(炭疽菌, セレウス菌, ほか)
      │                └─ 繊維状                                                │    リステリア
      │                     ノカルジア                                          ├─ 好気性球菌
      │                                                                         │    ブドウ球菌
      └─ 柔軟な細胞壁                                                            │    連鎖球菌
           梅毒トレポネーマ                                                      │    腸球菌
           レプトスピラ                                                          ├─ 嫌気性　桿菌
                                                                                 │    クロストリジウム(破傷風菌, ウェルシュ菌, ボツリヌス菌, ほか)
      *細菌と真菌の中間に位置するもの                                             │    ユーバクテリウム
        結核菌, らい菌, 非定形抗酸菌                                              │    プロピオニバクテリウム
                                                                                 │    乳酸桿菌
                                                                                 └─ 嫌気性　球菌
                                                                                      ペプトコッカス
                                                                                      ペプトストレプトコッカス
```

〔山口恵三, 松本哲也(監訳)：イラストレイテッド微生物学より改変〕

まかに分けられる(表3).
　ウイルスは核酸の種類から DNA ウイルスと RNA ウイルスに分けられ, また, 構造からエンベロープの有無によっても分けることができる. エンベロープには脂質が含まれているため, エンベロープを有するウイルスはアルコールで失活する. 一方, エンベロープのないノロウイルスやアデノウイルスはアルコールで失活しない(表4). 通常のアルコール性の速乾性手指消毒剤では感染性が失われないため, 病院や老人保健施設, 保育園などでのノロウイルスの伝搬を防ぐには水と石鹸による手洗いが重要になる. また, ウイルス伝搬防止にはその侵入門戸も考慮する必要がある(表5).

c. 感染経路

　感染経路には, 空気感染(飛沫核感染), 飛沫感染, 接触感染に大別される. 空気感染の代表的疾患は結核や麻疹, 水痘である. 空気中に浮遊する飛沫核を吸入することで伝搬が起こりうる. 飛沫感染はくしゃみや咳, 会話などで発生する飛沫を介して感染するもので, 通常は感染源の患者と

A. 感染症の概要

表4 代表的なウイルスの構造とゲノム別分類

ゲノム	エンベロープなし		エンベロープあり	
DNA	アデノ，パポバ，B19，パピローマ		ヘルペス，HBV	
RNA	ノロ ポリオ エコー HAV HEV ライノ アストロ	ロタ コクサッキー エンテロ サポ	インフルエンザ SARS RS ムンプス ラッサ デング 風疹	HIV 麻疹 HCV エボラ 黄熱 日本脳炎

〔山西弘一（監修）：標準微生物学　第9版．医学書院，2005〕

表5 ウイルスの侵入門戸

	疾患のタイプ	ウイルス
消化管から侵入するウイルス	消化管粘膜の局所感染	ロタ
		アデノ
		ノロ
		サポ
		アストロ
	全身感染	ポリオ
		エンテロ
		HAV
		アデノ
		HEV
呼吸器から侵入するウイルス	呼吸器粘膜の局所感染	ライノ
		アデノ
		ヒトコロナ
		RS
		インフルエンザ
	全身感染	ムンプス
		麻疹
		風疹
		水痘・帯状疱疹
		ハンタ
		ラッサ
		天然痘

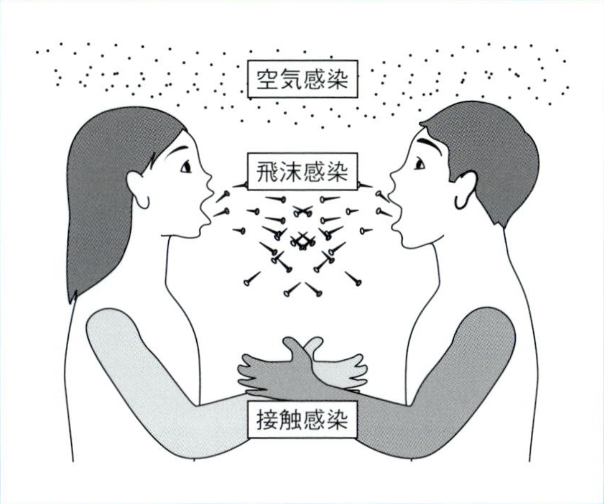

図3 感染経路模式図

表6 医療施設関連感染において注意すべき疾患と感染経路

感染経路	疾患（病原体）の例	対応の例
空気感染（飛沫核感染）	結核菌，麻疹ウイルス，水痘ウイルス	N95マスク，患者の陰圧室や独立換気個室への収容
飛沫感染	インフルエンザウイルス，風疹ウイルス，流行性耳下腺炎ウイルス	マスク，手指衛生
接触感染	MRSAやMDRPなどの多剤耐性菌，ノロウイルスなど	手洗い，手指衛生
血液や体液の針刺しや粘膜曝露による感染	B型肝炎ウイルス，C型肝炎ウイルス，HIV（ヒト後天性免疫不全症候群），HTLV-1（成人T細胞白血病）	安全器材の使用，マスクやゴーグルによる粘膜曝露防止

1〜2m以内の至近距離で感染する（**図3**）．接触感染は病原体で汚染された患者や物に触れることで病原体が伝搬する（**表6**）．飛沫感染で伝搬するとされる病原体であっても飛沫によって汚染された手や環境を通して接触感染によって伝搬することに注意すべきである（**表7**）．

表7 ウイルスの環境中生存期間

ウイルス	場所	生存時間（最大）
麻疹	空気中，環境表面	2時間
RS	環境表面	6時間
アデノ	衣類，紙	10日
	金属・プラスチック	49日
インフル	衣類，紙	12時間
	金属・プラスチック	2日
HBV	乾燥血液中	7日

侵入門戸に着目した場合には経口感染，経気道感染，血液媒介感染，性行為感染という分け方もできる（表8）．また，母子間の垂直感染，媒介動物による感染も経路として重要である．

d. 宿主

病原体の感染を受ける側の生体を指す．感染の成立には，宿主にその病原体に感受性があることが必要である．感受性を有するとは，宿主がその病原体に対しての防御能が不十分な状態を指す．防御能は年齢，性別，基礎疾患の有無，アルコール多飲，免疫系に影響する薬剤の使用，生活習慣など，さまざまな要因の影響を受ける．さらに，宿主が病原体に曝露される強さや頻度は，宿主の職業や暮らしている生活環境などに影響される．

2. 感染と発症

外界の微生物（細菌，真菌）が生体（宿主，ヒト）の皮膚や粘膜面に単に付着した状態は汚染（contamination），汚染した後，微生物自体の定着因子

表8 さまざまな感染経路

感染経路			病原体名	疾患
垂直感染	母親から出生前後に伝搬するもの	胎盤感染	梅毒トレポネーマ	先天梅毒
			風疹ウイルス	先天性風疹症候群
			トキソプラズマ	先天性トキソプラズマ症
			サイトメガロウイルス	先天性サイトメガロウイルス感染症
		産道感染	HBV	B型肝炎
			HCV	C型肝炎
			HSV	新生児ヘルペス
			HIV	後天性免疫不全症候群
			B群連鎖球菌	髄膜炎
			淋菌	角結膜炎
		母乳感染	クラミジア・トラコマチス	クラミジア肺炎
			HTLV-1	成人T細胞白血病
			HIV	後天性免疫不全症候群
性感染症	性行為により感染するもの		HIV，HBV，HPV，性器クラミジア，梅毒，淋病，ほか	
媒介動物が関与する感染	昆虫	カ	マラリア，日本脳炎，デング熱，黄熱，ほか	
		ダニ	ツツガムシ病，野兎病，Q熱，ライム病，ほか	
		シラミ	回帰熱ボレリア，発疹チフス，ほか	
		ノミ	ペスト，発疹熱	
		サシバエ	リーシュマニア症，トリパノソーマ症，オンコセルカ症	
	巻貝	ミヤイリガイ	日本住血吸虫症	
		ヒラマキガイ	マンソン住血吸虫症	
	脊椎動物（人畜共通感染症）	ネズミ	ラッサ熱，ハンタウイルス肺症候群，腎症候性出血熱	
		ウシ，ヒツジ	BSE（狂牛病，プリオン病）	
		イヌなど	狂犬病	

が関与し局所で増殖することを定着という．感染(infection)とは付着・増殖した微生物が皮膚や粘膜から生体内部へ侵入した状態である．通常，感染に伴い細胞・組織が障害を受け，生体はこれに対し発熱，炎症など，何らかの反応を起こし，自覚的・他覚的症状が現れる．これを発症(発病)という．感染しても発症しないのは不顕性感染である．感染を受け発症した疾患を感染症(infectious disease)という．

3. 宿主・寄生体関係

寄生体としての微生物側が感染を引き起こす要因と，宿主としての生体が微生物の感染を防御する要因がある．

a. 微生物側の要因
1) 定着
感染の第一段階である．生体細胞表面の特定のレセプター(受容体)に細菌の莢膜や線毛，ウイルスなどの表面抗原が結合する．

2) 伝播
感染源である生体から，他の生体に感染すること．飲食物，血液分泌物などを介して伝播(感染)する水平感染と，母親から子へ伝播する垂直感染がある．

3) 侵襲
微生物が生体内へ侵入・増殖し，感染巣を拡大すること．微生物の増殖場所により，偏性細胞内増殖寄生体(ウイルス，リケッチア，クラミジア，らい菌など)，細胞内外増殖寄生体(リステリア菌，レジオネラ菌，結核菌，ノカルジア，真菌，原虫など)，細胞外増殖寄生体(大部分の細菌)に分類する．

4) 毒素
細菌毒素は大きく外毒素と内毒素に分けることができる．前者は菌体外に分泌される蛋白性の毒素であり，細胞毒，腸管毒，溶血毒，白血球溶解毒素などがある(表9)．一方，エンドトキシンショックを引き起こすことで知られる内毒素はグラム陰性桿菌細胞壁外膜にある脂質・多糖体複合体成分のリピドAである(図4)．グラム陽性菌で

表9 主な外毒素

菌のグラム染色分類		産生菌	外毒素	欧文名	作用
グラム陽性	桿菌	破傷風菌	破傷風毒素	Tetanospasmin	神経毒(痙性麻痺)
		ボツリヌス菌	ボツリヌス毒素	Botox	神経毒(弛緩性麻痺)
		C. difficile	CDトキシンA	CD toxin A	腸管毒(下痢)
		C. difficile	CDトキシンB	CD toxin B	細胞毒
	(放線菌)	ジフテリア菌	ジフテリア毒素	Diphteria toxin	細胞毒
	球菌	黄色ブドウ球菌	毒素性ショック症候群毒素	Toxic shock syndrome toxin：TSST	(発熱，ショック)
		黄色ブドウ球菌	表皮剥奪毒素	Exfoliatin	表皮剥離
		黄色ブドウ球菌	エンテロトキシン	Enterotoxin	腸管毒(下痢)，神経毒(吐き気)
		ブドウ球菌	白血球溶解毒素	Leucocidin	細胞毒
		連鎖球菌	ストレプトリジン	Streptolysin	溶血毒
グラム陰性	桿菌	赤痢菌	志賀毒素	Shiga toxin	細胞毒，腸管毒(出血性下痢)
		腸管出血性大腸菌	ベロ毒素	Verotoxin	細胞毒，腸管毒(出血性下痢)
		コレラ菌	コレラ毒素	Cholera toxin	細胞毒，腸管毒
		緑膿菌	白血球溶解毒素	Leucocidin	細胞毒
		百日咳菌	百日咳毒素	Pertussis toxin	細胞毒

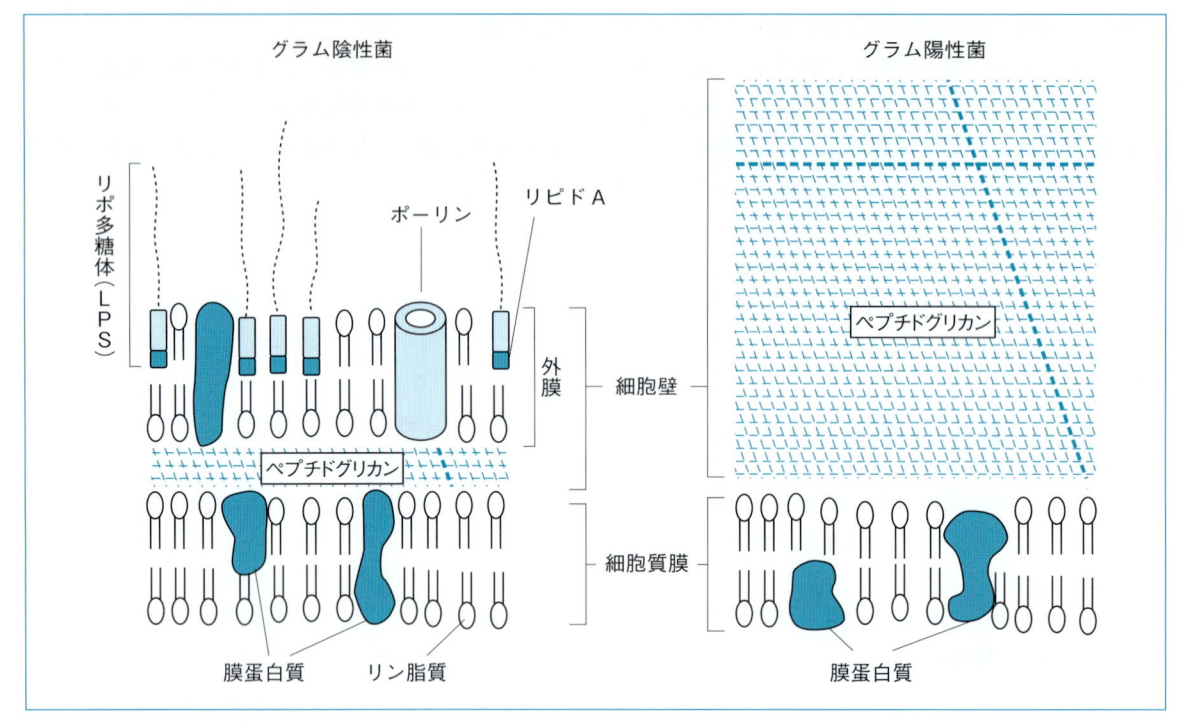

図4　細菌の細胞壁の構造

は外膜がないのでエンドトキシンをもたない．外毒素，内毒素いずれも貪食細胞やT細胞（Tリンパ球）を刺激し，種々のサイトカインを放出させる．

b. 生体側の要因（感染防御機構）

外界と接する皮膚・粘膜面は多種多様な微生物が常に汚染，定着を繰り返している．常在細菌叢のように，宿主と微生物が共生または寄生関係を保っている場合さえあるが，生体は恒常性を維持し生存するために，微生物の付着，定着，感染の各段階に対し抵抗性を備えている．これは生まれつき備わった自然抵抗性と感染を受けることによって獲得する獲得抵抗性に大別されている．

1）皮膚・粘膜

皮膚付属器官の汗腺，皮脂腺から分泌される強酸や脂肪酸に殺菌作用がある．涙腺，唾液腺，乳腺などからはリゾチームが分泌され細菌の細胞壁を分解する．胃粘膜細胞からの塩酸，腸管粘膜表面に分泌される分泌型IgA，気管支粘膜細胞の線毛などは菌の定着を阻止する．

2）常在細菌叢

常在細菌叢以外の菌の定着，増殖を阻害する．

3）補体（complement；C）

皮膚，粘膜から侵入してきた微生物のリポ多糖体や微生物に対応する抗体によって活性化された補体は，membrane attack complex（MAC）といわれる筒状の構造物を形成し，細菌の膜を貫通することで細菌を破裂させる．またエンベロープ（外膜）をもつウイルスの膜も傷害し，失活させる．病原菌に補体が結合すると貪食細胞の食作用を増強する（オプソニン化）．補体活性化過程で生じる補体分解産物は微生物に対する貪食細胞の遊走，貪食，殺菌作用を増強する．

4）インターフェロン（interferon；IFN）

ウイルスなどの侵入に伴い産生される．ウイル

表10 免疫グロブリン

免疫グロブリン	分子量	サブクラス	補体活性化	体内分布	免疫グロブリンに占める割合	胎盤通過性	半減期	代表的存在形式	備考
IgG	約15万	G1, G2, G3, G4	あり(IgG4を除く)	血中,組織液	70～75%	あり(IgG2を除く)	21日	単量体	液性免疫の主体
IgA	約16万	A1, A2	なし	血中,母乳,唾液,腸液,気道分泌物	10～15%	なし	6日	2量体	粘膜面での病原体の定着を防止
IgM	約97万	なし	あり	血中	約10%	なし	5日	5量体	感染早期に病原体からの防御
IgD	約18万	なし	なし	B細胞表面	1%以下	なし	3日	単量体	B細胞活性化
IgE	約19万	なし	なし	血中,肥満細胞表面など	0.001%以下	なし	3日	単量体	アレルギー,寄生虫疾患に関与

ス増殖抑制作用を発揮したり,免疫系や炎症の調節する働きがある.INFにはさまざまな種類があり,作用も異なる.一部のINFはすでに抗ウイルス薬として用いられている.

5) 食細胞

微生物が侵入しても食細胞である好中球,マクロファージが侵入部位へ遊走し,細胞外増殖寄生体の細菌を直接,貪食,殺菌,消化(分解)する.マクロファージでは,侵入した病原体を細胞内で処理し,リンパ球にその情報を伝えることで,一連の免疫反応を惹起する.

6) NK細胞(natural killer cell)

ウイルスなどの表面糖蛋白と結合し,その微生物を破壊する.T細胞のように感作される必要がなく,侵入微生物や腫瘍細胞を攻撃できる.

7) 免疫グロブリン

免疫グロブリンはIgG, IgA, IgM, IgD, IgEに分けられる.B細胞(Bリンパ球)が分化した形質細胞(抗体産生細胞)から産生される.通常ウイルス抗体価として測定されるのはIgMとIgGであり,前者は感染後間もなくから上昇し,次第に減少するのに対し,IgGはIgM上昇後に遅れて上昇し,長い期間上昇を保つ特徴がある.IgMは5量体,IgGは単量体である.IgAは粘膜免疫に重要な働きを有し,通常二量体として粘膜面に分泌される.IgGは胎盤を通過して新生児から乳児期の感染防御に役立つ.またIgAは母乳,特に初乳,に含まれ新生児・乳児の腸管免疫に関与している.IgG, IgMは補体活性化作用を有する.免疫グロブリンは主に細胞外増殖寄生体性の細菌に対して感染防御作用を発揮するが,細胞内寄生性細菌やウイルス表面の抗原に結合し,微生物と宿主細胞膜上レセプターの結合を阻害し,感染を阻止する働きもある(表10).

8) T細胞(Tリンパ球)

大別するとILを放出し,各種の免疫反応を促進するヘルパーT細胞,抑制するサプレッサーT細胞,細胞傷害性T細胞がある.ウイルス感染では感染細胞上のウイルス抗原と自己のMHCクラスI抗原(ヒトの場合はHLA-A, B, C)を同時に認識した細胞傷害性T細胞が感染細胞を破壊するが,このとき,抗原提示細胞上のウイルス抗原と自己のMHCクラスII抗原(ヒトの場合はHLA-D抗原)を同時に認識したヘルパーT細胞がILを放出し,細胞傷害性T細胞の働きを増強させる.また,ヘルパーT細胞はマクロファージの働きを増強し,結核菌のような細胞内にも寄生する細菌を閉じ込め,感染の拡大を防止する(図5).

9) 発熱

感染に伴う発熱は1つの生体防御反応である.高体温は微生物の増殖を抑制し,T細胞やIL,

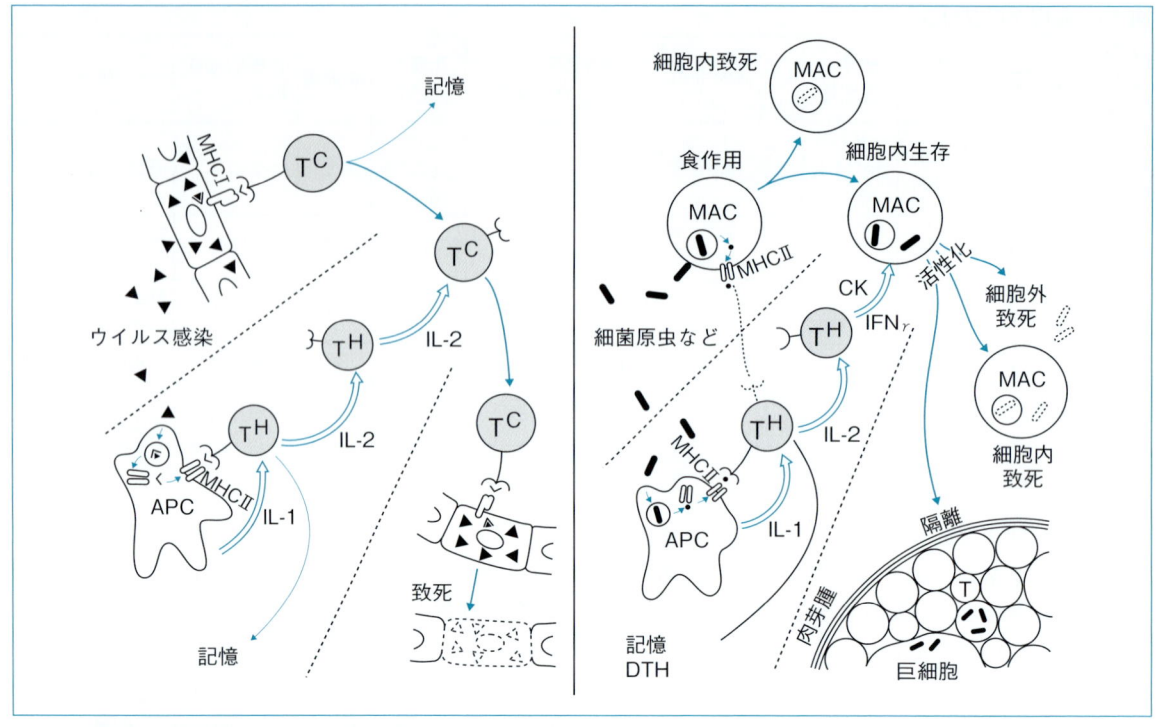

図5 微生物に対する細胞性免疫応答
MHC：主要組織適合遺伝子複合体抗原，T^C：細胞傷害性T細胞
T^H：ヘルパーT細胞，IL：インターロイキン，APC：抗原提示細胞
MAC：マクロファージ，CK：サイトカイン，IFN：インターフェロン，DTH：遅延型過敏反応，T：T細胞
(麻井芳郎：一目でわかる免疫学 第4版．p38，メディカルサイエンスインターナショナル，2007より)

IFNの活性を亢進させる．発熱のメカニズムは以下のように考えられている．まず微生物に由来する外因性発熱物質がマクロファージを活性化し，内因性発熱物質としても作用するIL-1，IL-2，IL-6，IFN-α，腫瘍壊死因子(tumor necrosis factor；TNF)，顆粒球マクロファージ・コロニー刺激因子(GM-CSF)などのサイトカインが放出される．これらの内因性発熱物質は脳に働き，アラキドン酸代謝を亢進させ，視床下部温度中枢が刺激され，体温が上昇する．なお臨床的に37.5℃以上の発熱が3週間以上持続し，1週間の入院期間中にその診断がつかないものを不明熱(fever of unknown origin；FUO)という．不明熱の1/3は各種の感染症，2/3は悪性腫瘍や膠原病などと推定されている．

B 感染症の検査

1. 微生物学的検査

感染症を診断する際，最も大切なのは病原体の検出である．細菌感染症では病原体を含むと考えられる検体について，塗抹，培養，同定，薬剤感受性検査の順に実施するのが基本となる．細菌検査では検査手技もさることながら，適切な検体が採取されたかどうかが，検査の精度・信頼度に大きく影響する．**表11**に細菌検査検体採取時の注意点を列挙した．これらの情報を臨床側に繰り返し提供し，啓発していくことも検査精度向上のための重要なポイントになる．提出された検体についてもその品質を評価し，情報をフィードバックする必要がある．喀痰検体の品質の評価では

表11　培養検体採取時の注意

① 検体は新鮮なものを使用する.
② 乾燥を避ける.
③ 抗菌化学療法開始前に検体を採取する.
④ 抗菌化学療法がすでに始まっている場合は極力抗菌薬の血中濃度の低いタイミングで検体を採取する.
⑤ 常在菌の混入を避ける.
⑥ 消毒薬の混入を避ける.
⑦ 嫌気性菌の関与が疑われる場合は嫌気ポータなどの専用容器に採取する.
⑧ やむをえず検体保存が必要な場合は冷蔵が原則であるが, 淋菌や髄膜炎菌, 赤痢アメーバなどは低温に弱く, 室温保存とする.
⑨ 血液培養では, 好気性, 嫌気性ボトルを1セットとし, 採取場所もしくは時間を違えて2セット以上採取する.

表12　喀痰の肉眼的品質評価(Miller & Jones の分類)

	喀痰性状
M1	唾液・完全な粘性痰
M2	粘性痰の中に膿性痰少量が含まれる
P1	膿性痰で膿性部分が1/3以下
P2	膿性痰で膿性部分が1/3〜2/3
P3	膿性痰で膿性部分が2/3以上

*P1 以上が検査に適した検体

表13　喀痰品質の評価(Gackler らの分類)

群	細胞数(100倍, 1視野あたり)	
	上皮細胞	好中球
1	>25	<10
2	>25	10〜25
3	>25	>25
4	10〜25	>25
5	<10	>25
6	<25	<25

*4, 5 が検査に適する検体

Miller & Jones の分類や白血球や上皮細胞の数から評価する Geckler 分類が知られている(**表12, 13**).

a. 塗抹検査

病原菌の同定や感受性検査には培養検査が必要であるが, 3日ほどかかってしまう. 臨床の感染症治療の現場では, 早期の治療法の選択のために, たとえ大まかでも迅速な情報が要求される場合が多い. 患者から得られた検体を塗抹・染色して検鏡するグラム染色は数分で施行でき, 感染症診療には必須の検査である. グラム陽性菌と陰性菌, 桿菌, 球菌の形態の判別, さらに好中球による細菌貪食像の有無などから, 抗菌化学療法剤選択の目安や感染の起因菌であるのかなどの推定に役立つ. また, 抗菌化学療法中の治療効果についても, 細菌の減少・消失などを通して推定することが可能である. 結核が疑われるときは Ziehl-Neelsen 染色や蛍光染色が用いられる. マラリアの場合は血液塗抹標本のギムザ染色による原虫の証明が確実な方法である. 新鮮標本の観察が有用になるものには, 赤痢アメーバ, 梅毒トレポネーマ, レプトスピラ, クリプトコッカスなどがある. **図6**に細菌検査塗抹の基本であるグラム染色の手順を提示する. 検体の塗抹に際してはあまり均一に塗布するよりも適当な濃淡があったほうが評価しやすい. また, アセトンエタノールによる脱色の過程では色素が全体に浮き上がったところで水洗する. 脱色が強いと Gram(グラム)陽性菌が陰性に, 弱いと陰性菌が陽性にみえることがある. 単純かつ迅速な染色手技ではあるが, 標本の準備も含めてコツがあり, 繁用される日常的手技として体得する必要がある. グラム染色で染色されにくい病原体では特殊染色による観察が必要な場合がある. 染色法と病原体の対応を**表14**に示す.

b. 分離培養と同定

感染症の正確な診断と適切な治療には病原体の同定や抗菌薬感受性などの生物学的性状を知る必要がある. そのためには検体から病原体を増やし, 分離し, 純化する培養検査が必要である. 生きた細胞内でしか増殖できないウイルス, リケッチア, クラミジアなどは, 蛍光抗体法や酵素抗体法で証明するか, それぞれに感受性のある細胞を用いて培養し, 免疫血清学的方法などで同定する. 分離培養検査の限界は, 検体の種類や採取の仕方, 培地の種類や組成などが検出感度に大きな影響を与

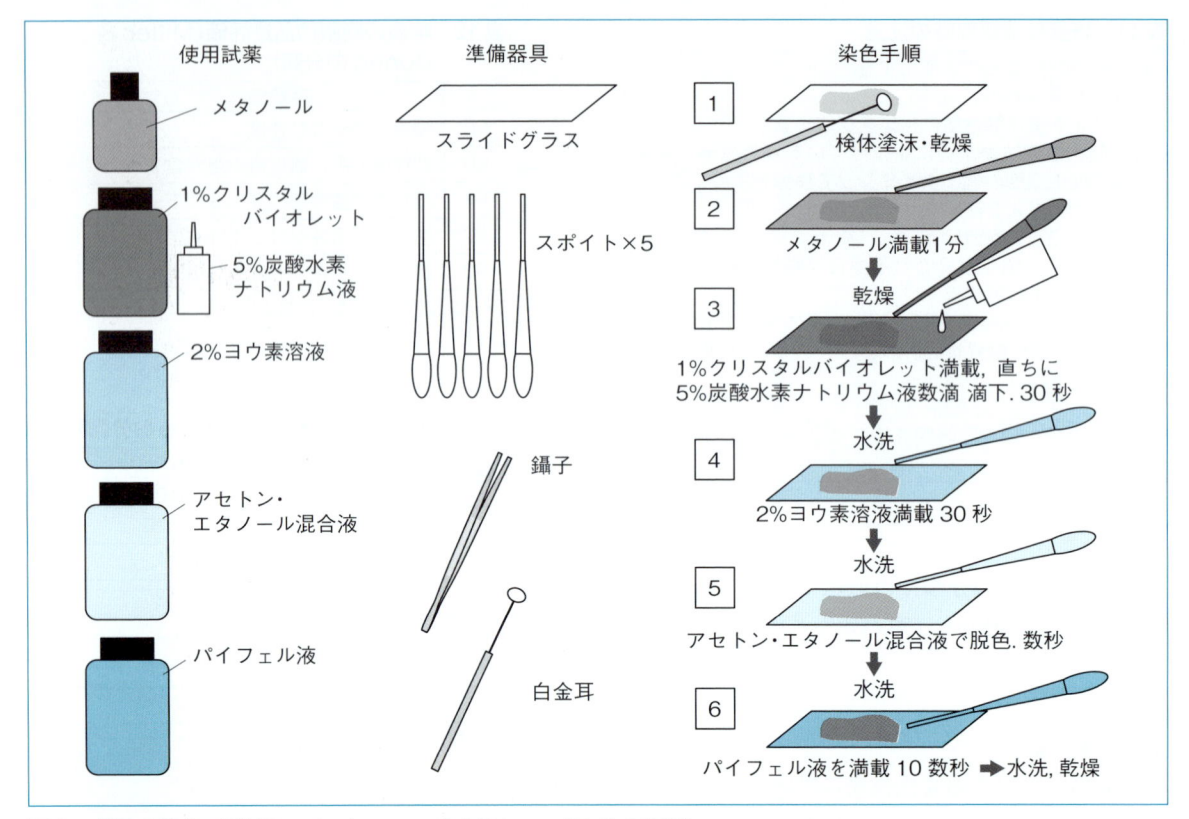

図6 グラム染色手順〔Bartholomew & Mittwer（B & M）法〕

表14 主な染色法と対象病原体

染色法	主な対象
グラム染色	一般細菌
Ziehl-Neelsen 染色	抗酸菌
蛍光染色	抗酸菌
墨汁染色	クリプトコッカス
PAS 染色	真菌
グロコット染色	ニューモシスチス，ノカルジア，アクチノミセス
ナイセル染色	ジフテリア菌
ヒメネス染色	レジオネラ
血液塗抹標本ギムザ染色	マラリア

えることである．培養検査が陰性の場合，もともと病巣に病原体が存在しなかった以外に以下の要因を考慮する必要がある．検体中に病原体が含まれていない，検体の採取・搬送・保存条件が悪く，病原体が死滅あるいは増殖力を失った，病原体の数が検出感度以下であった，培地組成や培養条件が適していなかった，などである．細菌培養をオーダーする側にも漫然とオーダーするのではなく，目的菌を念頭に置き，適切な検体採取や搬送に配慮するよう啓発が必要である．細菌は検査材料や目的とする菌によって培養に適した物理的条件や使用する培地が異なる．以下に考慮すべき条件や培地などにつき，その概要を記載する．

1）物理的条件

細菌培養において考慮すべき物理的条件には，酸素濃度，二酸化炭素濃度，pH，温度，湿度，浸透圧などがある．

▎酸素濃度

①好気性菌：通常の酸素濃度（21％）で発育する．結核菌，緑膿菌，百日咳菌，*Nocardia* 属，*Bacillus* 属などが含まれる．カタラーゼテスト陽性，オキシダーゼテスト陽性である．

②通性嫌気性菌：酸素があってもなくても発育

できる．腸内細菌やブドウ球菌などが含まれる．カタラーゼテスト陽性，オキシダーゼテスト陰性または陽性である．

③微好気性菌：酸素分圧5%前後の低酸素状態で増殖する．*Leptospira*（レプトスピラ）属，*Campylobacter*（キャンピロバクター）属などが含まれる．

④偏性嫌気性菌：酸素によって障害を受ける群で無酸素状態でのみ増殖する．いわゆる嫌気性菌である．*Peptococcus*（ペプトコッカス）属，*Peptostreptococcus*（ペプトストレプトコッカス）属，*Clostridium*（クロストリジウム）属，*Bacteroides*（バクテロイデス）属，*Fusobacterium*（フソバクテリウム）属などが含まれる．カタラーゼテスト，オキシダーゼテストともに陰性である．

⑤耐性嫌気性菌：酸素は利用できないが，酸素で死滅しないものである．*Streptococcus*（ストレプトコッカス）属，*Lactobacillus*（ラクトバシルス）属などが含まれる．

二酸化炭素

ある程度の濃度（5～10%程度）の炭酸ガスの存在下でよく発育するものがある．淋菌，髄膜炎菌，ジフテリア菌，キャンピロバクターなどが含まれる．

pH

多くの細菌は弱アルカリ性に至適pHがあるが，乳酸菌，真菌，結核菌は酸性，コレラ菌や腸炎ビブリオなどはアルカリ性を好む．

温度

①高温菌：発育至適温度が55～60℃．*Bacillus*属など含まれる．

②中温菌：発育至適温度が35～37℃．病原細菌の大部分が含まれる．

③低温菌：発育至適温度が12～18℃．自然界で発育しているものに多い．

湿度

芽胞以外は乾燥で死滅する．

浸透圧

一般に生理食塩液と同等の食塩濃度を好む細菌が多いが，腸炎ビブリオなどは3%前後の食塩濃度を好む．

表15 分離目的菌と代表的培地

菌種	代表的培地
サルモネラ菌	SS，BTB，マッコンキー
赤痢菌	SS，BTB，マッコンキー
淋菌	サイアマーチン，ポリバイテックス
髄膜炎菌	サイアマーチン
百日咳菌	ボルデ・ジャング，チャコール
ジフテリア菌	レフレル，荒川
レジオネラ菌	BCYE，WYOα
キャンピロバクター	CCDA，スキロー
結核菌	小川，MGIT
真菌	クロモアガーカンジダ，サブロー，ポテト寒天
マイコプラズマ	PPLO寒天

2）培地

主に細菌の増殖や菌株の保存に用いられる増殖用培地と，検体から目的とする細菌を分離する分離培地がある．前者には普通ブイヨン培地などの一般菌増殖用培地と特殊な菌の増殖を目的とする特殊菌増殖用培地などがある．特殊菌増殖用培地では，結核菌用の小川培地，ジフテリア菌のレフレル培地，百日咳菌のボルデー・ジャング培地，淋菌のサイアー・マーチン培地などがある．分離培地には，溶血性（血液寒天培地）や乳糖分解性（BTB乳糖寒天培地）などの生物学的性状を菌の鑑別に利用する鑑別培地，常在菌の発育を抑え特定の菌を選択的に発育させる選択培地がある．選択培地にはチフス菌や赤痢菌のSS寒天培地，コレラ菌や腸炎ビブリオのTCBS寒天培地などがある．分離目的菌と代表的使用培地の例を**表15**に示す．

c. 薬剤感受性検査

細菌の抗菌薬に対する感受性を調べるために行う検査である．感受性をS：susceptible（感受性あり），I：intermediate（中間），R：resistant（耐性）のSIR判定の定性的判定を行うディスク法と最小発育阻止濃度（minimum inhibitory concentration；MIC）の定量的判定が可能な寒天平板希釈法

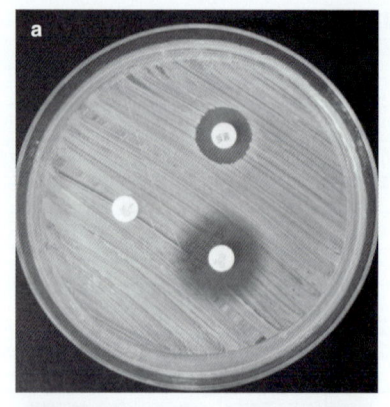

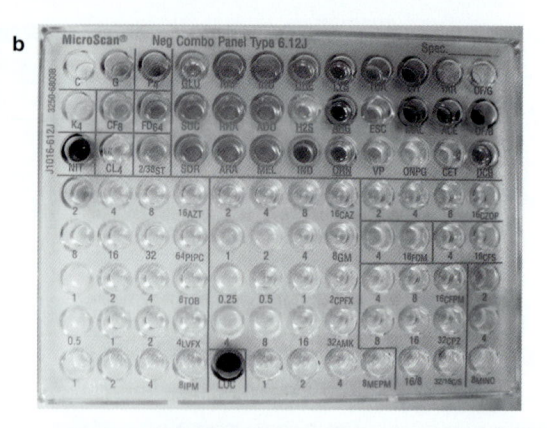

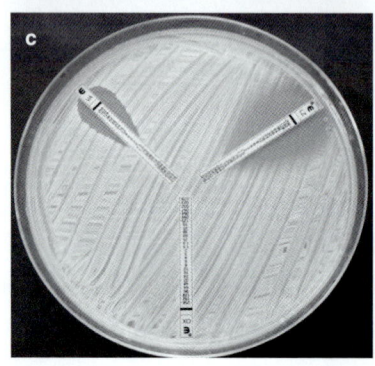

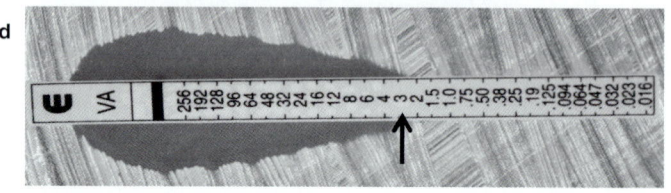

図7 感受性テスト
a. ディスク法．発育阻止円の大きさで感受性を SIR 判定する．
b. 微量液体希釈法．写真上 3 段が細菌の生物学的特性から同定に用いられ，下 5 段が定量的な抗菌薬感受性判定に用いられている．
c. E-test．
d. E-test 拡大図．定量的抗菌薬感受性判定が可能．矢印の値が MIC となる．

や微量液体希釈法などがある（図7）．

ディスク法

培地上に菌を均等に塗布し，抗菌薬を含んだディスクを置くと培地上に抗菌薬が浸透拡散し，ディスク周囲に濃度勾配を形成する．細菌が抗菌薬に感受性の高い場合は広い範囲で発育が阻止され，ディスクを中心に大きな発育阻止円が出現する．反対に耐性の場合には阻止円は小さくなる．阻止円の大きさから SIR の判定を行う．

寒天平板希釈法

濃度が段階的に倍々に段階的に希釈された抗菌薬を含む寒天培地に一定濃度に調整された細菌を接種し，発育が阻止される細小濃度を測定する．

微量液体希釈法

濃度が段階的に倍々に段階的に希釈された抗菌薬を含む液体培地に一定濃度に調整された細菌を接種し，発育が阻止される細小濃度を測定する．微量液体希釈法は機械化された自動判定機器に採用されている．また，細菌に対する殺菌力を発揮できる最小濃度〔最小殺菌濃度（minimum bactericidal concentration；MBC）〕も測定できる．殺菌的に作用する β-ラクタム剤，アミノグリコシド，キノロンなどの薬剤では MIC と MBC の差が小さい．一方，静菌的に作用するテトラサイクリンやマクロライドでは MIC と MBC の差が大きい．

Etest®

あらかじめ濃度勾配をつけて抗菌薬をしみ込ませたスティックを均等に菌を塗布した培地上に置き，MIC を計測する方法である．スティックはさまざまな抗菌薬に対応して製品化されており，おのおののスティックには含有抗菌薬濃度のスケールが印刷してある．細菌の増殖による培地の混濁がスティックから離れ始めるポイントの数値が MIC となる．ディスク法と同様の簡便さで定量的判定が可能である利点を有する．

感受性試験は，適切な細菌感染症治療にとって重要な情報であるが，感受性検査は培養皿や試験管内での出来事であり，生体で起こることを必ず

しも反映するわけではないのも事実である．MICの小さい抗菌薬が治療中の患者にとって最も有効であるとは限らない．抗菌薬の選択にあたっては感受性試験の結果を参考に，炎症を起こしている臓器，薬剤の排泄経路，組織移行性，副作用などさまざまな要素を勘案する必要がある．これらの検査で薬剤感受性判定によって耐性が進んでいる株と考えられる場合は，β-ラクタマーゼの検出や耐性遺伝子の検出など，さらに分析を行う場合がある．また，感染制御的な視点からは多剤耐性菌のアウトブレークが疑われる場合には，パルスフィールドゲル電気泳動（PFGE）などで菌株の異同や類似性を検討し，伝搬の起こり方などについて分析に用いる．感受性パターンのみからの菌株の異同の推定には正確ではない場合がある．

2. 微生物の遺伝子検査

　数日かかる培養同定検査の欠点を解決する手段として登場したのが遺伝子診断法である．遺伝子の化学的本体は，核またはプラスミドDNA（ウイルスはRNAのこともある）内で，ヌクレオチド（塩基，糖，リン酸からなる核酸の構成単位）を構成する4種類の塩基であるアデニン（adenine；A），チミン（thymine；T）〔RNAはウラシル（uracil；U）〕，グアニン（guanine；G），シトシン（cytosine；C）がある一定の順序にしたがって配列したものである．二本鎖DNAの内側では相対する一本鎖上のAとT，GとCが水素結合により強固に結合している．一本鎖が二本鎖になるとき，DNAの遺伝情報がRNAに伝えられるときにも必ずAとT（U），GとCが結合する．この構造を相補的構造（complementary structure）という．微生物の遺伝子診断法とは，それぞれの微生物に特徴的な遺伝子を検出あるいは同定することである．塗抹標本のように微生物そのものの形態や，培養同定のように機能をみているのではない．遺伝子診断法には大別して直接法のハイブリダイゼーション法（hybridization assay）と，増幅法のpolymerase chain reaction（PCR）法，LAMP法がある．いずれもあらかじめ，それぞれの微生物に特徴的な伝子DNAまたはRNAの塩基配列を決定しておく必要がある．

a. ハイブリダイゼーション法

　まず，ある微生物の特徴を表現する遺伝子塩基配列と相補的（complementary；c）に結合する塩基配列のDNA断片（cDNA）を，人工的に合成する．このcDNAにアイソトープや酵素など，標識になる物質を結合させたDNAプローブを作製し，同時に標識物質の検出系を用意する．次に熱処理などで一本鎖にした微生物DNA，またはRNAとDNAプローブを反応させる．もし相補的に結合すれば，結合物の中に標識物質が検出され，微生物の存在が証明できる，というものである．この方法は，培養が困難か培養に長時間を要する微生物の特異的検出に威力を発揮する．特に数時間で判定でき迅速診断に役立つ．しかし，検出感度は必ずしも高くなく，利用範囲が限られている．

b. PCR（polymerase chain reaction）法

　DNAを試験管内で何十万倍にも増幅し検出する方法である．その手順はまず検体中の微生物からDNAまたはRNAを抽出する．次に微生物DNAの一部と相補的に結合する2種類のcDNA（プライマー：微生物DNA2本のそれぞれ1本に互いに反対方向から結合する），4種類のヌクレオチド（ATGCを含む），一本鎖DNAを鋳型にして相補的DNAを合成させる耐熱性DNAポリメラーゼを加える．これを専用の機器に入れ，90～95℃で加温すると微生物の二本鎖DNAが一本鎖にほどけ，50～65℃まで温度を下げると2種類のプライマーが2本のDNAそれぞれに結合する．次に70～72℃にすると，耐熱性DNAポリメラーゼの作用でプライマーに続きヌクレオチドが相補的に結合し，二本鎖DNAが2個生成する．このサイクルを繰り返すとDNAは倍々に増幅する．増幅したDNAを種々の方法で検出する（図8）．

　PCR法はハイブリダイゼーション法と同様，短時間でそれぞれの微生物に特徴的な遺伝子を検出できるうえに，検出感度が極めて高い．ウイルス，

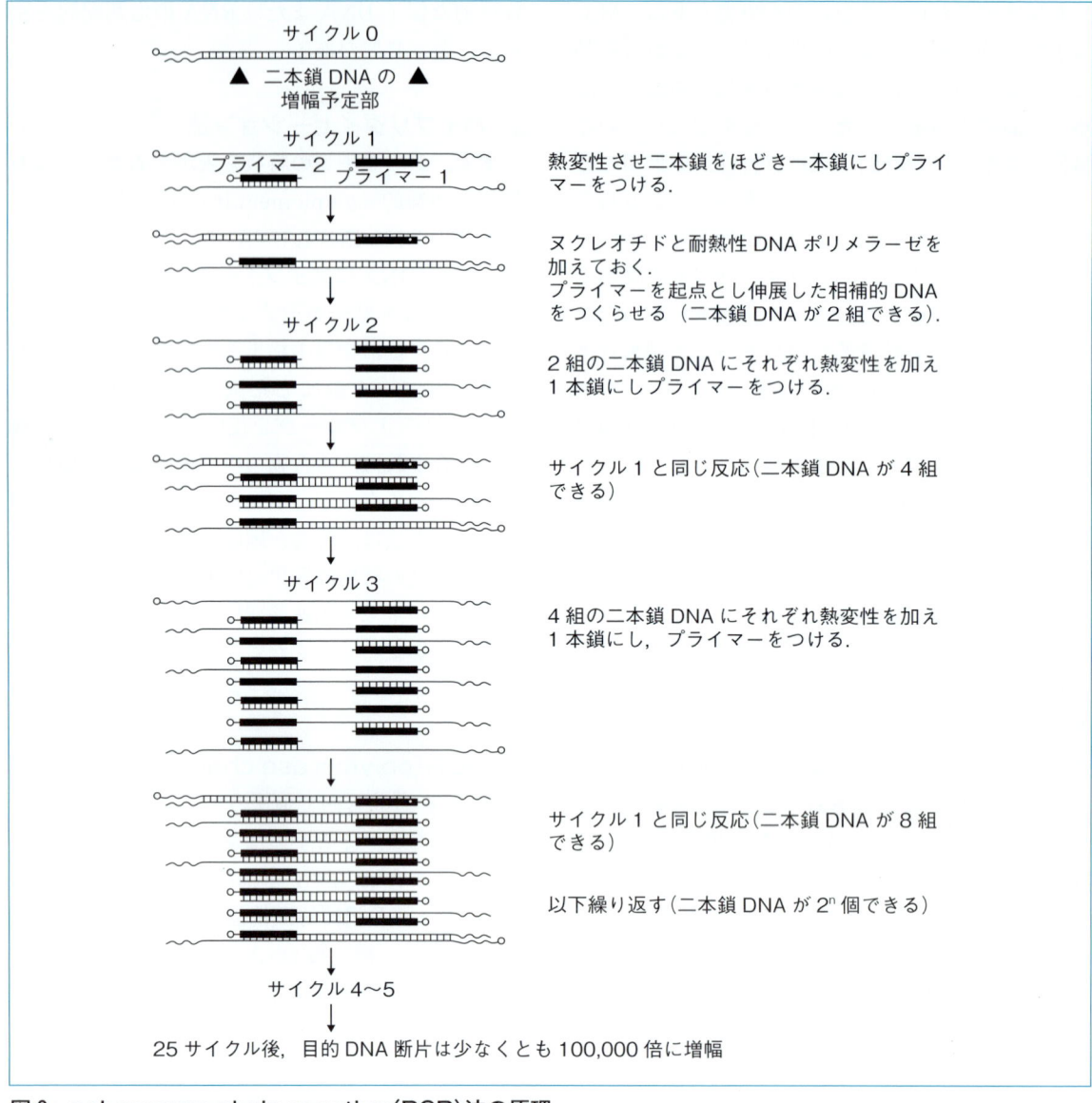

図8 polymerase chain reaction(PCR)法の原理

サイクル0：二本鎖DNAの増幅予定部

サイクル1：
- 熱変性させ二本鎖をほどき一本鎖にしプライマーをつける．
- ヌクレオチドと耐熱性DNAポリメラーゼを加えておく．
- プライマーを起点とし伸展した相補的DNAをつくらせる（二本鎖DNAが2組できる）．

サイクル2：
- 2組の二本鎖DNAにそれぞれ熱変性を加え1本鎖にしプライマーをつける．
- サイクル1と同じ反応（二本鎖DNAが4組できる）

サイクル3：
- 4組の二本鎖DNAにそれぞれ熱変性を加え1本鎖にし，プライマーをつける．
- サイクル1と同じ反応（二本鎖DNAが8組できる）
- 以下繰り返す（二本鎖DNAが2^n個できる）

サイクル4〜5

25サイクル後，目的DNA断片は少なくとも100,000倍に増幅

抗酸菌，メチシリン耐性黄色ブドウ球菌（MRSA）などの検出や同定に利用されている．

c. LAMP(loop-mediated isothermal amplification)法

最初の増幅産物のプライマー結合部位にループ構造を生じるようにしたことなどにより，一本鎖から二本鎖への変性反応が不要で60〜65℃の定温で反応が進行する．したがって，温度を周期的に変動させる機器（サーマルサイクラー）を必要とせず，PCRより増幅速度が速いという特徴をもつ．

d. PFGE (pulsed-field gel electrophoresis)

上記3方法が病原微生物の存在の確認や同定に使われるが，PFGEは既知の病原菌の分離株についてその遺伝子的異同を検査することで，互いの

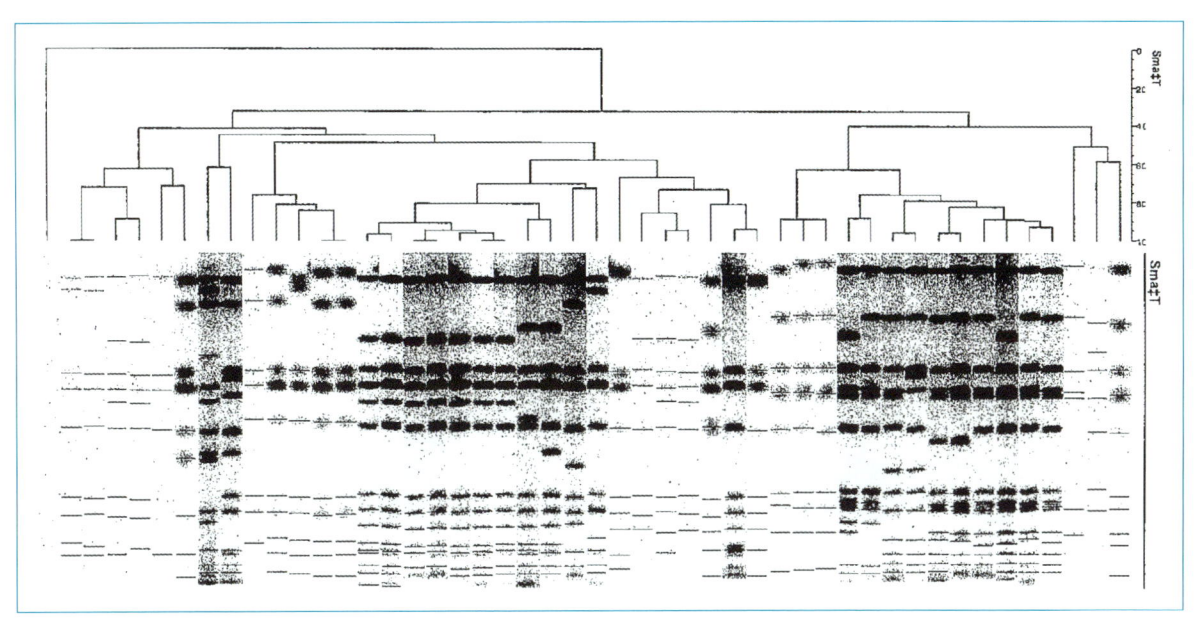

図9　MRSA分離株PFGE分析例

表16　PFGE結果の解釈の目安

分類	遺伝子変異数	バンドの違い	疫学的な評価
区別できない	0	0	分離株は流行株の一部
極めて関連あり	1	2～3	分離株はほぼ確実に流行株の一部 (probably)
関連の可能性あり	2	4～6	分離株は流行株の一部の可能性 (possibly)
異なる	≧3	≧7	分離株は流行株の一部ではない

(Tenover FC, et al：Infect Control Hosp Epidemiol 18：426-439, 1997)

株が同一か近縁かという判断を行う．臨床的には多剤耐性菌などのアウトブレークに際して，その菌の広がり方や汚染源の推定などに利用される．DNAを傷つけないように抽出し，特定の塩基配列を認識して切断する酵素(制限酵素)で処理し，電気泳動する．さまざまな長さに切断されたDNA断片が梯子状に泳動されて，さまざまなパターンに描出される．このパターンの異同から株の近縁性を判定する．全行程が終了し報告するまでに1週間ほど必要である(図9，表16)．

e. POT(PCR-based open reading frame typing)法

前述したPCR法を応用して，菌株間で保有パターンに差異のある遺伝子をマルチプレックスPCRで検出し，その保有パターンによって分離株の同異を判定する方法である．PFGEのように制限酵素処理などは不要であり，PFGEに比較して簡便に行え，十分な菌株識別能力を有するため，アウトブレイク時の疫学分析の手法として従来のPFGEに代えて実施する施設が増えている．黄色ブドウ球菌，緑膿菌，大腸菌，アシネトバクターなどに対するキットが開発されている．

3. スクリーニング検査

発熱，その他の症状とその経過(現病歴)，過去にかかった病気(既往歴)，診察による身体所見から感染症の疑いがあるとき，感染症があるかないか，感染症の存在を推定するため，まずスクリーニング検査を実施する．スクリーニング検査は簡便，迅速，比較的安価に実施できる検査を選ぶ．これには末梢血液一般検査，赤血球沈降速度(赤沈)，CRP，プレカルシトニン，血清蛋白分画など

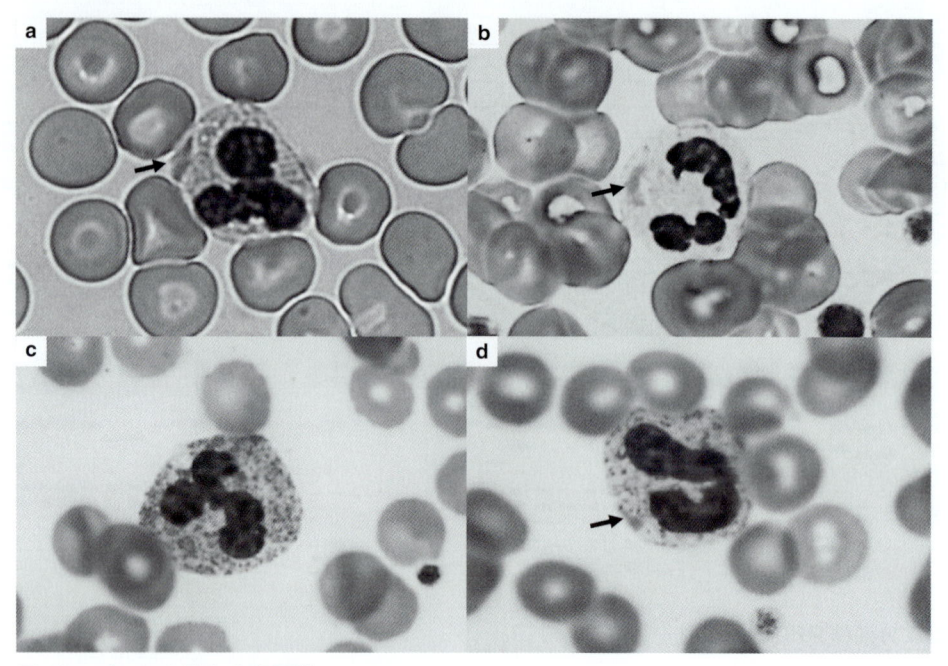

図10 デーレ小体と中毒顆粒
a, b. メイ・ヘグリン病(先天性血小板異常症の1つ)患者の好中球にみられたデーレ小体(矢印).
c, d. 敗血症患者好中球の中毒顆粒(細胞質内の微細な顆粒), d ではデーレ小体(矢印)もみられる.(メイ・グリュンワルド・ギムザ染色, 1,000倍)

がある.

a. 末梢血液一般検査

通常, 抗凝固薬としてEDTA・2K入り採血管に採血する. この検査から感染症の存在の推定に使われる情報には以下のようなものがある.

1) 白血球数と白血球形態

a) 白血球数

細菌感染症では好中球増加がみられることが多い. しかし, 白血球数は感染以外の炎症, 組織崩壊, 出血, 溶血, ストレス, など多くの病態で増加する. ステロイドホルモン投与では, 好中球が血管内から炎症局所への移動が妨げられるため, 白血球数が増加する. また, 重症感染症では白血球数が減少することも少なくない. したがって, 白血球数のみで感染の有無の判断はできない. 白血球形態や, 他の検査所見, 臨床所見を総合的に判断する必要がある.

b) 白血球分画

白血球はさらに好中球, リンパ球, 好酸球, 単球, 好塩基球の5分画に分けることができる. 好中球は, 若いうちは分葉のない桿状の核を有し桿状核球とよばれるが, 成熟するにつれて4～5葉程度まで分葉が進む. 全白血球数に占める各分画の割合は好中球桿状核球(3～10％), 同分葉核球(40～70％), リンパ球(20～45％), 単球(3～7％), 好酸球(5％＞), 好塩基球(2％＞)と幅がある. 白血球形態の観察はスライドガラスと染色液, 顕微鏡があれば実施できる基本的な検査であり, 検査技師や医師は習熟する必要がある. 分画ばかりではなく, 後述する好中球の中毒顆粒やデーレ小体(Döhle body), 異型リンパ球のほか, 播種性血管内凝固症候群(DIC)などにおける破砕赤血球, 偽性血小板減少における血小板凝集の有無など, 単純な検査でありながら得られる情報は多い.

小児の百日咳ではリンパ球数の絶対的増加がみられ, 時に数万に達する. リンパ球の減少は後天性免疫不全症候群でみられる. また, 栄養不良や

全身状態の悪化した患者ではしばしばリンパ球数の減少がみられ，外科手術前の栄養状態の指標の1つに利用される場合がある(図10).

c) 好中球分画の左方移動

細菌感染や炎症に伴って成熟した好中球が消費されると同時に若い好中球の動員が激しくなると，好中球分画では桿状核球の割合が増加する．核の若い順に左から並べると，左側の細胞の割合が増えることとなり，これを核の左方移動とよんでいる．全白血球に桿状核球の占める割合が15%以上で核の左方移動ありとみなす．骨髄での好中球産生が亢進すると，幼若顆粒球系細胞の出現や(類白血病反応)，形態的には好中球の中毒顆粒やデーレ小体がみられる場合がある．

d) 異型リンパ球

ウイルス感染に際してはリンパ節でT細胞の増殖が起こり，末梢リンパ球数は一般に増加する．増殖リンパ球は形質細胞様，単球様などさまざまな形態にみえることから異型リンパ球とよばれる．異型リンパ球が増加する代表的疾患に，EBウイルス感染によって起こる伝染性単核球症(infectious mononucleosis；IM)がある．EBウイルスはB細胞に感染する．IMの異型リンパ球は感染B細胞を攻撃のために増殖したキラーT細胞が主である．なお，リンパ球数の増加，異型リンパ球の出現は感染症以外の病態でもしばしば観察される．

2) 赤血球

慢性感染症では正球性または小球性貧血を伴うことが多い．この原因については，マクロファージ内鉄の移動障害，鉄吸収減少，血中エリスロポエチンの増加が十分でないことなどが報告され，解明が進んでいる．

マラリアでは赤血球内でマラリア原虫が増殖するため，感染赤血球の観察が診断や予後推定に有用である．

3) 血小板数

感染にDICが合併すれば，血小板が消費され減少する．一方，感染症のときはマクロファージから放出されるサイトカインが，骨髄での血小板産生を刺激するため，血小板が軽度から中等度増加していることが多い．

b. 赤血球沈降速度(赤沈, 血沈, erythrocyte sedimentation rate；ESR)

血沈は，100年あまり前に発表されて以来，感染や炎症の存在を示唆する検査として繁用されてきた．しかし，悪性腫瘍や貧血でも亢進し，疾患特異性は低い．採血管はクエン酸ナトリウム緩衝液入りのものを用いる．緩衝液1に対して血液4の割合で混合する．採血量が正確でないと結果に誤差が生じるため注意が必要である．翼状針と真空採血管を用いる場合にはビニールチューブ部分が死腔となるため，血沈採血管を最初に接続すると採血量が不足するので注意が必要である．測定は極めて単純である．緩衝液と混和した血液を専用のガラス棒に満たして垂直に静置し，1時間，2時間で血球成分が沈殿する速さを計測する(図11)．基準範囲は男性で1〜10 mm/1時，25 mm>/2時，女性で2〜15 mm/1時，40 mm>/2時である．血沈は加齢に伴って若干亢進することが知られている．新生児は0〜2 mm/時と遅い．成人の正常上限値の算出方法として以下の式が知られている(ただし，統計信頼区間98%とした場合)．

$$\text{ESR(mm/hr)} \leq [年齢(歳) + 10(女性のみ)] \times 1/2$$

血沈速度に影響を与える因子がいくつか知られている．促進に働く主なものは，フィブリノーゲン，免疫グロブリン，貧血，低アルブミンである．このメカニズムとしてフィブリノーゲンや免疫グロブリンは陽性に荷電しているため，陰性に荷電した赤血球が引き合って赤血球が接着しやすくなり，沈降速度が増し，逆に陰性に荷電しているアルブミンは増加によって赤血球どうしの接着を妨げることで沈降速度を遅くすると考えられている．DICではフィブリノーゲンが消費されるため血沈は遅延する．感染や炎症などの急性炎症に伴う血沈亢進は24〜48時間後であり，白血球数増加やCRP上昇に比してゆっくりと出現し，かつ回復もゆっくりとしている．

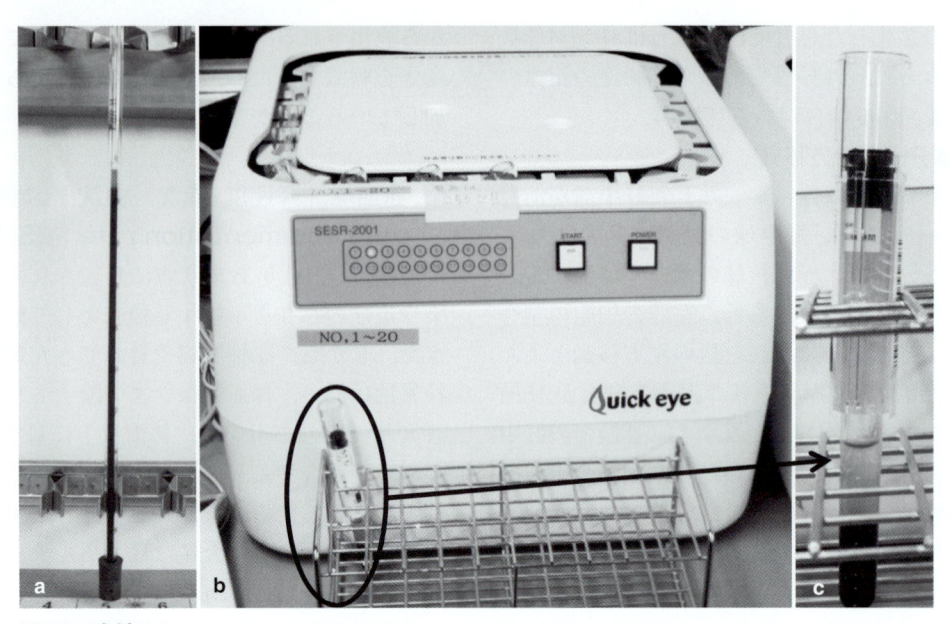

図11 血沈
a．診療所などで利用されている昔ながらの血沈検査．
b．自動化されたもの．
c．血沈自動測定用採血管．

c．C反応性蛋白（C-reactive protein；CRP）

Ca^{2+}存在下で，肺炎球菌の菌体C多糖体と沈降反応を起こす蛋白である．一般にCRPとよばれる．抗体ではなく，ヒト急性期蛋白の一種であり，広く体内に分布する．補体活性化など免疫学的にいくつかの作用が知られているが，その生体における役割はまだわかっていない．健康成人の血清中にも微量含まれているが，感染症（ウイルス，真菌感染を除く），炎症性疾患，悪性腫瘍（白血病を除く），急性心筋梗塞，外科手術，外傷などで増加する．CRPは炎症性サイトカインの働きによって肝臓で新たに合成されるため，血中で増加するまでに一定の時間を要する．感染などで炎症が起こると5～6時間で増加し始め，1～2日で明らかな増加を示し，治癒すると5～6日で健康時の値に戻る．すなわち，体内で起こっている炎症反応とCRPには時間的なずれが存在する．したがって，臨床的には患者に急性炎症の症状が出たばかりではCRPの上昇がみられないことも経験され，逆にCRPは異常値でも炎症はほとんど終息し，抗菌薬を中止すべき時期であることも少なくない．また，重篤な患者で肝機能が著しく障害された場合にはCRPの合成ができにくくなるため，炎症反応の改善がないのに見掛け上CRPが下がってくる場合があり，注意が必要である．わが国においてCRPは細菌感染の指標として繁用されているが，CRPの動態をよく理解し，CRPに頼りすぎることなく，他の臨床指標と合わせて適切な判断を行うことが大切である．

d．プロカルシトニン（procalcitonin；PCT）

プロカルシトニンはカルシトニンの前駆物質であるが，細菌，真菌，寄生虫による重症感染症で増加する．一方，ウイルス感染では増加しにくいという特徴がある．CRPより血中濃度の上昇が早く，感染症発症後3時間ほどで上昇し始め，12時間ほどでピークに達する．ただし，軽症感染や局所感染では上昇しない場合があり，逆に重症外傷，熱中症，化学性肺炎，サイトカインストーム，新生児では重症細菌感染がなくても上昇する場合がある．臨床的には敗血症が疑われる例では，血液培養などの一連の検査に加えてプロカルシトニン

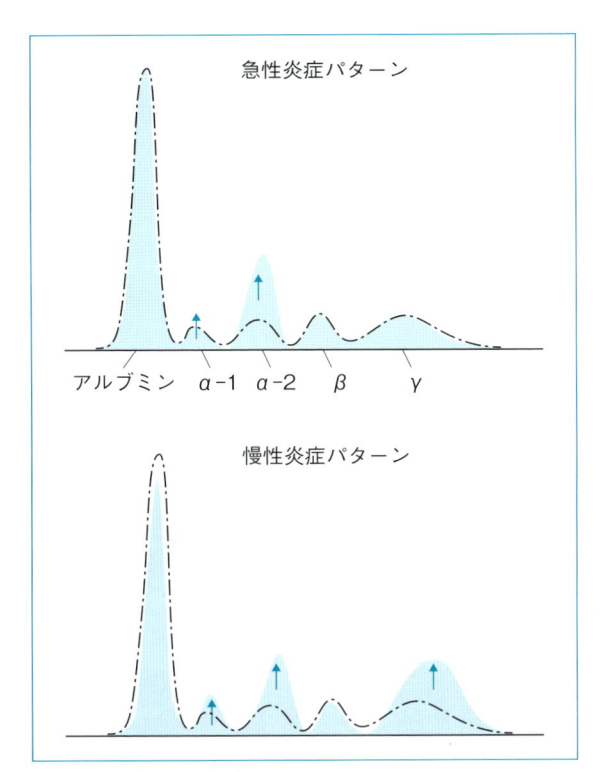

図12 蛋白電気泳動パターン

が検査される場合がある．上昇がみられれば早期からの経験に基づいた（エンピリック）抗菌薬選択と治療が開始される．

e. 血清蛋白分画

感染のときはヒト急性期蛋白の変動を反映する．まずα_1分画（α_1アンチトリプシンなど），α_2分画（ハプトグロビン，セルロプラスミンなど）が増加する．感染が慢性化すれば，免疫グロブリンが増加し，γ分画が増加する．一般に炎症反応の目安にこれらの個々の蛋白を測定することはなく，蛋白電気泳動のパターンとして解釈されることが多い（図12）．

f. 微生物関連成分の検査

1) エンドトキシン

グラム陰性桿菌由来のエンドトキシンは重篤なショックや血管内凝固症候群の原因になるため，いくつかの測定法が開発されている．エンドトキシンはカブトガニの血液中に含まれる凝固前駆物質に作用し血液を凝固させる（リムルステスト）．この反応は真菌の細胞壁成分であるβ-Dグルカンでも惹起される．したがってエンドトキシン測定の特異性を向上させるためにβ-Dグルカンの影響を受けないよう改良された測定システムが用いられている．

2) CDトキシン

クロストリジウム・ディフィシル（CD）は化学療法中や抗菌薬投与中に偽膜性腸炎を引き起こす原因となり，感染制御上も重要である．CDの培養は文字通り難しく，代わりにCDトキシンの検出が利用される．トキシンにはAとBがあり，前者は下痢などの症状を引き起こす腸管毒，Bは細胞毒である．イムノクロマト法により30分程度で検出できる．ただし，CDは健常者にも存在する．抗菌薬などで腸内細菌叢が乱れ，CDが増殖してトキシン濃度が上昇した場合に陽性となると考えられる．症状があってもテストが陰性の場合や，逆に無症状で陽性の場合もしばしば経験される．

3) β-Dグルカン

(1→3)β-Dグルカンは，菌糸型接合菌を除く真菌細胞壁の構成成分である．カンジダ，アスペルギルスなどによる深在性感染症で上昇する．ただし，*Cryptococcus neoformans*（クリプトコッカス・ネオフォルマンス）では上昇しない．近年，真菌に再分類された*Pneumocystis jiroveci*（ニューモシスチス・イエロヴェジー）肺炎（以前のカリニ肺炎）では高値を示す．感度はカンジダ症で約90％，アスペルギルスで60〜80％程度である．セルロースアセテート膜を用いている透析患者や製造過程で透析膜を用いる一部の血液製剤（アルブミン，グロブリンなど）や抗癌剤使用者で上昇することがある．(1→3)β-Dグルカンは接合菌（ムコール症）の検出はできない．また，感度はかなり改善したものの，(1→3)β-Dグルカンが陰性であることが真菌感染を必ずしも否定するものではないことを銘記すべきである．

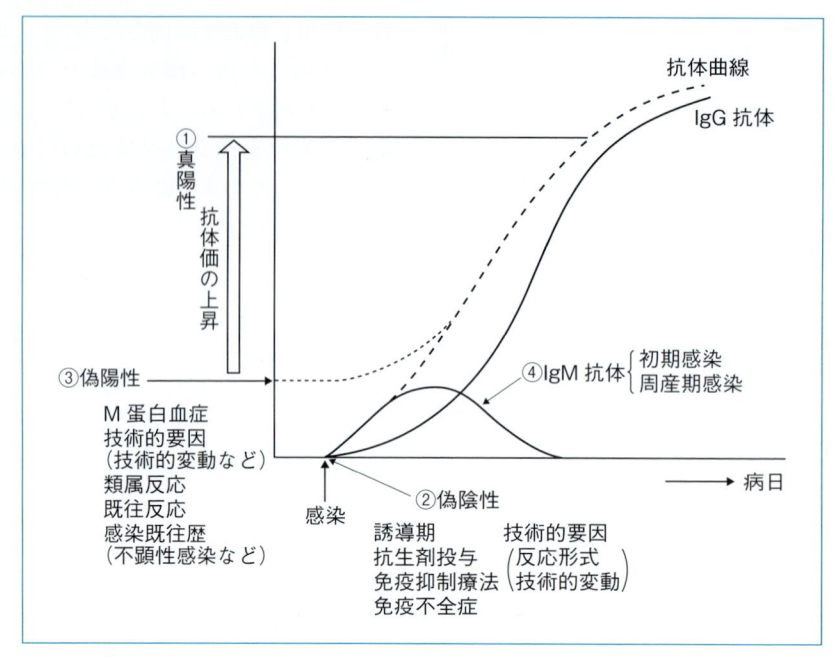

図13 感染症血清診断の概要
〔河合　忠：感染症の血清診断，目で見る検査データの考え方(44)，SRL宝函，12(2)：27-30，1988より〕

4. 免疫学的検査

　感染症診断の基本は，原因となった病原体の分離培養・同定である．しかし病原体の分離培養が困難な場合もある．患者血清中の病原体に対する抗体価検査は感染症の補助診断や免疫獲得状況の確認に有用である．補助診断として用いる場合は抗体検査は発症時と回復期の血清（ペア血清）を検査し，抗体価の変動から判断するのが通常であるが，回復期に診断しても，適時の治療には遅れてしまう．そこで各種の抗原抗体反応を利用し，抗原としての病原体の構成成分またはその代謝産物を迅速に検出する抗原検査が開発されてきた．ただし，この検査も抗原の存在を示すものの，発症している感染症の主役であるのか否かの判定には限界があり，実際には臨床症状などと合わせて診断を確定していくことになる．

a. 抗体検査

　抗体検査の意義を理解するには，感染に伴う抗体の変動を整理しておく必要がある（図13）．ある病原体に初めて感染し，その抗原に対し抗体産生が起こる場合を一次免疫応答といい，まずIgMの増加に続きIgGが増加し，その後，徐々に減少する．再び同じ病原体に感染し，それに反応する場合は二次免疫応答という．このときIgMの増加は一次免疫応答ほど強くなく，IgMの出現と同時に急激で高度のIgGの増加がみられ，このIgG抗体は高いまま長く持続する．以上より，一般によく用いられているIgG抗体を検出する抗体検査では，ある一時点の抗体の強さ（抗体価）だけでは現在感染しているかどうかの判断ができない．そこで感染初期に採取し保存しておいた血清と，回復期に採血した血清（両者の血清をペア血清という）とを同時に検査し，その抗体価の差から判断する．抗体価を血清の希釈倍数で表現する場合は，一般に4倍またはそれ以上の差があれば有意の変動とする．なお，病原体抗原に対するIgM抗体はその感染初期にのみ証明されるため，抗体価が高ければ1回の測定でも感染しているかどうかの判断には役立つ．抗体検査では常に偽陽性反応，偽陰性反応に注意する必要がある．偽陽性反応は

表17 ウイルス抗体測定法

測定方法	原理
HI（赤血球凝集抑制試験）	赤血球凝集能を有したウイルス*と検体を反応させ，この凝集能が血清中の抗ウイルス抗体によりどの程度抑制されるかどうかを測定する．
CF（補体結合試験）	ウイルス抗原と血清を反応させ補体を加え，消費されなかった補体活性を溶血反応で検出する．この方法で検出できる抗体（主にIgM）は感染後1か月で出現し，数か月で消失する．
NT（中和試験）	細胞にウイルスを接種し，血清によって感染が抑えられる（実際には対照の50%となった点）検体の希釈倍数を抗体価とする．生理的感染阻止に近い．血清型の決定にも利用できる．
FA（蛍光抗体法）	感染細胞に抗体を反応させ蛍光標識して検出する．
PA（粒子凝集法）	ウイルスをラテックス粒子に結合させ，血清で凝集が起こるか検出する．
IAHA（免疫粘着血球凝集法）	ウイルスと血清中抗体の反応による補体活性化による血球凝集を検出する．
PHA（受身赤血球凝集試験）	赤血球にウイルスを結合させ，血清と反応させて凝集をみる．
ELISA（酵素免疫測定法）	プレートに吸着させたウイルス抗原に血清を反応させ，酵素活性測定で計測する．

*赤血球凝集能を有するウイルス：インフルエンザ，パラインフルエンザ，ムンプス，アデノ，コクサッキー，エコー，レオ，ポックス，麻疹，風疹，日本脳炎，ほか

表18 ウイルスの抗体測定法別用途

疾患名	現在感染	ワクチン接種後効果判定	ワクチン接種の目安
麻疹	HIペア EIA(IgM)	HI NT	NT PA EIA(IgG)
風疹	HIペア EIA(IgM)	HI	HI
水痘	CFペア EIA-IgM	IAHA	IAHA EIA(IgG)
ムンプス	HIペア CFペア EIA(IgM)	NT EIA(IgG)	NT EIA(IgG)

（中山哲夫：その他のウイルス抗体—麻疹，風疹，ムンプス，水痘．橋本信也（監修・編集）：最新 臨床検査のABC，日本医師会，2007より）

不顕性感染，予防接種，自己抗体，異常免疫グロブリンなどで起こり，偽陰性反応は採血の時期が早すぎる場合，免疫抑制状態または免疫不全，検査の感度と特異性が低いときなどにみられる．抗体価測定の方法はいくつかの方法があり，同じ測定項目であっても方法によって基準値や論証的解釈に差異が生じる場合がある．おのおのの測定方法の特徴を知って目的や疾患によって使い分ける必要がある（表17, 18）．抗体検査は感染症を診断する目的以外にも感染既往診の確認，免疫獲得状況の評価などに用いられる．

b. 抗原検査

病原体の検出では細菌培養やウイルス分離培養が基本であるが，時間がかかることやある程度設備の整った施設でしか行えない．最近，遺伝子検出法であるPCRやLAMP法も繁用されているが，やはり専用機器が必要である．特殊な機器が不要で，患者を診療しているその場で行える検査を（point of care testing；POCT）とよぶが，病原体検出のPOCTとしてイムノクロマト法（図14）を利用した迅速診断キットが急速に普及してきた．患者の眼前で視覚的に検査結果を示すことが可能である．現在繁用されているものには，A群β溶血性連鎖球菌（咽頭スワブ），インフルエンザウイルス（咽頭〜上咽頭スワブ），アデノウイルス（咽頭スワブおよび便），肺炎球菌（尿），ヘリコバクター・ピロリ菌（尿，血清，便），ロタウイルス（便），ノロウイルス（便），HBV（血液），HIV（血液）などがある．また，検査室内で使用するものとして，培養された抗酸菌の鑑別に用いるキャピリアTB®も同様の手法を用いている．

c. その他の検査

1) IGRA（Interferon-gamma releasing assay）

ヒト型結核感染の有無の判定に用いる．被検者からヘパリン採血した血液に結核菌の抗原成分を

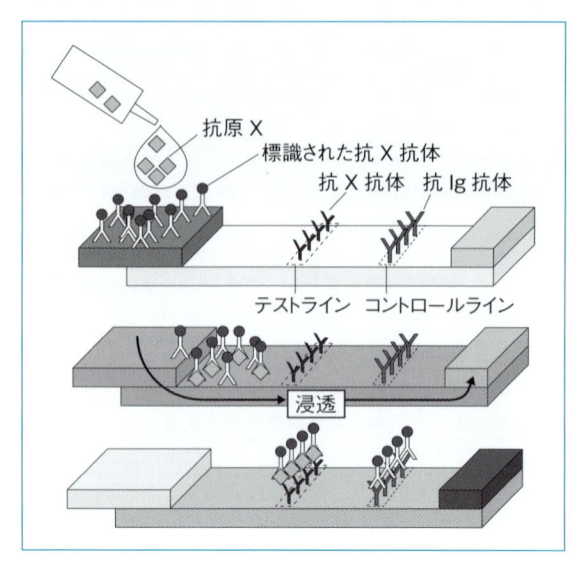

図14 イムノクロマト法模式図
抗原がある場合にテストラインが発色する．抗原がなければテストラインに標識抗体は結合せず．コントロールラインのみが発色する．

加え，リンパ球を刺激する．ヒト型結核に対する細胞性免疫がある，すなわち感染したことがある場合にはリンパ球からIFN-γが産生されるため，これをELISAにて測定する．感染がない場合，すなわち結核に対する細胞性免疫がない場合にはIFN-γは産生されない．従来，ツベルクリン反応が用いられていたが，BCG接種者では陽性に出るため，結核の接触者検診においてはツベルクリン反応検査をもとに精密検診対象者を絞り切れずに，効率が悪くなる傾向があったが，IGRAによって効率向上が期待される．ただし，現在感染しているのか，過去の感染かの判別は難しい，感染してから陽性になるまで2か月ほど時間を要すること，幼児以下では検討が不十分であるなどの問題点がある．結核の接触者検診では，過去の感染と区別するために，接触後間もなく初回のIGRAを行い，その後2か月程度で2回目のIGRAを行う方式をとっている施設もある．

2）尿素呼気テスト（urea breath test；UBT）

消化性潰瘍や胃癌の危険因子とされるヘリコバクター・ピロリ菌感染を間接的に調べる検査である．ヘリコバクター・ピロリ菌は尿素分解酵素（ウレアーゼ）をもっており，尿素をアンモニアと二酸化炭素に分解する．^{13}C－尿素を含有する検査薬を服用すると感染者では^{13}C－二酸化炭素の排出量の増加が非感染者よりも大きくなる．除菌治療の効果判定などにも用いられている．

5. 感染制御における細菌検査室の役割

a. 医療関連感染

従来，医療施設内で患者が原疾患と別に新たに罹患した感染症は院内感染（nosocomial infection）あるいは病院内感染（hospital-acquired infection）とよばれてきた．近年では，病院のみではなく老人保健施設などの医療関連施設で起こる感染も含めて医療関連感染（Healthcare-associated Infections；HAIs）とよぶ．多剤耐性菌の増加や，感染性胃腸炎，インフルエンザH1N1pdm株の流行などもあり，HAIsを減らすことの重要性が一般社会でも認識され，その要望も増大してきた．医療施設においては，抵抗力の低下した易感染者（compromised host）が高密度で存在する．

b. HAIsの発生要因

感染症発生の3大要素は，感染源，感染経路，感受性宿主の存在である．病院はこの3大要素が最も濃厚に存在する場所である．抗菌薬の長期大量投与による耐性菌や菌交代症の増加や高度医療による易感染者の増加がHAIs発生の機会を高めている．

c. 原因微生物

HAIsにおいて注意すべき病原微生物の代表的なものには以下がある．メチシリン耐性黄色ブドウ球菌（MRSA），多剤耐性緑膿菌（MDRP），多剤耐性アシネトバクター・バウマニ（MRAB），拡張型β-ラクタマーゼ（ESBLs）を保有する菌，バンコマイシン耐性腸球菌（VRE），表皮ブドウ球菌，セラチア菌，百日咳菌，結核菌，B型・C型肝炎ウイルス，ノロウイルス，HIV，HTLV-1などがある．

d. 防止対策と臨床検査技師の役割

臨床検査は感染症患者の把握，院内分離微生物と抗菌薬感受性の動向調査，職員の啓発，さらには地域医療圏における感染制御情報の交換などHAIs防止に重要な役割を担っている．

e. 感染症検査と職業感染

医師，看護師，臨床検査技師などの医療従事者は血液，喀痰，便などの感染性を有する検体を日常的に取り扱う．また，病院ではさまざまな感染症をもつ患者が診断・治療を受けており，病原体に曝露される機会も多い．実際，医療従事者は一般人よりも感染を受ける危険が高いことは幾つかの統計で示されている．肺結核では看護師は一般女性の約2～2.5倍で特に20代，30代で罹患率が高いとされる．さらに細菌検査技師，病理医も高率であることが知られている（表1, 2）．また，検査部門のなかでも血液を扱うことの多い生化学検査ではB型肝炎などの感染症の罹患率が高い傾向にある．したがって，職業感染への理解を高め，職場においてはその感染リスクを減らすよう努める必要がある．結核が疑われる検体の取り扱いにおいては安全キャビネットや空調に配慮した環境での作業が要求され，B型肝炎には予防接種を行う．また，病原体に曝露した場合の適切な事後対応によって，発症のリスクを減らすよう努めなくてはならない．職場環境の整備は検査技師個人の問題ではなく，勤務施設全体の問題であり，施設全体で取り組む必要がある．

参考文献

1) 厚生労働省平成18年人口動態統計月報年計（概数）の概況 http://www.mhlw.go.jp/toukei/saikin/hw/jinkou/geppo/nengai06/kekka3.html
   ※日本の人口動態，死因などについての統計が収載されている
2) Sugita M, et al：Acta Pathol Jpn 40：116-127, 1990
   ※病理医や病理検査技師の肺結核罹患率などの統計が調査されている
3) 升田隆雄，五十川豊治：臨床検査におけるバイオハザード．感染症学雑誌 65：209-214, 1991
   ※検査業務に伴う職業感染などについての統計と解説がなされている
4) 山口惠三，松本哲也（監訳）：免疫学イラストレイテッド微生物学．
   ※免疫学の基本について図解している
5) 山西弘一（監修）：標準微生物学 第9版．医学書院, 2005
   ※微生物学の基本についての解説がなされている
6) 橋本信也（監修・編集）：最新 臨床検査のABC．日本医師会, 2007
   ※臨床検査の基本的手技などについて項目別に解説されている
7) Tenover FC, et al：Infect Cont Epidemiol 18：426-439, 1997
   ※多剤耐性菌の拡散への対応で菌株分析に用いられるPFGE結果の解釈の目安などが記載されている

第7章 血液・造血器疾患の検査

学習のポイント

❶ 血液中には、白血球、赤血球、血小板という3種類の血液細胞（血球）が存在し、それぞれが生体内で重要な役割を果たしている．これら血液細胞を産生する器官が造血器である．造血の中心となるのは骨髄であり、さまざまな成熟段階の細胞が存在する．

❷ 血球検査には、血球計数、形態学的検査、免疫学的検査、染色体・遺伝子検査などが含まれ、血液疾患の診断、病型分類、治療の選択、予後予測に用いられている．血液疾患の診断において臨床検査は不可欠であり、中でも血球計数と形態学的検査はその基本である．検査室での血算の確認、末梢血塗抹標本の鏡検が、血液疾患発見の契機になることも多い．

❸ 血栓・止血検査には、血小板数、凝固・線溶系検査、血小板機能検査などが含まれ、出血傾向や血栓症の鑑別診断に用いられている．

本項を理解するためのキーワード

❶ 血球の分化
すべての血球は、ごく少数存在する多能性幹細胞に由来する．骨髄では、造血幹細胞に種々のサイトカインが作用し、さまざまな細胞に分化・成熟している．骨髄で成熟した細胞が末梢血中に移行するため、正常な末梢血では幼若な細胞（芽球や前骨髄球など）は認められない．

❷ 自動血球計数装置
血球計数は、通常、自動血球計数装置で測定される．自動血球計数装置では白血球分画の測定も可能だが、芽球や異常細胞が存在する場合、正確な測定ができないことに注意が必要である．自動血球計数装置で異常パターンを認めた場合は、速やかに末梢血塗抹標本の鏡検を行う．芽球の出現、著明な貧血・血小板減少など、血球検査で重大な異常を認める場合は、緊急異常値（パニック値）に該当するか確認し、必要に応じて臨床医へ連絡する．

❸ 貧血
貧血とは、末梢血中のヘモグロビン濃度が基準値以下に低下した状態の総称である．貧血はさまざまな疾患・病態で認められるため、鑑別診断が重要である．平均赤血球容積（MCV）に基づく鑑別診断が広く用いられている．末梢血や骨髄の形態所見も、鑑別診断に有用である．

❹ 造血器腫瘍の分類
造血器腫瘍は、血液細胞が腫瘍化し、増殖する疾患である．以前は形態学に基づくFAB分類が主に用いられていたが、現在は染色体転座や遺伝子異常の有無に重点を置くWHO分類第4版（2008年）が広く用いられている．臨床の場ではFAB分類とWHO分類の両方が用いられており、造血器腫瘍の診断において形態学は依然として重要である．

❺ 急性白血病
急性白血病は、造血幹細胞に遺伝子異常が生じ、分化能を失った異常な芽球（白血病細胞）が増殖する疾患である．末梢血・骨髄の形態所見は、急性白血病診断の基本となる．形態所見に加え、細胞表面マーカー検査、遺伝子・染色体検査などにより、正確な診断を行うことができる．

❻ 血栓・止血検査
生理的止血機構は、血小板が主体の一次止血、凝固が主体の二次止血に大別される．出血症状を認

める場合，血小板数，凝固スクリーニング検査（PT，APTT）が基本となる．血栓症の検査としては，FDP，Dダイマーなどがあげられる．

A はじめに

血液中には，白血球，赤血球，血小板という3種類の血液細胞（血球）が存在し，生体内で重要な役割を果たしている．これら血液細胞を産生する器官が造血器である．血液・造血器疾患には，さまざまな原因による貧血や造血器腫瘍（白血病や悪性リンパ腫），凝固異常など，多彩な疾患が含まれる．診断に必要な検査として最も重要なのは，血液学的検査である．本章では，代表的な血液学的検査（血球計数，形態学的検査）と血栓・止血検査（凝固・線溶系の検査）について解説するとともに，各検査の臨床的な意義について述べる．血液疾患の診療において，血液検査室の果たす役割は大きく，専門的な検査は診断・治療に直結する．血液・造血器疾患には数多くの疾患が含まれるが，本章を読むことで，疾患のイメージをつかんでほしい．

B 血球の分化

すべての血球はごく少数存在する多能性幹細胞に由来する．種々のサイトカインが作用することにより，さまざまな細胞に分化・成熟している（図1）．胎児期や病的状態においては肝臓や脾臓も造血能を有するが，造血の中心となるのは骨髄であり，さまざまな成熟段階の細胞が存在する．骨髄検査では，造血の基本となる細胞の異常の有無を評価することができる．成熟した後の血球については末梢血液で評価可能である．

C 造血器疾患の検査

貧血，持続する発熱，出血傾向，黄疸，リンパ節腫大，脾腫などを認めたときは，造血器疾患の可能性を考えて検査を行う．血液検査は侵襲の少ないスクリーニング検査として有用である．血球検査，生化学検査などを併せて評価する．血液塗抹標本の鏡検や骨髄検査，リンパ腫を疑う場合は画像検査〔コンピュータ断層撮影（CT）やポジトロン断層撮影（PET）など〕も有用である．本項では，血球検査と骨髄検査について述べる．

1. 血球計数

a. 自動血球計数装置

血球計数の測定は，通常，自動血球計数装置で行われ，日常診療のスクリーニング検査として頻用されている．白血球数（WBC），赤血球数（RBC），血小板数（Plt），ヘモグロビン（Hb），ヘマトクリット値（Ht），赤血球指数（MCV，MCH，MCHC）は全血球計数（complete blood cell count；CBC）と総称される．赤血球指数，特にMCVは貧血の鑑別診断に有用である（詳細は後述）．自動血球計数装置ではCBCに加えて，赤血球粒度分布幅（RDW），血小板粒度分布幅（PDW），血小板容積項目〔平均血小板容積（MPV），血小板クリット（PCT）〕，白血球分画（白血球5分類：好中球，好酸球，好塩基球，単球，リンパ球），網赤血球数の自動測定が可能である．自動血球計数装置では，電気抵抗法，光学的測定法，比色分析などを組み合わせて，各項目の測定を行っている．

b. 測定の手順

採取した血液は採血管に分注する．血球検査では一般的にEDTA（ethylenediamine tetraacetic acid）-2Kを添加した採血管が用いられる．自動血球分析装置は，採血管の検体を希釈して測定・解析し，結果を表示する．

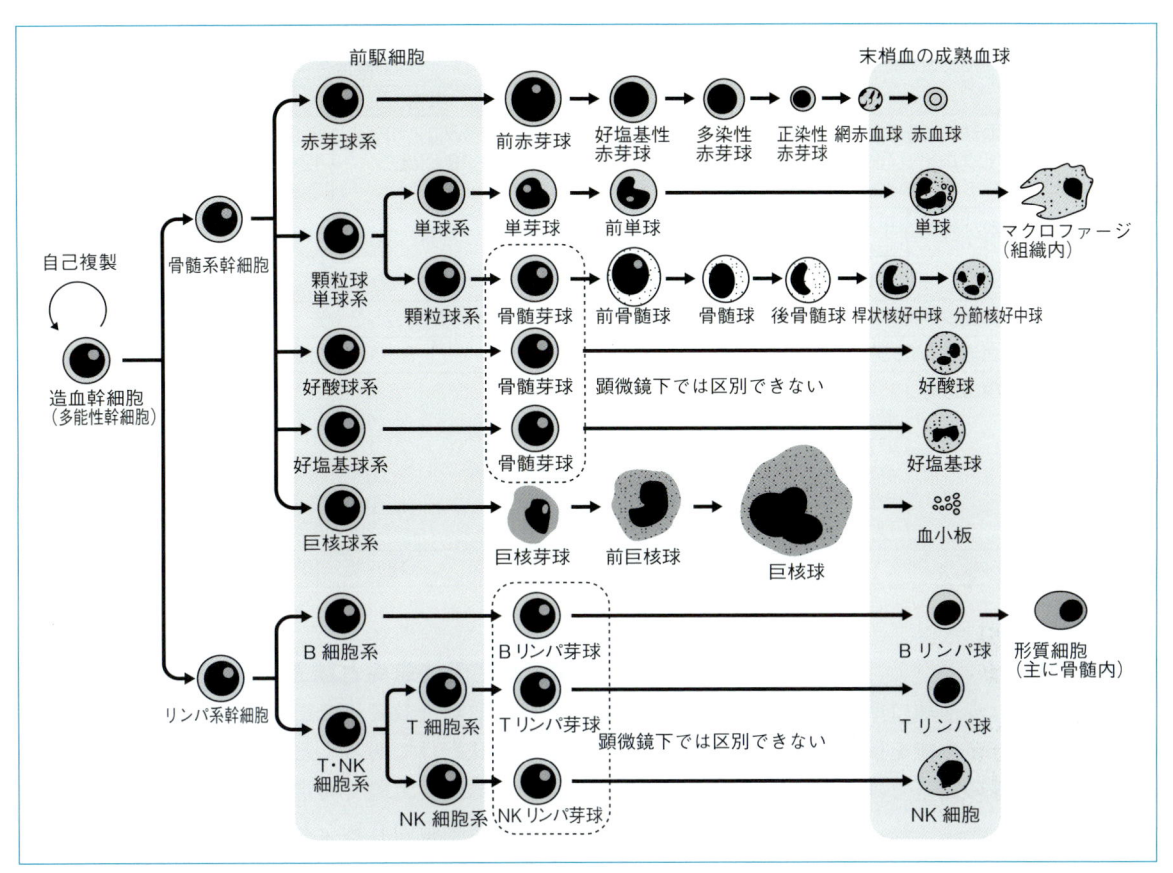

図1 血球の分化
多能性幹細胞から血球は分化する．血球の分化には，G-CSF（granulocyte-colony stimulating factor）などさまざまなサイトカインが関与している（本図ではサイトカインの作用は割愛している）．

c. 基準範囲と生理的変動

基準範囲は健常者の検査値の平均値±2SD（標準偏差）であり，全体の約95％が含まれる．厳密には地域や測定機器により異なると考えられるが，覚えにくい場合もあるため，全国各地の基準範囲とある程度の整合性をもった「学生用共通基準範囲」が設定されている（表1）．これら数値は統計学的に定義された基準範囲ではないが，臨床実習などで用いる場合には支障がないと考えられる．

1）RBC, Hb, Ht

RBC，Hbはそれぞれ，一定容積あたりの赤血球数，Hb濃度を示す．Htは全血液中に占める赤血球容積の割合である．基準範囲は性別・年齢によって異なる．出生時はかなり高い値を示すが，生後急速に低下する．小児期には成人よりも低い値を示し，性差はみられない．成人では，男性は女性に比べて高値である．高齢者では成人より低い値を示すことが多い．貧血の世界保健機関（WHO）基準は，成人男性13 g/dL以下，女性12 g/dL以下，高齢者11 g/dL以下となっている．貧血は血液疾患以外にもさまざまな疾患で認められるため，検査結果や臨床所見と総合して判断する必要がある．

RBC，Hb，Htの生理的変動は相関する．採血時間，季節，気候，食事による変動は比較的少ない．高地居住（酸素分圧低下により），脱水（循環血漿量減少により）などで赤血球数増加を認める．鉄欠乏性貧血では赤血球数減少がみられないことがあるので注意する．

表1 血液学的検査の基準範囲（日本臨床検査医学会，学生用共通基準範囲）

検査項目		基準範囲	
		男性	女性
赤血球数(RBC)		$400\sim550\times10^4/\mu L$	$350\sim500\times10^4/\mu L$
ヘモグロビン(血色素)濃度(Hb)		$14\sim18$ g/dL	$12\sim16$ g/dL
ヘマトクリット値(Ht)		$40\sim50\%$	$35\sim45\%$
赤血球指数	平均赤血球容積(MCV)	$80\sim100$ fL	
	平均赤血球ヘモグロビン(MCH)	$30\sim35$ pg	
	平均赤血球ヘモグロビン濃度(MCHC)	$30\sim35$ g/dL	
網赤血球(Ret)		$0.2\sim2.0\%$	
白血球数(WBC)		$3,500\sim9,000/\mu L$	
末梢血液像	杆状核好中球	$0\sim5\%$	
	分節核好中球	$40\sim70\%$	
	好酸球	$1\sim5\%$	
	好塩基球	$0\sim1\%$	
	単球	$0\sim10\%$	
	リンパ球	$20\sim50\%$	
血小板数(Plt)		$15\sim35\times10^4/\mu L$	

2）網赤血球

生理的変動は赤血球に準ずる．網赤血球は骨髄における赤血球産生能を反映していると考えられるが，網赤血球の比率ではなく絶対数で評価する必要がある．

3）WBC

WBCは一定容積（1 μL）あたりの白血球数である．新生児では2万/μL前後あり，以後急激に減少する．乳幼児ではリンパ球数が多い．性差，年齢差はほとんどないが，運動，食事，ストレス，寒冷曝露など，生理的条件によって変動しやすいため，基準範囲から若干外れても，すぐに異常とはいえない．白血球数は朝少なく夕方にかけて増加し，冬に高く，夏に低い傾向がある．運動後2時間以内は，好中球が血管壁在から循環血中に移動し，白血球数が増加する．同様の機序で，精神的ストレスや副腎皮質ホルモン，ACTHの分泌亢進があると好中球が増加する．

4）Plt

血小板は採血直後から凝集が始まり，なおかつ破壊されやすいので，採血手技に注意が必要である．食事摂取，運動，月経などで増加する．日内では午後が高めとなる．

d．測定の注意点と誤差要因

自動血球計数装置で正確に鑑別できるのは，正常の血球だけであることに留意する必要がある．自動血球計数装置で異常パターンを示した場合には，異常細胞の有無など，目視で確認する必要がある．スライドガラスに塗抹標本を作製し，May-Giemsa（メイ・ギムザ）染色，あるいはWright-Giemsa（ライト・ギムザ）染色を行って，顕微鏡で確認する．

芽球の出現，著明な貧血・血小板減少など，血球検査で重大な異常を認める場合は，緊急異常値（パニック値）に該当する可能性がある．血算の再測定，末梢血塗抹標本の鏡検などにより測定結果が正しいかどうか確認した後，必要に応じて臨床医へ連絡する．

自動血球計数装置は凝集した血球も1個の血球とみなすため，寒冷凝集や連銭形成が強い場合は，RBC低下，MCV上昇，Ht高値，MCH，MCHC異常高値となる．高度の乳び血液，高ビリルビン血症，著明な白血球増加では，ヘモグロビンが高値になり，MCHCが上昇する．

末梢血に赤芽球が出現した場合には，補正が必要である（血液中の赤芽球は計測時に白血球として数え込まれるため）．末梢血塗抹標本で赤芽球の存在が確認できた場合，その標本で白血球を

100個分類する間に認められた赤芽球を数え，白血球数を補正し，補正を加えたことを明記する．

血小板凝集をきたしている場合や一部の血小板異常症では，自動血球計数装置で血小板数を正確に測定できない可能性がある．初診の患者で血小板減少を認める場合や，前回値と比べて大幅な減少を認める場合には，血小板凝集や巨大血小板の可能性を考えて塗抹標本を確認する．必要に応じて目視でも算定する．EDTA依存性偽性血小板減少症にも留意する必要がある（サイドメモ参照）．

2. 末梢血液像

自動血球計数装置による白血球分類は，健常者では目視法との相関が良好であり，スクリーニング検査としての有用性は高い．しかし，異常細胞が存在する場合には正確な分類ができないことに留意が必要である．末梢血塗抹標本の正確な観察が重要であることはいうまでもない．

a. 標本の作製

スライドガラスに血液を薄く引き，染色したものが塗抹標本である．検査室では「スメア（smear）」ともよばれている．用手法あるいは自動塗抹装置で作製する．用手法ではウェッジ法が多く用いられている．塗抹後は冷風乾燥させ，普通染色（メイ・グリュンワルド・ギムザ染色，ライト・ギムザ染色など），必要に応じて特殊染色〔ミエロペルオキシダーゼ（MPO）染色やエステラーゼ染色など〕を行う．

標本を目視で観察した後，顕微鏡で弱拡大から徐々に倍率を上げて観察する．白血病や多発性骨髄腫では，肉眼的にも標本全体が青く見えることがある．標本の引き終わりに近い部分は，細胞があまり密集せず，形態を観察しやすい．

b. 正常な血球の形態

1) 赤血球

直径7〜8 μmで，中央が凹んだ扁平な円板状である．中央の薄いところは中央淡明（central pallor）とよばれる．中央淡明は直径の1/3程度であり，核はない．

2) 網赤血球

赤芽球が脱核したばかりの赤血球で，ニューメチレンブルーによる超生体染色では細胞質のRNAが網状に染色される．骨髄での赤血球産生の指標となる．

3) 白血球

赤血球よりも大きく，核をもった血球の総称である．好中球，リンパ球，単球，好酸球，好塩基球に分類される．好中球は分葉の有無で杆状核好中球と分節核好中球に分類され，細胞質に微細な二次顆粒を有する．正常な分節核好中球は，2〜5分節である．リンパ球は小型で円形のものが多いが，大型で顆粒を有するものもある．単球の核は大きくくびれを伴うなど多彩で，細胞質に空胞を伴うことが多い．好酸球では細胞質に橙色の顆粒が，好塩基球では暗紫色の顆粒が認められる．好酸球の核は2分節がほとんどである．

4) 血小板

血小板は骨髄中の巨核球から産生される．直径2〜3 μmで，円形や楕円形を呈している．無色の

サイドメモ：自動血球計数装置のピットフォール（EDTA依存性偽性血小板減少症）

- EDTA（抗凝固剤）により採血管内で血小板が凝集し，血小板数が実際よりも少なく測定される現象である．血小板減少症を認めたときは，必ず本症を念頭に置く必要がある．
- 血液塗抹標本を作製し，顕微鏡で血小板凝集像が確認できれば確定診断となる．確定診断の際，経時測定（時間をおいて血小板数を再検する）も有用である．
- 対策として，採血直後にEDTA以外の抗凝固剤の採血管（ヘパリンなど）やプレーン採血管で測定すると，正常に近い血小板数が得られる．生体内における血小板数は正常であるため，治療は不要である．
- EDTAのもつカルシウムのキレート作用により，血小板膜糖蛋白（glycoprotein；GP）Ⅱb/Ⅲaの立体構造が変化し，抗原抗体反応を介して血小板が凝集すると考えられている．

表2 骨髄検査の際に提出する検査項目

検査項目	検査の意義
有核細胞数・巨核球数の算定	計算盤を用いて細胞数をカウントする．骨髄液を採取する際，末梢血により希釈されることがあるため，結果の解釈には注意が必要である．
塗抹標本の作製（普通染色と特殊染色）	最初に普通染色で細胞形態を確認し，次に必要と思われる特殊染色を行う．急性白血病の鑑別診断において，特殊染色は必須である． 〈普通染色〉 メイ・グリュンワルド・ギムザ染色，ライト・ギムザ染色 〈特殊染色〉 ● ミエロペルオキシダーゼ（MPO）染色：骨髄系細胞で陽性となる．芽球の3％以上がMPO染色陽性の場合，急性骨髄性白血病（AML）と診断できる． ● エステラーゼ染色：単球系白血病の診断に有用である．二重染色（特異的＋非特異的エステラーゼ染色）により，顆粒球系細胞と単球系細胞を鑑別できる．単球系細胞における非特異的エステラーゼ染色は，フッ化ナトリウム（NaF）により阻害される． ・特異的エステラーゼ染色：ナフトールASDクロロアセテートを用いる．顆粒球系細胞で陽性（青色）となる． ・非特異的エステラーゼ染色：α-ナフチルブチレートを用いる．単球系細胞で陽性（茶褐色）となる． ● PAS染色：正常赤芽球では陰性，AML-M6の赤芽球では陽性．MDSの赤芽球でも陽性となることがある． ● 鉄染色：環状鉄芽球は骨髄異形成症候群（MDS）の診断に有用である．
細胞表面マーカー検査	モノクローナル抗体を用いて細胞表面抗原を検出する検査である．腫瘍細胞の細胞系統（骨髄系，Bリンパ系，Tリンパ系）を調べることができる．急性白血病や悪性リンパ腫の鑑別診断に用いられる．
遺伝子検査	PCR（polymerase chain reaction）検査が活用されている． ● 白血病キメラ遺伝子の検出：急性白血病の鑑別診断・予後予測に有用である． ● 遺伝子変異の検出：白血病の予後予測，骨髄増殖性腫瘍の鑑別診断など．
染色体分析	通常，G分染法が用いられる． 染色体異常の検出：急性白血病，MDS，悪性リンパ腫の診断・予後予測
病理検査	骨髄穿刺ではクロット標本を，骨髄生検では生検組織をホルマリン固定して提出する．

細胞質の中に赤紫色のアズール顆粒が認められる．

3. 骨髄検査

骨髄は造血の場所であり，さまざまな成熟段階の細胞が存在する．骨髄血塗抹標本の鏡検により，造血の状態の把握，異常細胞の有無など，多くの情報を得ることができる．骨髄検査は，造血器腫瘍の診断や病型分類に必須の検査である．また，貧血や白血球減少，血小板減少の鑑別診断や悪性リンパ腫の骨髄浸潤の有無を評価する際にも有用な検査である．

a. 骨髄穿刺と骨髄生検

骨髄検査には，骨髄液を吸引採取する方法（骨髄穿刺）と骨髄組織を採取する方法（骨髄生検）がある．骨髄検査で提出する検査項目を表2に示した．骨髄穿刺では，骨髄穿刺針を用いて骨髄液を吸引採取する．有核細胞数のカウント，塗抹標本の作製を行い，染色体分析，細胞表面マーカー検査，遺伝子検査など多くの検査を提出することができる．残りの凝固した骨髄液はホルマリンで固定し，クロット標本として病理検査に提出する．骨髄生検では，骨髄組織の一部を採取し，病理組織診断を施行する．細胞密度の評価，線維化の有無，リンパ腫や癌の骨髄浸潤の有無の確認に有用である．また，吸引不能（ドライタップ）や低形成性骨髄では，骨髄生検は必須である．

表3 健常成人の骨髄細胞分画

		日野らによる17例の平均値（偏差域）[*1]	Wintrobe（12例の健常男性の平均）（95%信頼区間）[*2]
有核細胞数（×10^4/μL）		18.5（10～25）	
巨核球数		130（50～150）	
M/E比			2.3（1.1～3.5）
顆粒球系（M）	骨髄芽球	0.72（0.4～1.0）	0.9（0.1～1.7）
	前骨髄球	1.19（0.4～2.2）	3.3（1.9～4.7）
	骨髄球	9.61（6.4～12.4）	12.7（8.5～16.9）
	後骨髄球	15.54（10～20）	15.9（7.1～24.7）
	杆状核球	9.77（5～12）	12.4（9.4～15.4）
	分節核球	8.25（4～15）	7.4（3.8～11.0）
	小計	45.08（40～50）	53.6（33.6～73.6）
好酸球系		3.07（1.0～5.0）	3.1（1.1～5.2）
好塩基球		0.13（0～0.4）	<0.1
赤芽球系（E）	前赤芽球	※現在用いられている分類と日野らの分類は異なるため，小計のみ記載．	0.6（0.1～1.1）
	好塩基性赤芽球		1.4（0.4～2.4）
	多染性赤芽球		21.6（13.1～30.1）
	正染性赤芽球		2.0（0.3～3.7）
	核分裂像	0.28（0～0.6）	
	小計	20.09（14～25）	25.6（15.0～36.2）
リンパ球		22.15（15～25）	16.2（8.6～23.8）
形質細胞		1.43（0.4～2.6）	1.3（0～3.5）
単球		4.03（2.8～5.4）	0.3（0～0.6）
巨核球		0.07	<0.1
細網細胞（マクロファージ）		3.92（1.8～6.4）	0.3（0～0.8）

[*1] 日野志郎：骨髄像（含，正常像）．Medical Technology 19：618，1991
[*2] Greer JP, et al（eds）：Wintrobe's Clinical Hematology, 12th ed, Williams & Wilkins, p13, 2009

骨髄穿刺は胸骨あるいは腸骨で行うが，安全性が高いこと，生検も施行できることから，腸骨で行われることが多い．骨髄生検は腸骨で行う．

b. 有核細胞数のカウントと塗抹標本の観察

骨髄液は末梢血に比べて凝固しやすいため，手際よく塗抹標本を作製し，冷風乾燥させる．有核細胞数のカウントや細胞表面マーカー用の骨髄液は，速やかに抗凝固剤（EDTA）入りスピッツで混和する．EDTAを添加した骨髄液でも塗抹標本は作製可能だが，細胞形態に変化をきたすことがあるため注意が必要である．

骨髄液を希釈し，計算盤を用いて，有核細胞数（nucleated cell count；NCC）と巨核球数を算定する．塗抹標本はまず普通染色を施行し，必要に応じて特殊染色（MPO染色，エステラーゼ染色，PAS染色，鉄染色など）を施行する．健常成人の骨髄細胞分画を表3に示した．

各系統（赤芽球系，顆粒球系，巨核球系）の細胞の分化段階については図1に示した．骨髄検査では，血球の分化段階を形態的に判断している．骨髄では，芽球→前骨髄球→骨髄球→後骨髄球→杆状核好中球→分節核好中球となるが，正常な末梢血に存在するのは杆状核好中球以降であり，末梢血に芽球や前骨髄球を認めた場合は異常所見と考える．骨髄芽球は，核クロマチンが繊細で細胞質は好塩基性，核小体明瞭で，顆粒は乏しい．前骨髄球は一次顆粒に富む．骨髄球以降では二次顆粒を認める．赤芽球系は，前赤芽球→好塩基性赤芽球→多染性赤芽球→正染性赤芽球の順に成熟する．

鏡検の際は，弱拡大から徐々に倍率を上げて観

表4 Wintrobeの赤血球指数

赤血球指数	基準範囲	表すもの	計算式 (赤血球数＝R×10⁶/μL)
平均赤血球容積(MCV；mean corpuscular volume)	80〜100 fL (fL＝10^{-15} L)	赤血球1個の容積の平均値 MCV≦80：小球性 MCV 80〜100：正球性 MCV＞100：大球性	$\dfrac{Ht(\%)\times 10}{R}$
平均赤血球ヘモグロビン量(MCH；mean corpuscular hemoglobin)	30〜35 pg (pg＝10^{-12} g)	赤血球1個に含まれるHb量の平均値	$\dfrac{Hb(g/dL)\times 10}{R}$
平均赤血球ヘモグロビン濃度(MCHC；mean corpuscular hemoglobin concentration)	30〜35 g/dL	一定容積の赤血球あたりのHb濃度 MCHC≦30：低色素性 MCHC 31〜35：正色素性	$\dfrac{Hb(g/dL)\times 100}{Ht(\%)}$

察する．最初に細胞密度(cellularity)の評価を行う．過形成，正形成，低形成性骨髄に分類される．次に，三系統(赤芽球系，顆粒球系，巨核球系)の細胞の増加・減少について評価しつつ，異常細胞の有無，形態異常の有無を確認する．芽球の増加を認めたときは，急性白血病や骨髄異形成症候群(MDS)を鑑別に考える．異形成を示唆する形態異常(好中球の偽ペルゲル核異常，多核や核不整を伴う赤芽球，分離多核巨核球など)は，MDSの診断の際に重要である．

D 赤血球の異常

貧血とは，末梢血中のヘモグロビン濃度が基準値以下に低下した状態の総称であり，さまざまな疾患が含まれる．貧血の程度によりさまざまだが，全身倦怠感，動悸，息切れなどの自覚症状が認められる．身体所見としては，眼瞼結膜や顔色の蒼白が認められる．末梢血所見では，Hb値が目安となる．本項では貧血の鑑別診断を中心に，赤血球形態も含めて概説する．

1. Wintrobeの赤血球指数

貧血の鑑別診断を行う際に有用なのが，赤血球指数である．一般にWintrobeの赤血球指数が用いられる(表4)．赤血球指数を用いた鑑別診断についてはD-3で述べる．

遺伝性球状赤血球症では，容積は基準範囲内であるが，直径は小さくなるので注意する．MCHCは一定容積の赤血球の中にあるHb濃度をw/v%(g/dL)で表した数で，Hbの飽和度を示す．正常では，Hbはほぼ飽和状態であるため，MCHCが基準範囲より高くなることはほとんどない．遺伝性球状赤血球症や寒冷凝集素症では，MCHCが35%を超えることもある．理論上，MCHCが40%以上になることはないため，その場合は測定器の異常を考慮し，Hb校正などをチェックする．

2. 赤血球の形態異常

代表的な形態異常を表5，6に示した．
[観察のポイント]
① 大きさの異常：正常赤血球の直径は7〜8μmである．大小不同の有無などを確認する．
② かたちの異常：不整形，球状など．
③ 染色性の異常：ヘモグロビン含有量により，低色素性，正色素性，高色素性に分類される．
④ 異常封入体の有無
[注意を要する形態異常]
① 破砕赤血球：重篤な病態で出現することがしばしばあるため，破砕赤血球が目立つ場合は，担当医に連絡が必要と考えられる(数値データのパニック値に相当する)．
② 有核赤血球(赤芽球)：正常な末梢血には有核赤血球は存在しない．有核赤血球を認める場合，正常造血機構の障害や反応性の産生亢進が考えられる．
③ leukoerythroblastosis(白赤芽球症)：幼若な

表5 赤血球の形態異常

名称	形態	特徴	主な病態
正常赤血球		直径7～8μmで，中央が凹んだ扁平な円板状．中央淡明は直径の1/3程度．	
菲薄赤血球		ヘモグロビン含有量が少ない赤血球．全体に淡く，中央淡明が拡大．	鉄欠乏性貧血 サラセミア 鉄芽球性貧血
球状赤血球		球状で直径がやや小さく，中央淡明が不明瞭な赤血球．	遺伝性球状赤血球症 自己免疫性溶血性貧血
楕円赤血球		楕円状	遺伝性楕円赤血球症 鉄欠乏性貧血 巨赤芽球性貧血
標的赤血球		中央部と辺縁部が濃染し，その間は淡染する．	サラセミア 鉄欠乏性貧血 閉塞性黄疸，摘脾後
鎌状赤血球		低酸素状態でヘモグロビンSが重合結晶化し，赤血球が鎌状化する．	鎌状赤血球症
破砕赤血球		赤血球が物理的にちぎれてできる．ヘルメット型，つの型など．赤血球の形の異常のうち，数値データのパニック値に相当する．	血栓性血小板減少性紫斑病（TTP），溶血性尿毒症症候群（HUS），播種性血管内凝固（DIC），弁膜症など．
涙滴赤血球		涙滴状	骨髄線維症 癌の骨髄転移
有棘赤血球		不規則な突起をもつ．	先天性β-リポ蛋白血症 肝硬変
赤血球連銭形成		コインを重ねたような形態．γグロブリンが増加した場合に生じる．	多発性骨髄腫 原発性マクログロブリン血症
赤血球凝集		MCHC異常高値の場合には，赤血球凝集の可能性を考え，末梢血を鏡検する．	寒冷凝集素症 自己免疫性溶血性貧血

表6 赤血球の異常封入体

名称	形態	特徴	主な病態
ハウエル・ジョリー（Howell-Jolly）小体		脱核のときに核（染色体）の一部が残ったもの．濃紫色の顆粒．	摘脾後，悪性貧血 MDS，サラセミア
好塩基性斑点		青色の微細な斑点が赤血球全体に認められる．	鉛中毒，悪性貧血，サラセミア，不安定ヘモグロビン，MDS
パッペンハイマー（Pappenheimer）小体		非ヘム鉄顆粒（フェリチン，ヘモジデリン）が普通染色で染まったもの．淡青色の顆粒．	鉄過剰状態，鉄芽球性貧血，MDS，摘脾後
有核赤血球（赤芽球）		骨髄で赤芽球が脱核して赤血球となるため，正常な末梢血には赤芽球は存在しない．	赤白血病（AML-M6） 溶血性貧血，悪性貧血 骨髄線維症 癌の骨髄転移
マラリア原虫		マラリアは赤血球中で繁殖するため，マラリアの診断には血液検査が必要である．ギムザ染色にはpH 7.2の緩衝液を用いる．	三日熱マラリア 熱帯熱マラリア

貧血の基準(WHO基準)

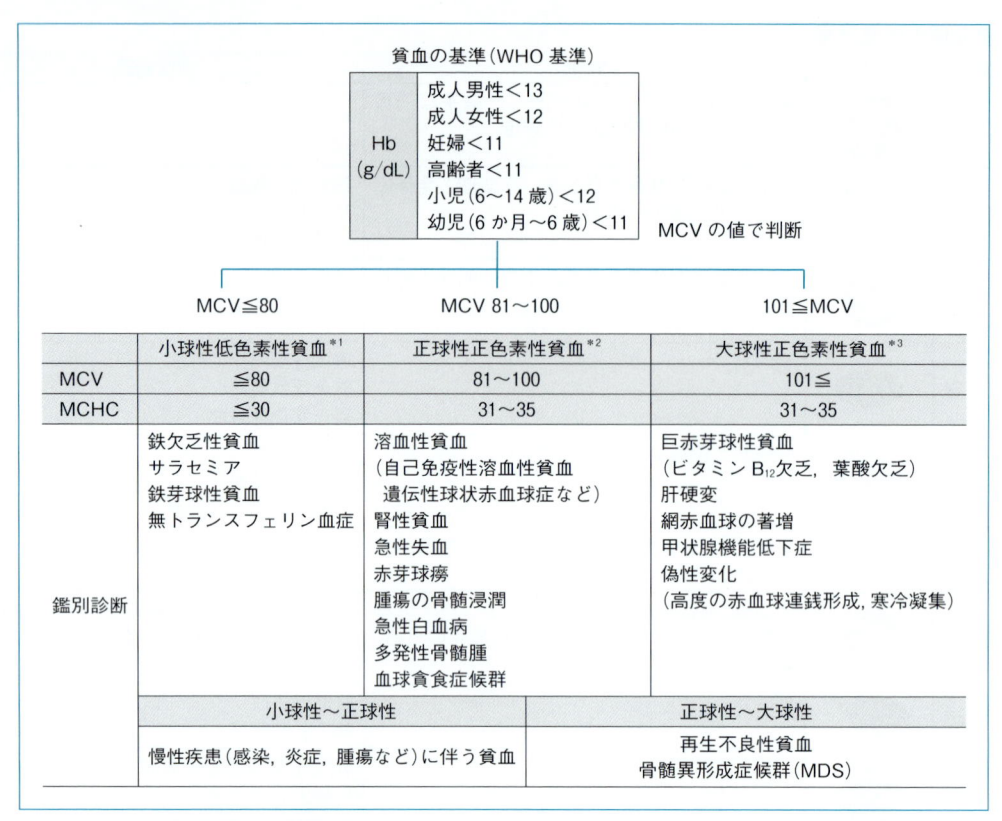

Hb (g/dL)	成人男性 <13
	成人女性 <12
	妊婦 <11
	高齢者 <11
	小児(6〜14歳) <12
	幼児(6か月〜6歳) <11

MCVの値で判断

MCV≦80　　MCV 81〜100　　101≦MCV

	小球性低色素性貧血[*1]	正球性正色素性貧血[*2]	大球性正色素性貧血[*3]
MCV	≦80	81〜100	101≦
MCHC	≦30	31〜35	31〜35
鑑別診断	鉄欠乏性貧血 サラセミア 鉄芽球性貧血 無トランスフェリン血症	溶血性貧血 (自己免疫性溶血性貧血 遺伝性球状赤血球症など) 腎性貧血 急性失血 赤芽球癆 腫瘍の骨髄浸潤 急性白血病 多発性骨髄腫 血球貪食症候群	巨赤芽球性貧血 (ビタミンB_{12}欠乏、葉酸欠乏) 肝硬変 網赤血球の著増 甲状腺機能低下症 偽性変化 (高度の赤血球連銭形成、寒冷凝集)
	小球性〜正球性		正球性〜大球性
	慢性疾患(感染,炎症,腫瘍など)に伴う貧血		再生不良性貧血 骨髄異形成症候群(MDS)

図2　MCVによる貧血の鑑別診断

[*1]: 小球性貧血の鑑別診断
　　鉄欠乏性貧血が最多である．Fe，TIBC(総鉄結合能)，フェリチンを確認する．フェリチンが低下している場合には，鉄欠乏性貧血が最も考えられる．フェリチンが増加している場合には，炎症に伴う貧血やサラセミア，鉄芽球性貧血の可能性を考える．サラセミアでは標的赤血球が認められる．

[*2]: 正球性貧血の鑑別診断
　　網赤血球数を確認する．網赤血球は比率でなく実数で評価する．網赤血球数が増加している場合は，溶血性貧血の可能性が考えられる．溶血を示唆する所見(LDH上昇，ハプトグロビン低下，間接ビリルビン上昇)がないか確認する．網赤血球数が減少している場合は，白血病やMDSなどの造血器腫瘍，腎性貧血などが考えられる．血清エリスロポエチン測定，骨髄検査が鑑別に有用である．

[*3]: 大球性貧血の鑑別診断
　　巨赤芽球性貧血が代表的である．巨赤芽球性貧血は，骨髄に巨赤芽球が出現する貧血の総称であり，ビタミンB_{12}欠乏と葉酸欠乏に大別される．大球性貧血を認める場合には，まずビタミンB_{12}と葉酸を測定する．いずれも欠乏していない場合は，MDSなどの可能性を考えて，骨髄穿刺を行う．

白血球や赤芽球が出現する病態をleukoerythroblastosisという．悪性腫瘍の骨髄転移，白血病や骨髄線維症が考えられ，重要な所見である．末梢血中で赤芽球がみられた場合には，白血球百分率にはカウントせず，出現率として表現する．

3. 貧血の鑑別診断

MCVの大きさによる鑑別診断は非常に有用である．貧血の鑑別診断を図2に示した．

年齢により，貧血の基準が異なることに留意する必要がある．正球性正色素性貧血をきたす疾患は数多く存在するが，小球性貧血や大球性貧血をきたす疾患は多くはない．そのため小球性・大球性貧血の場合には，これらの疾患を鑑別する検査を行う．小球性貧血ではフェリチン，大球性貧血ではビタミンB_{12}や葉酸は欠かせない検査である．小球性貧血の場合，鉄欠乏性貧血と慢性炎症に伴

う貧血のいずれも血清鉄が低値となるが，血清フェリチンも低下するのは鉄欠乏性貧血だけである．巨赤芽球性貧血では MCV120 前後とかなり大きく，血清 LDH が著明な高値であることが多い．一方，MDS では，大球性貧血であっても MCV は 100 を少し超える程度であり，血清 LDH も軽度高値にとどまることが多い．血液検査で確定診断に至らない場合は必要に応じて骨髄検査を行うが，MDS と再生不良性貧血のように，骨髄検査でも鑑別診断が難しいことはしばしばある．

鉄欠乏性貧血の場合は鉄剤を，ビタミン B_{12} 欠乏性貧血ではビタミン B_{12} を補充すれば，著明な改善が認められる．一方で MDS では化学療法，再生不良性貧血では免疫抑制療法など，診断に応じて特殊な治療が必要となる疾患もある．適切な治療を行うためには，正確な診断が重要である．

4. 多血症の鑑別診断

多血症あるいは赤血球増加症は以下のように定義される．
- 男性：Hb 18 g/dL 以上，Ht 51% 以上，あるいは RBC 600 万/μL 以上
- 女性：Hb 16 g/dL 以上，Ht 48% 以上，あるいは RBC 550 万/μL 以上

循環赤血球量の増加や血液粘稠度の亢進などによって，頭痛，めまい，ほてりなどの症状を認める．血栓傾向を呈して脳梗塞や心筋梗塞を生じる場合もある．

さらに多血症は以下のように分類される．
① 絶対的赤血球増加症（本当に循環赤血球量が増えている）
- 真性多血症：骨髄増殖性腫瘍（後述）に分類される造血器腫瘍である．
- 二次性多血症：エリスロポエチン産生腫瘍，高地滞在，左右シャントを伴う先天性心疾患．
② 相対的赤血球増加症（循環血漿量の減少により相対的に赤血球濃度が上昇している）
- 脱水，ストレス多血症など．

E 白血球の異常

1. 白血球数の異常

白血球数の基準範囲は 3,500〜9,000/μL である．白血球増加症は 10,000/μL 以上，白血球減少症は 3,000/μL 以下が目安となる．白血球数の異常を認める場合は，白血球分画のうち何が増加あるいは減少しているのかを確認する必要がある．また，好中球減少，リンパ球増加などの判断は，絶対数（白血球数×分画の比率）で行う．白血球数の異常をきたす疾患を表7 に示した．

白血球の著明な増加（数万/μL 以上）を認める場合は，急性白血病が強く疑われる．芽球や異型細胞を認める場合も，造血器腫瘍が疑われる．好中球増加の場合，反応性の増加である場合が多い．左方移動の有無も確認する．幼若な顆粒球が出現している場合は，慢性骨髄性白血病（CML）などの造血器腫瘍も鑑別にあがる．好塩基球増加は CML に特徴的である．リンパ球増加はウイルス感染症であることが多いが，慢性リンパ性白血病（CLL）などのリンパ系腫瘍も鑑別にあがる．好中球減少を認める場合は，必ず薬剤性好中球減少症の鑑別が必要である．好中球減少で発症する白血病もあるため（特に APL でしばしば認める），急な発症の好中球減少症を認めた場合には，必ず骨髄検査で評価を行う．

2. 白血球の形態異常

代表的な形態異常を表8 に示した．以下は特に重要な所見である．
① 芽球の出現：芽球は，光学顕微鏡で識別できる最も幼若な造血細胞である．芽球が末梢血に認められた場合は，ごく少数であっても（たとえば1%であっても）異常所見である．
② アウエル（Auer）小体：急性骨髄性白血病（AML），MDS など骨髄系の腫瘍のみで認められる．急性リンパ性白血病（ALL）では認められない．Auer 小体は，末梢血所見から AML

表7 白血球数の異常をきたす疾患・病態

血球の種類	疾患・病態
白血球増加(異常細胞の増加)	芽球が増加している場合は急性白血病やMDSを疑う. 前骨髄球の増加があれば,急性前骨髄球性白血病(APL)を疑う.
好中球増加(≧7,500/μL)	感染症,炎症,手術,喫煙,薬剤性(ステロイド,G-CSFなど),悪性腫瘍(肺癌など),慢性骨髄性白血病(CML),骨髄増殖性腫瘍など
好中球減少(≦1,800/μL)	先天性血液疾患(コストマン(Kostmann)症候群,ダイヤモンド-ブラックファン(Diamond-Blackfan)症候群など),後天性血液疾患(急性白血病,MDS,再生不良性貧血,ビタミンB_{12}欠乏,葉酸欠乏など),薬剤性(抗甲状腺薬など),化学療法(抗癌剤投与),放射線照射,敗血症,脾機能亢進症など
リンパ球増加(≧4,000/μL)	ウイルス感染症,慢性リンパ球性白血病(CLL)など
リンパ球減少(≦1,000/μL)	先天性免疫不全症(重症複合型免疫不全症など),再生不良性貧血,感染症,ステロイド投与,化学療法,自己免疫疾患,悪性腫瘍,AIDSなど
単球増加(≧800/μL)	急性骨髄単球性白血病(AML-M4),急性単球性白血病(AML-M5),慢性骨髄単球性白血病(CMMoL),感染症,化学療法後の骨髄抑制からの回復期など
好酸球増加(≧500/μL)	アレルギー性疾患(気管支喘息,アトピー性皮膚炎など),寄生虫疾患,感染症,自己免疫疾患,好酸球肺浸潤症候群(PIE),CMLなど
好塩基球増加(≧200/μL)	CMLなど

表8 白血球の形態異常

名称	形態	特徴	主な病態
芽球の出現		核/細胞質比(N/C比)大 核網繊細核小体が明瞭 細胞質の顆粒が乏しく塩基性が強い	芽球が末梢血に認められた場合はわずかでも異常所見である. 急性白血病 MDSなど.
Auer小体 (図はfaggot細胞のイメージ)		白血病細胞の細胞質にみられるピンク色,針状の封入体.アズール好性顆粒の結晶化したもの.	AML,MDSなど. Auer小体の束を含む細胞はfaggot細胞とよばれ,APLでしばしば認められる.
左方移動		桿状核好中球の比率が増えることを指す.	感染症,CMLなど.
過分葉核好中球		6分葉以上	巨赤芽球性貧血 MDSなど
Pelger-Huët核異常	下図と類似	顆粒球の核が2分節までの稀な先天性異常	先天性(常染色体優性遺伝)
偽Pelger-Huët核異常		核は2分節まで,核葉は類円形.Pelger-Huët核異常に類似した後天的な核異常.	MDS,AMLなど. MDSの診断の際に重要.
好中球の中毒性顆粒		正常好中球に比べて大きく強く染まる顆粒を認める.	重症感染症 炎症性疾患
異型リンパ球		細胞は大型化 N/C比小さい 核小体は明瞭 細胞質の塩基性が強い	ウイルス感染症などで反応性に出現する異常なリンパ球. 伝染性単核球症など.
leukoerythroblastosis (白赤芽球症)		正常な末梢血には認められない.顆粒球系幼若細胞と赤芽球が出現すること.	悪性腫瘍の骨髄転移 白血病 骨髄線維症など

を疑うきっかけになる所見の1つである.
③ 偽 Pelger-Huët(ペルゲル-ヒュー)核異常:
MDS 診断に有用な所見である. 末梢血所見から MDS を疑うきっかけとなる.

3. 造血器腫瘍の診断

a. 造血器腫瘍の分類

造血器腫瘍は, 血液細胞が腫瘍化し, 増殖する疾患である. 血液細胞に遺伝子異常が生じ, 腫瘍性増殖をきたした結果, 白血病や悪性リンパ腫などの病態を引き起こす.

造血器腫瘍の疾患分類は, 診断・治療の比較・標準化において, 極めて重要である. 以前は形態学に基づくFAB分類がその中心であったが, 現在は最新の分子細胞生物学的研究の成果を反映したWHO分類が重視されている.

1) FAB(French-American-British)分類

1976年に提唱された古典的な分類であり, 形態学に基づく. WHO分類に比べて簡便であり, 現在も用いられている.

2) WHO分類

分子生物学の発展を基礎に, 染色体転座や遺伝子異常の有無に基づく分類に比重が置かれている. 現在, 主に用いられているのは第4版(2008年)である. WHO分類第4版に基づく造血器腫瘍の分類を表9に示した.

臨床の場ではFAB分類とWHO分類の両方が用いられているが, WHO分類は細分化され複雑であるため, 学生レベルではまずFAB分類を理解するのが望ましい. 以降, 急性白血病とMDSに関してFAB分類も含めて解説する.

b. 急性白血病の診断

急性白血病とは, 造血幹細胞に遺伝子異常が生じ, 分化能を失った異常な芽球(白血病細胞)が増殖する疾患である. 芽球の増加に伴って, 正常造血が抑制され, 好中球減少, 貧血, 血小板減少をきたす. 急性白血病の場合, 発熱・全身倦怠感な

表9 造血器腫瘍のWHO分類
(第4版に基づく, 主な疾患を挙げた)

分類	系統
急性骨髄性白血病(AML) ・遺伝子異常や形態異常の有無などで細かく分類(表11参照)	骨髄系腫瘍
骨髄異形成症候群(MDS) ・芽球の比率や異形成の有無などにより細かく分類	
骨髄増殖性腫瘍(MPN) ・慢性骨髄性白血病(CML) ・真性赤血球増加症(PV) ・本態性血小板血症(ET) ・骨髄線維症(MF) 他	
骨髄異形成/骨髄増殖性腫瘍(MDS/MPN) ・慢性骨髄単球性白血病(CMML) 他	
BおよびT前駆細胞の腫瘍 急性リンパ性白血病(ALL)はここに該当する ・Bリンパ芽球性白血病/リンパ腫 　(B-ALL/LBL) ・Tリンパ芽球性白血病/リンパ腫 　(T-ALL/LBL)	リンパ系腫瘍
成熟B細胞性腫瘍 成熟B細胞由来の非ホジキンリンパ腫と多発性骨髄腫が該当 ・びまん性大細胞型B細胞性リンパ腫(日本で最多) ・濾胞性リンパ腫 ・MALTリンパ腫 などの非ホジキンリンパ腫 ・形質細胞腫瘍(多発性骨髄腫など)	
成熟T・NK細胞性腫瘍 成熟T細胞やNK細胞由来の非ホジキンリンパ腫が該当 ・成人T細胞白血病/リンパ腫(ATLL) 他	
ホジキンリンパ腫	

どの感冒様症状や出血傾向を主訴に医療機関を受診し, 診断されるケースが多い. 末梢血塗抹標本で芽球を多数認める場合, 急性白血病でほぼ間違いないが, 治療方針の決定のためには正確な診断が不可欠であり, 骨髄穿刺はまず行うべき検査である.

急性白血病の診断において, 骨髄塗抹標本の鏡検は最も早く施行でき, 診断の基本となる検査である. 形態学的所見に加えて, 細胞表面マーカー検査(腫瘍細胞の系統を調べる検査), 遺伝子検査(白血病のキメラ遺伝子や遺伝子変異などを調べる検査), 染色体分析(染色体異常を検出する検査)などを用いて, 総合的に診断する.

表10 急性白血病のFAB分類

急性骨髄性白血病(AML): 芽球の光顕MPO陽性率3%以上. ただし, M0, M5a, M6b, M7ではMPO陰性	
M0	光顕MPO陰性. 電顕MPO陽性あるいは免疫MPO陽性. 骨髄系マーカー(CD13, CD33)陽性
M1	芽球が90%以上を占める. 分化傾向に乏しい.
M2	芽球が90%未満. 分化傾向を認め, 前骨髄球以降が10%以上. 一部にt(8;21)を認める.
M3	多数の粗大なアズール顆粒を有する前骨髄球様細胞の増加. Auer小体の束を有するfaggot細胞. t(15;17)を認める.
M4	骨髄系と単球系の混在. 単球系細胞は20%以上. ※M4-Eoは異常好酸球の増加を伴う.
M5	単球系細胞が80%以上. 非特異的エステラーゼ染色陽性と血清リゾチーム上昇が診断に有用. ※M5aとM5bに細分化され, M5bのほうが成熟傾向. M5aでは, しばしば光顕MPO陰性.
M6	赤芽球が50%以上. 芽球がNEC(非赤芽球骨髄有核細胞)の30%以上. PAS染色陽性
M7	光顕MPO陰性. 電顕的血小板ペルオキシダーゼ反応(PPO)陽性. 細胞質に突起を認める.
急性リンパ性白血病(ALL): 芽球の光顕MPO陽性率3%未満	
L1	小型で均一, 細胞質は狭い(N/C比高い). 一般に, 小児に多く, 比較的予後は良好.
L2	大型で大小不同, 細胞質は広い(N/C比やや低い). 一般に, 成人に多く, 予後は不良.
L3	大型でN/C比は小さい. 細胞質は好塩基性, 空胞形成, 核小体明瞭. バーキット白血病である.

表11 急性白血病のWHO分類(FAB分類との対応を示した)

急性骨髄性白血病(AML)	
特定の染色体異常を伴うAML	t(8;21)(q22;q22)を有するAML(M2に含まれる) inv(16)(p13q22)を有するAML(M4Eoに相当) t(15;17)(q22;q12)を有するAML(M3に相当) など
多系統の形態異常を伴うAML	MDSから移行したAML, 多系統の形態異常を伴う初発AML
治療関連AML(またはMDS)	アルキル化剤関連AML, トポイソメラーゼⅡ関連AML, その他の治療関連AML
以上に該当しないAML	最未分化型AML(M0相当), 未分化型AML(M1相当), 分化型AML(M2相当) 急性骨髄単球性白血病(M4相当), 急性単球性白血病(M5相当) 急性赤白血病(M6相当), 急性巨核芽球性白血病(M7相当) 急性好塩基球性白血病, 骨髄線維化を伴う急性汎骨髄症, 腫瘤形成性AML
急性リンパ性白血病(ALL)	
Bリンパ芽球性白血病/リンパ腫(B-ALL/LBL)	
特定の染色体異常を伴うB-ALL: t(9;22)(q34;q11.2)を有するB-ALL など	
Tリンパ芽球性白血病/リンパ腫(T-ALL/LBL)	

急性白血病のFAB分類を表10, FAB分類とWHO分類の対比を表11に示した. FAB分類では芽球が骨髄全有核細胞(ANC)の30%以上の場合をAMLと診断していたが, WHO分類では末梢血や骨髄の芽球が20%以上の場合をAMLとしている. 現在はWHO分類に準じて, 芽球20%以上でAMLと診断するのが一般的と思われる. ミエロペルオキシダーゼ(MPO)染色陽性であればAMLと診断される. MPO染色陰性の場合は, ALLあるいは一部のAML(M0, M7, 単球系)が考えられる. 前骨髄球の増加, faggot細胞が認められれば, APLが考えられる. APLなど, 特定の染色体転座を有する白血病では, 染色体転座やキメラ遺伝子の検出が確定診断に有用である.

ALLの場合, WHO分類では骨髄の芽球25%以上が目安となっている. ALLのFAB分類は, 現在はあまり使われていない. 特定の染色体転座を有するALLでは, 染色体転座やキメラ遺伝子の検出が確定診断に有用である. フィラデルフィア染色体(Ph染色体)陽性のALLは予後不良である.

図3に, 細胞の分化段階とFAB分類, WHO分類の関連を示した.

急性白血病の場合, 確定診断後は速やかに化学療法を行う. 骨髄中の芽球が5%以下になった状態を形態学的完全寛解とよぶ. 寛解が長期間持続

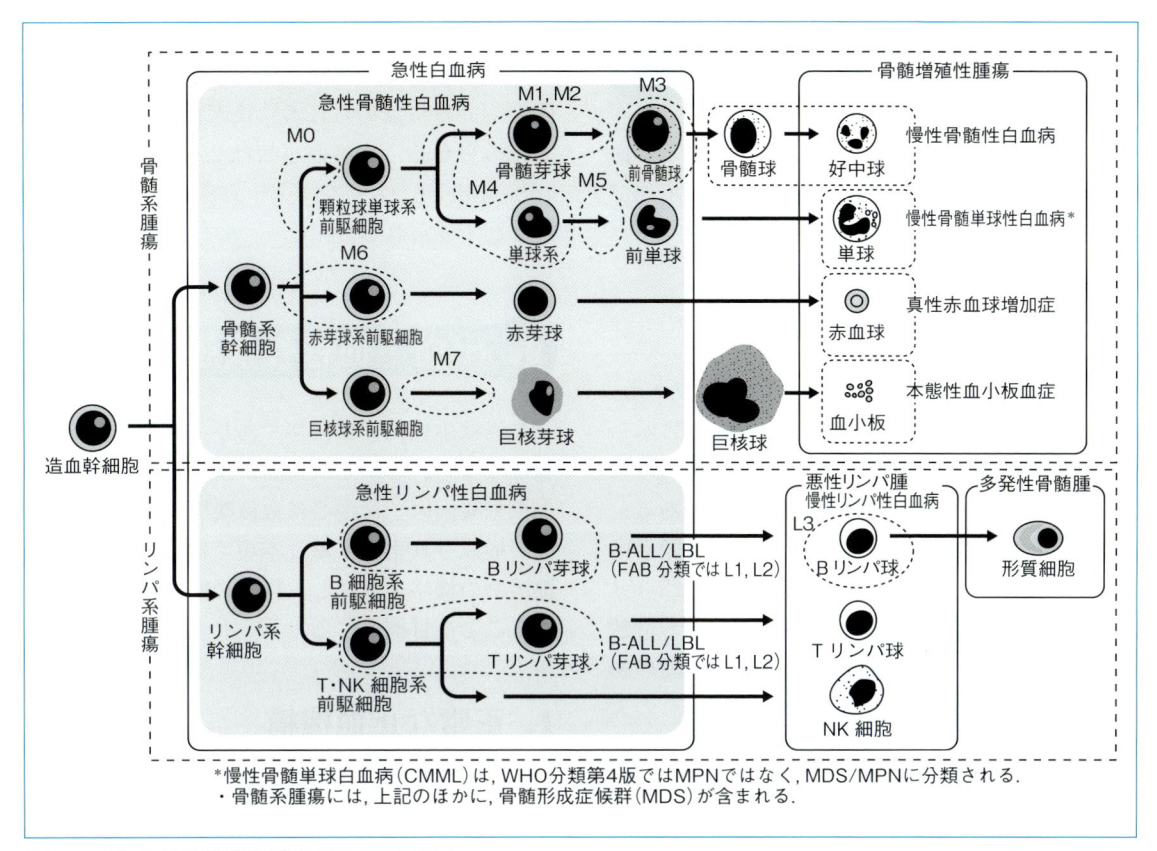

図3　細胞の分化段階と造血器腫瘍の分類

すれば，治癒につながると考えられる．化学療法後のモニタリングの際にも，臨床検査は大きな役割を果たしている．骨髄塗抹標本の鏡検，細胞表面マーカー検査，遺伝子検査は病勢の評価に有用である．

c. 骨髄異形成症候群の診断

MDSは，中高年に好発する，異常造血幹細胞によるクローン性疾患である．臨床的には，無効造血による血球減少と前白血病状態を特徴とする．約1/3がAMLに移行する．FAB分類では芽球が20％以上30％未満の場合をRAEB-tとしていたが，WHO分類ではRAEB-tはなくなり，AMLに含まれるようになった．

MDSの診断に際しては，芽球の比率と異形成の有無が重要である．MDSで特徴的な形態異常として，好中球の偽Pelger-Huët核異常，脱顆粒，分離多核巨核球や微小巨核球があげられる．また，染色体異常の有無も，診断や予後予測に際して重要である．

d. 悪性リンパ腫の診断

リンパ系腫瘍は，リンパ系細胞（B細胞，T細胞，NK細胞）に遺伝子変異が生じ，腫瘍性増殖をきたす疾患である．悪性リンパ腫は成熟リンパ系腫瘍であり，腫瘍細胞がリンパ節などで増殖し，腫瘤などの病変を形成するものである．非ホジキンリンパ腫とホジキンリンパ腫に大別される．悪性リンパ腫の診断には，腫瘍の病理組織診断が最も重要であるが，腫瘍細胞の細胞表面マーカー検査，FISH（fluorescence *in situ* hybridization）法，染色体分析なども診断に有用である．病変の広がりは，画像検査（CT，PETなど）や骨髄検査で評価する．骨髄浸潤の有無はリンパ腫の予後因子の1つであり，骨髄塗抹標本の鏡検は重要である．

F 血小板の異常

血小板の主な役割は止血(一次止血)である。血小板減少では出血傾向を呈し,逆に血小板増加では血栓傾向に傾く。

1. 血小板数の異常

血小板数の基準範囲は $15〜35×10^4/\mu L$ である。血小板数の異常をきたす疾患・病態を表 12 に示した。血小板減少を認めたときには,まず EDTA 依存性偽性血小板減少症を除外する必要がある。健康診断で指摘された血小板減少症が,実際には EDTA 依存性偽性血小板減少症(→p.87:サイドメモ)であることは,しばしば経験する。自動血球計数装置で血小板減少を認めたとき,当該施設での初回の測定値である場合,あるいは前回値からの大幅な減少を認める場合は必ず目視で確認する。巨大血小板が多く存在する場合も,自動血球計数装置では正確に測定できないため目視で確認する。

血小板増加の原因は,血液疾患と反応性に大別される。血液疾患の場合,本態性血小板血症や CML などが含まれ,血小板数は 100 万/μL を超えることもある。一方,炎症などに伴う反応性の増加の場合は,数十万/μL にとどまることが多い。

2. 血小板の形態異常

正常な血小板の直径は $2〜3\mu m$ である。$4\mu m$ 以上は大型血小板,赤血球の直径($8\mu m$)より大きいものは巨大血小板とよばれる。大型血小板は幼若な血小板が多いとされている。巨大血小板は,先天性疾患では May-Hegglin(メイ・ヘグリン)異常,Bernard-Soulier(ベルナール・スーリエ)症候群で高率に認められる。後天性では MDS などで認められる。小型血小板は $2\mu m$ 以下で,Wiskott-Aldrich(ウィスコット・アルドリッチ)症候群などでみられる。

G 出血・血栓性疾患の診断

血液は生体内では流体であり,凝固することは通常はない。しかし,血管が損傷を受けると,血小板や凝固因子を中心に血液凝固機序が働き,血栓が形成され止血する。本項では,血小板や凝固線溶系の機序を理解し,検査の臨床的意義を把握することを目標とする。

1. 正常な止血機構

止血機構は,一次止血と二次止血に大別される。血栓を除去するための生理作用が線溶現象である。血液凝固機転について図 4 に示した。

1) 一次止血

血管が傷害を受けると,その収縮反応とともに,内皮下組織に流血中の血小板が粘着し,凝集塊を形成する。この血小板血栓による止血を一次止血とよぶ。

2) 二次止血

血管損傷が生じると,組織因子(TF)などが活性化され,各種凝固因子も活性化を受けて,トロンビンが形成される。トロンビンはフィブリノゲ

表12 血小板数の異常をきたす疾患・病態

血小板増加	血液疾患	CML,本態性血小板血症,真性多血症,骨髄線維症
	反応性	出血,慢性感染症,血小板減少症からの回復期(抗がん剤治療後など),脾摘,鉄欠乏性貧血,手術後
血小板減少	産生低下	再生不良性貧血,MDS,急性白血病,巨赤芽球性貧血,悪性腫瘍の骨髄転移,ウイルス感染,抗がん剤投与後,薬剤性血小板減少症,放射線照射
	破壊の亢進	ITP,DIC,TTP,HUS,膠原病,脾機能亢進症
	血小板の偽低値	EDTA 依存性偽性血小板減少症,採血・保存不良による血小板凝集,巨大血小板の増加

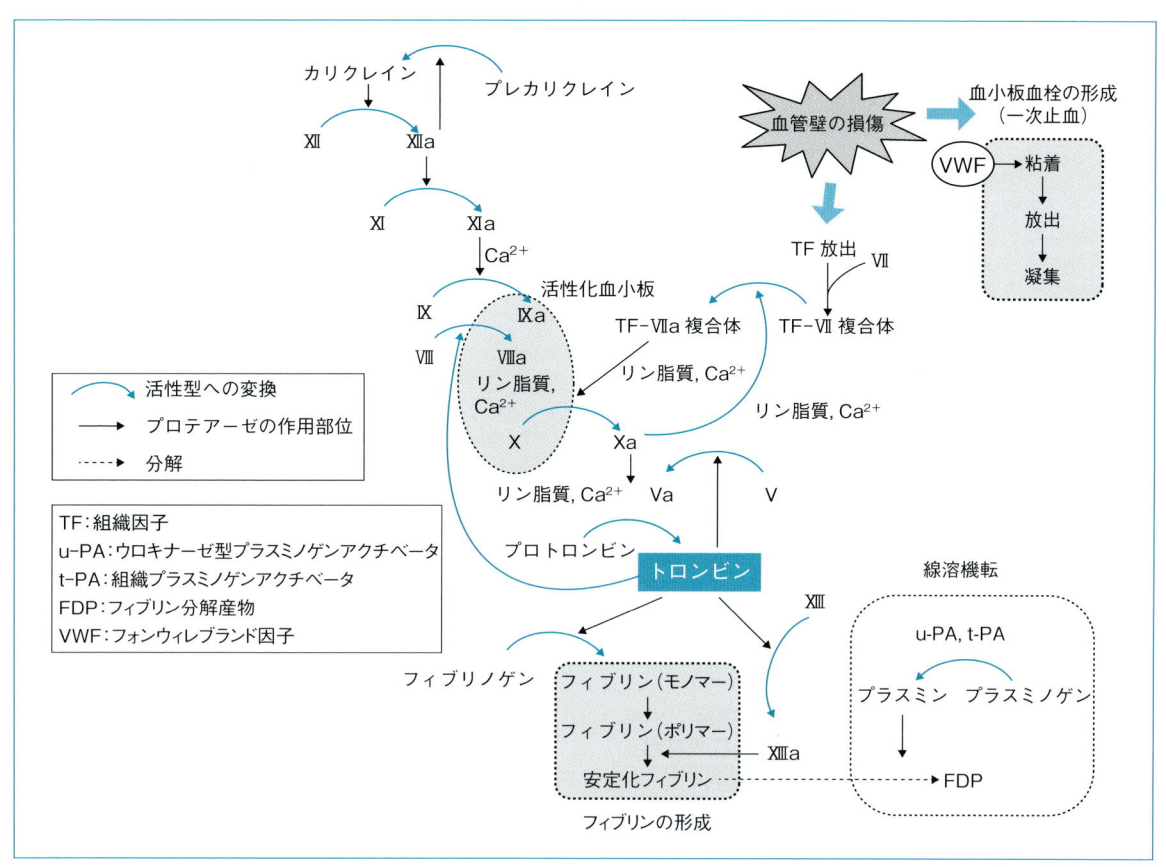

図4　血液凝固機転
血小板血栓（一次血栓）の形成と凝固系の亢進は同時に進行する．凝固系の活性化によって生じたトロンビンは，フィブリノゲンをフィブリンに変換し，強固な二次血栓を形成する．並行して，血小板を活性化する．

ンをフィブリンに変換して，安定なフィブリン血栓が形成される．これを二次止血とよぶ．

3）線溶亢進

血栓により止血が行われるが，最終的にはこれを除去する必要がある．そのための生理作用が線溶現象である．プラスミンがプラスミノゲンから生成され，フィブリンを徐々に溶解する．

2. 出血性疾患診断へのアプローチ

出血性疾患は出血を主徴とする疾患の総称である．血小板減少などのデータ異常をきっかけに診断されることもあるが，出血症状を主訴に受診し，診断されることが多い．止血機序の主な因子は，血管内皮細胞，血小板，凝固因子，線溶系因子であるが，これらが破綻すると出血をきたす．出血性疾患は，これら4つの因子の先天性疾患および後天性疾患で分類，整理できる．出血傾向をきたす疾患を**表13**に示した．

a. 問診での確認事項

・出血の部位と性状：点状出血，紫斑，関節内出血など．
・時期：いつから始まったか？
・誘因の有無
・家族歴の有無
・服薬歴の有無

b. 出血傾向のスクリーニング検査

日常診療における出血性疾患のスクリーニングには，問診に加え，血小板数，PT，APTTが基本

表13 出血傾向をきたす主な疾患

1. 血小板異常
    1) 血小板減少症
        先天性：Fanconi貧血，May-Hegglin異常，Wiskott-Aldrich症候群など
        後天性：特発性血小板減少性紫斑病(ITP)，再生不良性貧血，骨髄異形成症候群，急性白血病，血栓性血小板減少性紫斑病(TTP)，播種性血管内凝固症候群(DIC)，薬剤，ウイルス感染症，脾腫など
    2) 血小板機能異常症
        先天性：血小板無力症，Bernard-Soulier症候群，storage pool病
        後天性：骨髄増殖性腫瘍，薬剤(アスピリンなど)，尿毒症
2. 血管壁の異常
    先天性：Ehlers-Danlos症候群など
    後天性：単純性紫斑，老人性紫斑，Schönlein-Henoch紫斑病，ステロイド長期投与
3. 凝固系の異常
    1) 凝固因子活性の低下
        先天性：血友病A，血友病B，von Willebrand病，その他の凝固因子欠乏症
        後天性：肝臓疾患，ビタミンK欠乏症，薬剤(ヘパリン，ワルファリンなど)
    2) 凝固因子に対する抗体：凝固因子インヒビターなど
4. 線溶系の異常
    先天性：先天性PAI-1欠損症，先天性α2-PI欠損症など
    後天性：急性前骨髄球性白血病，前立腺癌などに伴うDIC，t-PAあるいはウロキナーゼ投与時など

表14 出血・凝固検査のスクリーニング項目
(日本臨床検査医学会，学生用共通基準範囲)

検査項目		基準範囲
血小板数(Plt)		$15〜35×10^4/\mu L$
出血時間		5分以下
プロトロンビン時間(PT)	PT秒	10〜12秒
	PT%	70〜130%
	PT-INR	0.9〜1.1
活性化部分トロンボプラスチン時間(APTT)		30〜40秒 (または基準対照の±5秒)
フィブリノゲン		200〜400 mg/dL
フィブリン分解産物(FDP)		$5.0 \mu g/mL$ 以下
Dダイマー		$1.0 \mu g/mL$ 以下

である．各検査の基準範囲を**表14**に示した．また，出血傾向の鑑別診断のフローチャートを**図5**に示した．出血時間(Duke法)は術前検査として用いられているが，信頼性の問題と，PT・APTT・血小板数により出血の危険性を評価できることから，重要性が低くなりつつある．

1) 血小板数

血小板数は通常，自動血球計数装置で測定され，基準範囲は15万〜35万/μLである．一般に血小板数5万/μL 以上では，血小板減少による重篤な出血を認めることはない．血小板数1万/μL 未満では，しばしば重篤な出血を認めるため，血小板輸血を必要とする．

注意点としては，①血小板減少を認める場合には，EDTA依存性偽性血小板減少症の鑑別が必要である．②巨大血小板を認める場合は自動血球計算装置で正確に測定できない可能性がある，ということが挙げられる．これらの鑑別の際，末梢血塗抹標本の鏡検が有用である．大型血小板および白血球細胞質内の封入体の存在を見つけることで，May-Hegglin異常および類似疾患の診断に役立つ．

2) 出血時間

出血時間は一次止血を反映し，血小板の量的・質的異常，血管壁の機能異常を簡便に調べる検査項目である．主に外科手術前の検査として用いられている．正常値は1〜5分であり，延長が問題となる．血小板数が少ない場合は延長するため，血小板数3万/μL 以下の場合には行う必要はない．Duke法とIvy法があり，わが国ではDuke法が用いられているが，感度や再現性の問題がある．

von Willebrand(フォンウィレブランド)病(VWD)ではAPTTが延長することが多いが，

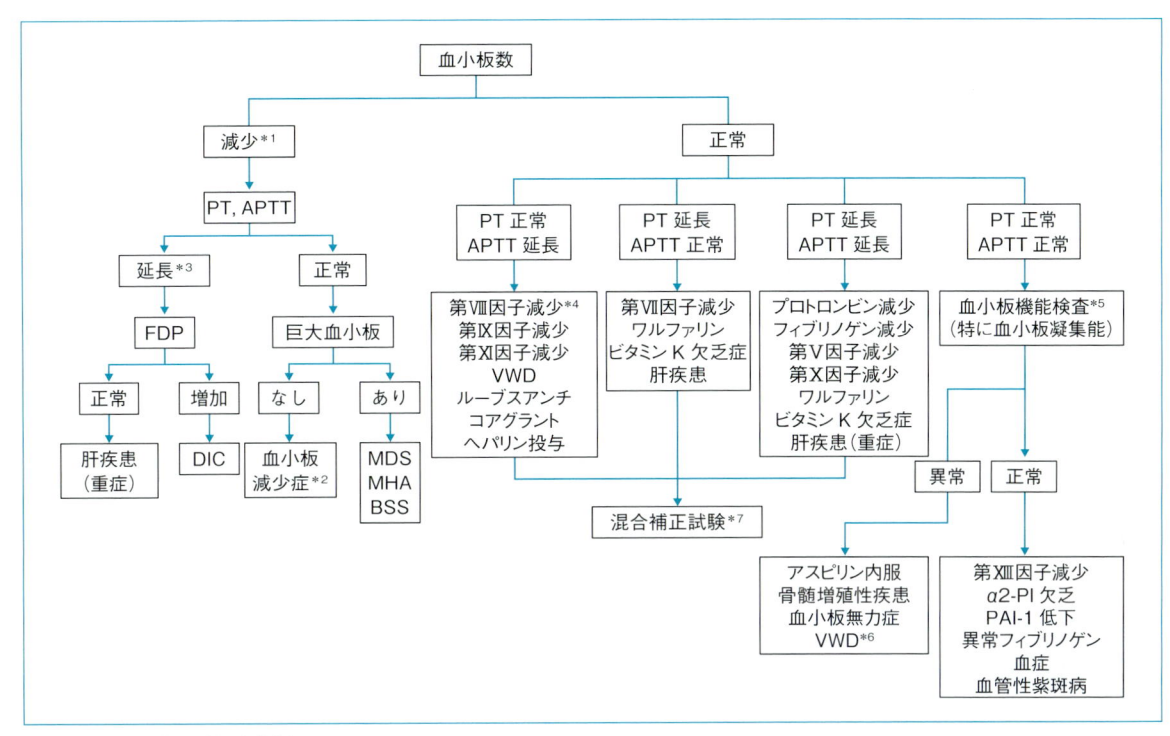

図5 出血傾向の鑑別診断

```
                              血小板数
                    ┌───────────┴───────────┐
                  減少*1                    正常
                    │           ┌─────────┬──┴──────┬──────────┐
                 PT, APTT    PT 正常    PT 延長   PT 延長    PT 正常
                  │ │        APTT 延長   APTT 正常 APTT 延長  APTT 正常
                延長*3 正常
                 │     │     第Ⅷ因子減少*4  第Ⅶ因子減少  プロトロンビン減少  血小板機能検査*5
                FDP  巨大血小板 第Ⅸ因子減少  ワルファリン  フィブリノゲン減少  (特に血小板凝集能)
              ┌─┴─┐  ┌─┴─┐   第Ⅺ因子減少  ビタミンK欠乏症 第Ⅴ因子減少
             正常 増加 なし  あり  VWD        肝疾患      第Ⅹ因子減少
              │   │   │    │   ループスアンチ              ワルファリン
            肝疾患 DIC 血小板  MDS コアグラント              ビタミンK欠乏症
            (重症)    減少症*2 MHA ヘパリン投与              肝疾患(重症)
                          BSS
                                         混合補正試験*7

                                     アスピリン内服      第ⅩⅢ因子減少
                                     骨髄増殖性疾患      α2-PI欠乏
                                     血小板無力症       PAI-1低下
                                     VWD*6            異常フィブリノゲン
                                                     血症
                                                     血管性紫斑病
```

MHA：May-Hegglin 異常，BSS：Bernard-Soulier 症候群，α2-PI：α2-プラスミンインヒビター，PAI-1：プラスミノゲンアクチベーターインヒビター 1.

*1：その施設における初回の採血での血小板減少や，前回値からの大幅な減少の場合，まず末梢血塗抹標本を鏡検する．EDTA 偽性血小板減少症の除外が可能である．また，巨大血小板，破砕赤血球など診断につながる異常所見を発見できる可能性がある．

*2：血小板減少をきたす疾患の鑑別診断は，表13 を参照．

*3：造血器腫瘍では，血小板減少に加えて凝固異常をきたすことがしばしばある．APL では線溶系が亢進する DIC をしばしば合併する．

*4：鑑別診断には以下のような検査が必要である．
　① 各凝固因子活性：凝固因子の減少が疑われる場合には必要である．
　　・第Ⅷ因子活性低値→血友病 A が疑われる．混合補正試験，VWF 抗原を測定する．
　　・第Ⅸ因子活性低値→血友病 B が考えられる．混合補正試験で確認する．
　② 混合補正試験：凝固因子欠乏症かインヒビターパターンかどうか確認できる．
　③ 血漿 VWF 抗原，VWF 活性：これらが低値であれば VWD と考えられる．
　④ ループスアンチコアグラント(LAC)：LAC が陽性であれば，抗リン脂質抗体症候群が疑われる．

*5：血小板数正常，PT 正常，APTT 正常の場合は，血小板機能異常あるいは血管壁の異常が疑われる．血小板機能の測定が確実である．出血時間もスクリーニング検査として行われることがあるが，血小板機能異常症では必ずしも出血時間が延長するわけではないことに注意が必要である．

*6：VWD では APTT が延長する場合が多いが，APTT が延長しない場合もあるため，血小板数正常，PT 正常，APTT 正常であっても VWD は否定できない．

*7：混合補正試験(クロスミキシングテスト)は，患者血漿に正常血漿を混合して補正されるかどうか確認する検査である．正常血漿を混合して補正される場合は凝固因子欠乏症，補正されない場合はインヒビターの存在が考えられる．

APTT 延長を認めない場合もある．血小板数正常，PT 正常，APTT 正常の群のなかに VWD が紛れている場合があり，そのような症例をスクリーニングする意味では，出血時間は有用と思われる．

3）プロトロンビン時間(PT)

外因系凝固機序と共通系凝固機序を総合的に評価するスクリーニング検査である．生体内では内因性凝固機序よりも止血機構において重要と考えられており，また肝障害，ビタミンK欠乏症でも

異常が生じる．第Ⅱ因子，第Ⅴ因子，第Ⅶ因子，第Ⅹ因子の活性に関する異常を検出でき，ワルファリン服用患者のモニタリングにも使用される．

血漿に組織トロンボプラスチンとCa^{2+}を添加して外因系を活性化させ，フィブリンが析出するまでの時間を測定する．結果の表記には，PT（秒），プロトロンビン比，プロトロンビン活性（％），国際標準化比（International Normalized Ratio；INR）が用いられている．PT-INRは，トロンボプラスチン試薬の感度により，プロトロンビン時間の試薬，機器間の差異が生じるため，国際標準品を使い試薬の感度をInternational Sensitivity Index（ISI）で表示し，測定検体の値をINRとして補正する方法である．INR＝（被検血漿時間/対照時間）^{ISI}であり，INRの基準範囲は1.0±0.1である．

4）活性化部分トロンボプラスチン時間（APTT）

内因系と共通系の凝固機序の検査である．APTTは，血漿にAPTT試薬と塩化カルシウムを加え，フィブリン析出までの時間を測定する．測定結果は試薬や測定機器により異なるため，多施設間の比較は難しい．各施設で基準範囲を設定することが望ましい．

3．凝固亢進状態を示すマーカー

血栓症の発症には，血管，血液成分，血流などのさまざまな異常が関与する．血栓ができそうな状態を血栓準備状態または凝固亢進状態という．凝固亢進状態は，凝固活性の亢進または線溶活性の低下により起こる．この状態を的確に把握することは，血栓症の予知，予防につながる．

以下の検査は，DICの診断においても有用な検査である．

1）FDP
（fibrin and fibrinogen degradation products）

線溶系の検査である．フィブリンまたはフィブリノゲンのプラスミンによる分解で生じる産物の測定値である．高値は線溶が亢進していることを示す．DICのマーカーとなっている．

2）Dダイマー

線溶系の検査である．フィブリンの分解産物を特異的に測定する．FDPが一次線溶と二次線溶を反映するのに対し，Dダイマーは二次線溶のみを反映する．

3）トロンビン・アンチトロンビンⅢ複合体（TAT）

血液凝固の過程で生じたトロンビンには，生理的阻止因子としてアンチトロンビンⅢが結合し，肝で代謝分解されるまで血中を分解する．血中のTATが増加していることは，血液凝固が進行し，トロンビンが生じていることを示す．

4）プラスミン・α_2プラスミンインヒビター複合体（PIC）

血管内凝固で血栓ができるとき，生理的反応としてプラスミノゲンも活性化しプラスミンが生じ，血栓を溶解する．プラスミンの過剰な働きを阻止するため，α_2プラスミンインヒビターがプラスミンに結合し，不活化する．血中のPICが増加していることは，背景に血管内凝固と線溶が起こっていることを示す．

参考文献
1）医療情報科学研究所（編）：病気がみえるvol.5 血液．メディックメディア，2008
※学生，研修医，臨床検査技師など幅広い層を対象とした入門書である．イラストが多く，イメージをつかみやすい
2）矢冨 裕，小池由佳子，金子 誠，他（編）：臨床病理レビュー第142号 臨床検査Yearbook 2009 血液検査編．克誠堂出版，2009
※血球検査，血栓・止血検査を中心に，臨床的な内容も含めて記述されている
3）日本内科学会雑誌98巻7号「特集：出血性疾患」．2009
※出血性疾患の診断から治療まで，幅広く解説されている
4）金井正光（監修），奥村伸生，戸塚 実，矢冨 裕（編）：臨床検査法提要33版．金原出版，2010
※検体検査全般に関して，測定法が詳細に解説されている専門書である

第 8 章
内分泌疾患の検査

学習のポイント

❶ 内分泌系はホルモンによる特定の受容体を介した情報伝達を行う系で，神経系，免疫系とクロストークを行いながら生体のホメオスタシスを維持している．

❷ 内分泌疾患とはホルモンの作用異常によってもたらされる病気で，作用が増加しているものを機能亢進症，逆に低下しているものを機能低下症という．そのほか非機能性の内分泌腺腫瘍なども含まれる．

❸ 内分泌疾患の検査としては，ホルモン基礎値測定，機能検査として分泌刺激試験や抑制試験などの負荷試験，画像検査や遺伝子検査が行われる．

❹ 多くのホルモンや代謝産物が測定可能であり，近年では酵素免疫測定法が主流となり，高感度の全自動測定が行われている．測定法の進歩は著しいが，標準化が遅れており，今後の重要な課題である．

❺ 視床下部・下垂体ホルモン：視床下部からの放出ホルモン，下垂体前葉ホルモン（GH，PRL，ACTH，TSH，LH，FSH）の作用と調節機構について理解する．負荷試験に関してはフィードバック調節機構の理解が重要である．下垂体後葉ホルモン（OT，AVP）の役割を理解する．

❻ 甲状腺疾患：甲状腺機能検査（FT_3，FT_4，TSH）に加え，甲状腺自己抗体の検査も重要である．

❼ 副甲状腺疾患：副甲状腺ホルモンはカルシウム代謝に関連し，それを調節している各種ホルモンとのバランスが重要である．

❽ 副腎皮質からはコルチゾールを代表とする糖質コルチコイド，アルドステロンを代表とする鉱質コルチコイド，デヒドロエピアンドロステロンを代表とする副腎性アンドロゲンが分泌される．副腎皮質にかかわる疾患の診断にはこれらのホルモンおよびその代謝産物の測定に加えて，各種薬剤を投与することで，副腎皮質の応答をみる負荷試験や抑制試験が行われている．

❾ 副腎髄質は交感神経節とともにカテコールアミンとよばれるホルモンを産生分泌する．カテコールアミンであるドパミンおよびノルアドレナリンは中枢神経や末梢交感神経において神経伝達物質として働く．また，全身のさまざまな臓器にカテコールアミンの受容体が存在しており，さまざまな作用を発揮している．

❿ 性腺機能は視床下部-下垂体-性腺系によって調整されている．視床下部からは性腺刺激ホルモン放出ホルモン（gonadotropin releasing hormone；GnRH）が分泌される．GnRH の刺激により下垂体からは卵胞刺激ホルモンおよび黄体形成ホルモンが分泌され，生殖腺を刺激する．この刺激により男性では精巣でテストステロンを主とするアンドロゲンが，女性では卵巣からエストロゲンおよびプロゲステロンが分泌される．

本章を理解するためのキーワード

❶ 視床下部・下垂体ホルモン
下垂体前葉からは GH，PRL，TSH，ACTH，LH，FSH が分泌される．視床下部からの放出ホルモンや抑制因子，フィードバック調節機構を利用して末梢ホルモンが負荷試験として用いられる．

❷ 視床下部-下垂体-末梢組織系
TSH-甲状腺，ACTH-副腎，LH/FSH-性腺，下垂体後葉からはオキシトシン，バソプレシンが分

泌される．

❸ 甲状腺ホルモン
T₃，T₄が主な甲状腺ホルモンで，TSHにより調節される．Tgは甲状腺ホルモンの原料となる．カルシトニンも甲状腺から分泌される．

❹ 甲状腺自己抗体
TSH受容体抗体，抗Tg抗体，抗TPO抗体が自己免疫性甲状腺疾患検査に重要である．

❺ 副甲状腺ホルモン
PTHはカルシウム代謝に重要である．

❻ 副腎皮質ホルモン
コルチゾールを代表とする糖質コルチコイド，アルドステロンを代表とする鉱質コルチコイド，デヒドロエピアンドロステロンを代表とする副腎性アンドロゲンの総称である．ACTHにより調節されるが，アルドステロンはレニン-アンジオテンシン系を介した調節も受ける．

❼ 副腎髄質ホルモン
副腎髄質および交感神経節でドパミン，ノルアドレナリン，アドレナリンが分泌される．これらはカテコールアミンと総称される副腎髄質ホルモンである．ドパミンおよびノルアドレナリンは中枢神経や末梢交感神経において神経伝達物質として働く．一方，アドレナリンは血中に分泌されてホルモンとして作用する．

❽ 性腺ホルモン
GnRHの刺激により下垂体からはLH/FSHが分泌され，生殖腺を刺激する．この刺激により男性では精巣でテストステロンを主とするアンドロゲンが，女性では卵巣からエストロゲンおよびプロゲステロンが分泌される．

A 内分泌検査概説

1. 内分泌の概念と作用機構

a. 内分泌の概念

生体を形成する莫大な数の細胞は，互いに連携して外界からの個体の独立性〔ホメオスタシス（homeostasis）〕を維持している．このような細胞間の連携にかかわるのが情報伝達系で，神経系，内分泌系，免疫系がある．内分泌系（endocrine system）はホルモン（hormone）を介して細胞間の情報伝達を行う．ホルモンは分泌細胞で生成・分泌された後，標的細胞に受容体（receptor）を介して作用する．

古典的な内分泌（endocrine）とは，分泌臓器から分泌されたホルモンが血流に乗って運ばれて，離れた標的細胞に作用する意味であった．現在では広く解釈して，神経細胞で分泌されたホルモンが血流を介して作用する（neurocrine），分泌された局所で近傍の細胞に作用する傍分泌（paracrine）や産生細胞自身に作用する自己分泌（autocrine），分泌細胞内で生合成されたものが自己の細胞内で作用を発揮する細胞内分泌（intracrine）も内分泌に含める（図1）．

	作用機構
狭義の内分泌 (endocrine)	分泌細胞　ホルモン　標的細胞　血管　受容体
神経内分泌 (neurocrine)	神経細胞　樹状突起
傍分泌 (paracrine)	
自己分泌 (autocrine)	
細胞内分泌 (intracrine)	

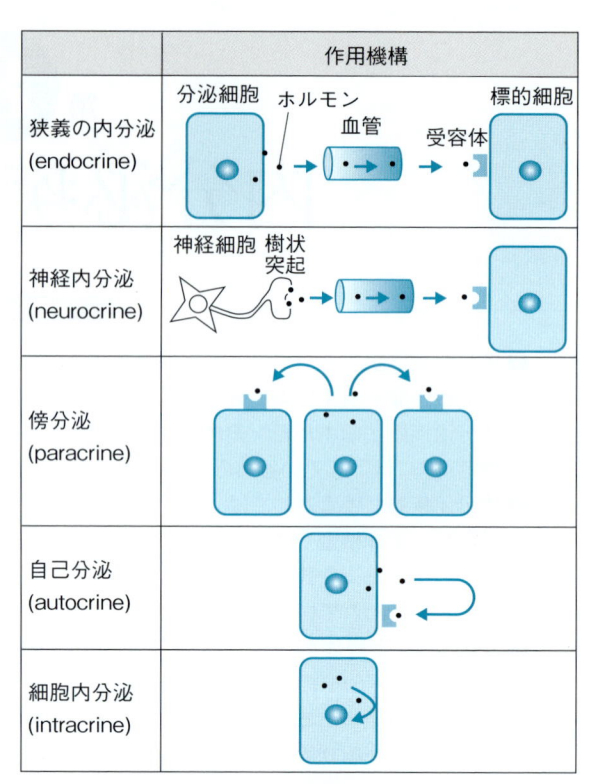

図1　内分泌の概念

b. ホルモンと調節機構

生体内には，視床下部，下垂体，甲状腺，副甲状腺，膵臓，副腎，卵巣や精巣など多くの内分泌

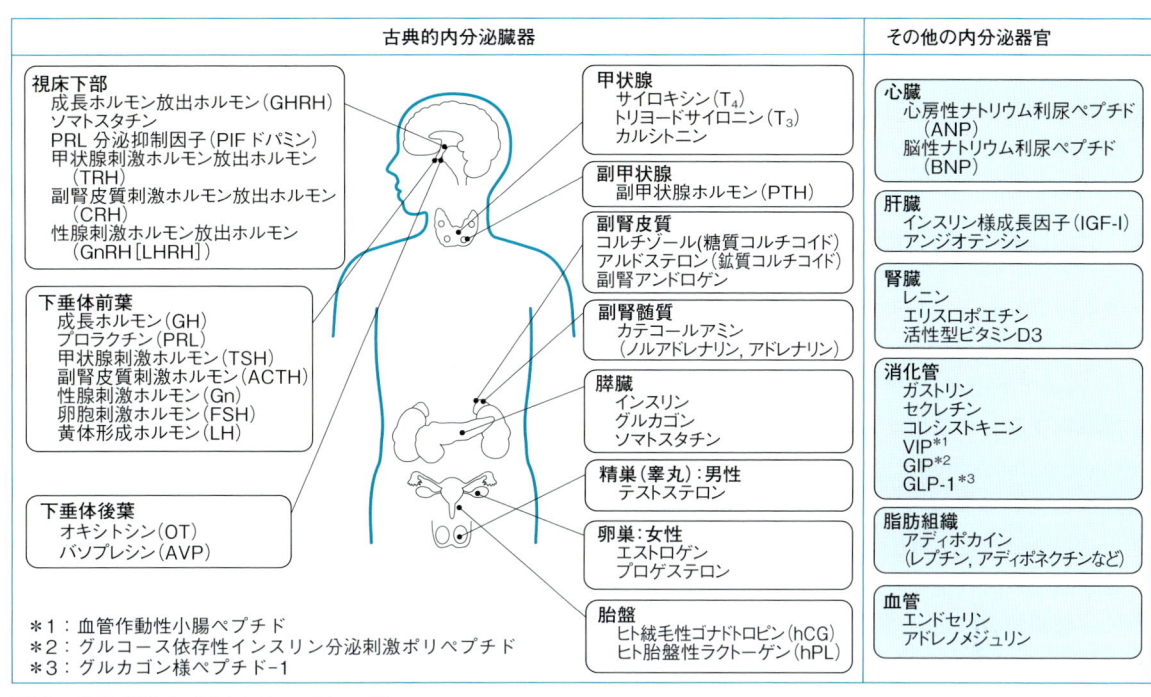

図2 産生部位から見たホルモン一覧

古典的内分泌臓器

- 視床下部
  - 成長ホルモン放出ホルモン(GHRH)
  - ソマトスタチン
  - PRL分泌抑制因子(PIFドパミン)
  - 甲状腺刺激ホルモン放出ホルモン(TRH)
  - 副腎皮質刺激ホルモン放出ホルモン(CRH)
  - 性腺刺激ホルモン放出ホルモン(GnRH[LHRH])
- 下垂体前葉
  - 成長ホルモン(GH)
  - プロラクチン(PRL)
  - 甲状腺刺激ホルモン(TSH)
  - 副腎皮質刺激ホルモン(ACTH)
  - 性腺刺激ホルモン(Gn)
  - 卵胞刺激ホルモン(FSH)
  - 黄体形成ホルモン(LH)
- 下垂体後葉
  - オキシトシン(OT)
  - バソプレシン(AVP)
- 甲状腺
  - サイロキシン(T_4)
  - トリヨードサイロニン(T_3)
  - カルシトニン
- 副甲状腺
  - 副甲状腺ホルモン(PTH)
- 副腎皮質
  - コルチゾール(糖コルチコイド)
  - アルドステロン(鉱質コルチコイド)
  - 副腎アンドロゲン
- 副腎髄質
  - カテコールアミン(ノルアドレナリン, アドレナリン)
- 膵臓
  - インスリン
  - グルカゴン
  - ソマトスタチン
- 精巣(睾丸):男性
  - テストステロン
- 卵巣:女性
  - エストロゲン
  - プロゲステロン
- 胎盤
  - ヒト絨毛性ゴナドトロピン(hCG)
  - ヒト胎盤性ラクトーゲン(hPL)

その他の内分泌器官

- 心臓
  - 心房性ナトリウム利尿ペプチド(ANP)
  - 脳性ナトリウム利尿ペプチド(BNP)
- 肝臓
  - インスリン様成長因子(IGF-I)
  - アンジオテンシン
- 腎臓
  - レニン
  - エリスロポエチン
  - 活性型ビタミンD3
- 消化管
  - ガストリン
  - セクレチン
  - コレシストキニン
  - VIP[*1]
  - GIP[*2]
  - GLP-1[*3]
- 脂肪組織
  - アディポカイン(レプチン, アディポネクチンなど)
- 血管
  - エンドセリン
  - アドレノメジュリン

*1:血管作動性小腸ペプチド
*2:グルコース依存性インスリン分泌刺激ポリペプチド
*3:グルカゴン様ペプチド-1

臓器がある.近年,心血管組織や脂肪組織,消化管組織などもさまざまな生理活性物質を分泌していることが明らかにされ,これらを含め,ホルモンは生体内における細胞間の情報伝達物質と定義される.図2に産生部位から見たホルモンの一覧を示す.

内分泌系は階層によって支配されており,上位の内分泌腺が分泌するホルモンにより下位内分泌腺が刺激され,その下位内分泌腺がさらにホルモンを分泌するという機構が順に行われ,最終的に標的細胞にホルモンが作用し,生物学的効果が生まれる.また,ホルモンは微量で強力な作用を有するため,各ホルモンの血中濃度が一定に保たれるように,下位ホルモンが過剰になると,その分泌を刺激している上位ホルモンを抑制するように働く仕組み(ネガティブ・フィードバック)により調節されている.

ホルモンの中には生体リズムに合わせて血中濃度が変動するものがある.変動パターンとしては,①日内変動(24時間周期で分泌される),②時間変動(1〜3時間周期;脈動性分泌),③性周期変動(排卵など)などがある.

c. ホルモンの構造と受容体

ホルモンはその化学構造から以下の3つに分けられる.①ペプチドホルモン(視床下部ホルモン,下垂体ホルモンなど),②ステロイドホルモン(コレステロールから合成され,ステロイド環をもつ.副腎皮質ホルモン,性ホルモンなど),③アミン・アミノ酸誘導体(カテコールアミン,甲状腺ホルモンなど).

標的細胞に達したホルモンは,受容体に結合し,細胞内に情報が伝えられることで作用を発揮する.受容体はそれぞれのホルモンに特異的に結合する機能をもち,ホルモンが結合すると次の因子に情報を受け渡すという働きをしている.ホルモン受容体は2つに分類される.

①細胞膜受容体:ペプチドホルモン,カテコールアミンなど.細胞表面にある受容体に結合し,セカンドメッセンジャーを介して蛋白を活性化(リン酸化)する.反応は早く作用時間は短い.

②細胞内受容体:ステロイドホルモン,甲状腺

ホルモンなど疎水性のホルモンは細胞膜を通過し，細胞質あるいは核内受容体と結合する．遺伝子情報を発現させ，蛋白合成を誘導するため，反応は遅く作用時間は長い．

2. ホルモンの測定法

　微量物質であるホルモンの測定法は，生物活性を指標とする測定（bioassay）から，免疫活性の測定（イムノアッセイ）に移行した．放射性同位元素を標識物質として使用するラジオイムノアッセイ（radioimmunoassay；RIA）法から，より高感度で安定性のよいイムノラジオメトリー（immunoradiometric assay；IRMA）へ，さらに近年は試薬の有効期限や放射性廃棄物処理の問題を回避するために，標識物質に酵素を用いる enzyme immunoassay（EIA）や enzyme-linked immunosorbent assay（ELISA）が主流となっている．その際，酵素活度を高感度で測定するための蛍光法（fluorescence）や化学発光法（chemiluminescence）の工夫，さらに，モノクローナル抗体や非競合法の採用により高精密化・高感度化され自動分析装置により迅速に測定できるようになった．しかし，項目によっては多種類の標準物質が使用され，キット間に測定値の相違を見るものもあり，結果の解釈には注意が必要である．また，免疫測定法を用いている場合，自己抗体（ホルモンに対する自己抗体やヒト抗マウス抗体[HAMA]）や薬剤が測定系に干渉する可能性を念頭に置く必要がある．

3. 内分泌疾患診断における検査の重要性

　内分泌疾患とは「ホルモン作用の異常によってもたらされる病気」である．ホルモンの産生・分泌・運搬・受容体・受容体以降の情報伝達系のいずれの部位の障害でも作用異常は生じうる．大切なのは，ホルモンの作用が増加している（機能亢進）のか，低下している（機能低下）のかという点で，加えてそれぞれ以下の原因分類が行われる．

　① 原発性（一次性）機能異常：その内分泌腺自体に原因があるもの．ホルモンの生成過剰，標的器官の感受性亢進，ホルモンの生成低下，標的器官の感受性低下．

　② 続発性（二次性または三次性）機能異常：上位の内分泌腺に原因があるもの．過剰刺激による生成過剰，正常刺激の欠乏による生成低下．

　また，症状をきたさない内分泌臓器の非機能性腫瘍なども内分泌疾患に含まれる．

　内分泌疾患は多彩な，あるいは特異な症状や検査値異常を呈するが，上位の部位が障害されていたとしても，臨床的な表現型はほとんどの場合下位ホルモン作用の過剰・不足の症候である．体型異常や体毛異常，高血圧，貧血，高血糖・低血糖，脂質異常症，電解質異常などは内分泌疾患診断の糸口となりうる．症候や一般検査から疑われる疾患を表1に示す．

　一般検査と身体所見からホルモンの測定を行うまでに，ほとんどの内分泌疾患は鑑別診断にあがってくる．したがってホルモンの値から疾患を疑うのではなく，疑ってから初めてホルモンの測定を行う．内分泌機能検査としてのホルモン測定は以下の3つに分けられる．

　① 基礎濃度測定：血中もしくは尿中の基礎濃度を測定する．原則は安静空腹時採血・採尿による測定である．通常は該当する標的器官のホルモン値およびその上位ホルモン（多くは下垂体ホルモン）値を測定し，評価する．上位下位のホルモンの相互関係だけでなく，当該のホルモンの合成分泌に影響を与える因子と「ペアで測定する」ことは必須である．

　② 分泌刺激試験：症状などにより機能低下が疑われる場合は分泌刺激薬を投与し，その反応を見る．

　③ 分泌抑制試験：ホルモン濃度が高く，機能亢進が疑われる際には抑制薬を投与してホルモン産生の自立性やフィードバック機構が保持されているかを見る．

　②，③は薬物を投与して分泌予備能を測定するため負荷試験といわれ，状況に応じて選択される．

　ホルモン測定のデータを判読するためには，ホルモンの分泌動態，分泌調節機構を理解しておく

表1 症候や一般検査から疑われる内分泌疾患

症候	疑われる疾患
肥満	Cushing(クッシング)症候群，粘液水腫，インスリノーマ，偽性副甲状腺機能低下症，性腺機能低下症，視床下部性
るいそう	甲状腺機能亢進症，褐色細胞腫，Addison(アジソン)病，汎下垂体機能低下症，副甲状腺機能亢進症
高血圧	原発性アルドステロン症，Cushing症候群，褐色細胞腫，先端巨大症，甲状腺機能亢進症・低下症
多毛	Cushing症候群，副腎性器症候群，多嚢胞性卵巣症候群，アンドロゲン産生腫瘍，先端巨大症
無月経	プロラクチノーマ，甲状腺疾患，副腎疾患，下垂体前葉機能低下症
多尿	尿崩症，副甲状腺機能亢進症，糖尿病，Cushing症候群
一般検査	
貧血	甲状腺機能低下症，下垂体機能低下症
好酸球	↑(副腎不全) ↓(Cushing症候群)
耐糖能異常	先端巨大症，Cushing症候群，褐色細胞腫，甲状腺機能亢進症，原発性アルドステロン症
低血糖	インスリノーマ，下垂体機能低下症，副腎不全，甲状腺機能低下症，糖原病
脂質異常症	↑(甲状腺機能低下症，先端巨大症，褐色細胞腫) ↓(甲状腺機能亢進症)
Na	↑(原発性アルドステロン症，Cushing症候群) ↓(SIADH，下垂体機能低下症，副腎不全)
Na/K比	↑(鉱質コルチコイド，糖質コルチコイド過剰) ↓(鉱質コルチコイド，糖質コルチコイド低下)
K	↑(副腎機能低下症) ↓(原発性アルドステロン症，周期性四肢麻痺；Basedow病)
Ca	↑(副甲状腺機能亢進症，甲状腺機能亢進症) ↓(副甲状腺機能低下症)
P	↑(先端巨大症) ↓(原発性副甲状腺機能亢進症)
ZTT	↑(γグロブリン；橋本病などの自己免疫性疾患)
ALP	↑(甲状腺機能亢進症)
CK	↑(甲状腺機能低下症)

ことが必要である．さらに，測定法の原理と種類および測定精度，測定に干渉を及ぼす因子などについても考慮することが重要である．

ホルモン検査に加えて，疾患が疑われる臓器の形態変化や活動性を見るため，画像検査(X線検査，超音波検査，CT，MRI，シンチグラムなど)を行う．先天性疾患や遺伝子変異が原因と考えられている疾患では遺伝子検査が行われる場合もある．

B 視床下部・下垂体疾患

1. 視床下部・下垂体ホルモンの作用と分泌調節

視床下部は間脳の一部で，自律神経系の中枢であるとともに，視床下部ホルモンを分泌している．下垂体は蝶形骨のトルコ鞍の中に存在し，視床下部とは下垂体茎を介して連絡している．下垂体は前葉・中葉・後葉の3つから構成されているが，ヒトでは中葉は退化して痕跡的にしか存在しない．

視床下部ホルモンは視床下部神経細胞(弓状核)で合成され，下垂体門脈を通って前葉細胞に到達する．その刺激を受けて，前葉細胞から下垂体前葉ホルモンが分泌されるため，視床下部ホルモンは放出因子あるいは放出ホルモン(releasing hormone)とよばれる．

下垂体前葉には共通の幹細胞から分化する5種類のホルモン産生細胞が存在し，おのおののホルモンを分泌する．成長ホルモン(growth hormone；GH)，プロラクチン(prolactin；PRL)，副腎皮質刺激ホルモン(adrenocorticotropic hormone；ACTH)は単鎖のポリペプチドで，甲状腺刺激ホルモン(thyroid-stimulating hormone；TSH)，黄体形成ホルモン(luteinizing hormone；LH)，卵胞刺激ホルモン(follicle-stimulating hormone；FSH)は共通のαサブユニットと各ホルモ

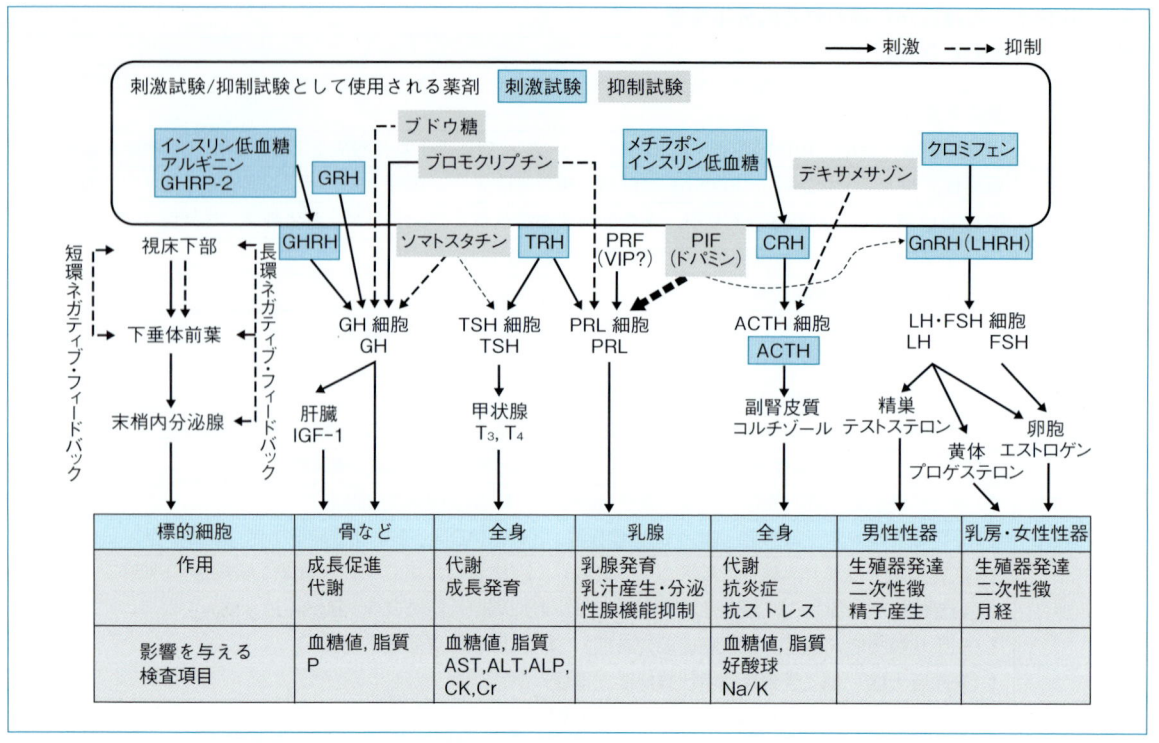

図3　視床下部-下垂体前葉ホルモン調節機構と検査項目

（図中凡例）
- 刺激（実線矢印）　抑制（破線矢印）
- 刺激試験/抑制試験として使用される薬剤
- 刺激試験：インスリン低血糖，アルギニン，GHRP-2／ブドウ糖／メチラポン，インスリン低血糖／クロミフェン
- 抑制試験：ブロモクリプチン／デキサメサゾン

視床下部：GHRH，ソマトスタチン，TRH，PRF（VIP？），PIF（ドパミン），CRH，GnRH（LHRH）
短環ネガティブ・フィードバック／長環ネガティブ・フィードバック
下垂体前葉：GH細胞 GH／TSH細胞 TSH／PRL細胞 PRL／ACTH細胞 ACTH／LH・FSH細胞 LH FSH
末梢内分泌腺：肝臓 IGF-1／甲状腺 T_3, T_4／副腎皮質 コルチゾール／精巣 テストステロン，黄体 プロゲステロン／卵胞 エストロゲン

標的細胞	骨など	全身	乳腺	全身	男性性器	乳房・女性性器
作用	成長促進 代謝	代謝 成長発育	乳腺発育 乳汁産生・分泌 性腺機能抑制	代謝 抗炎症 抗ストレス	生殖器発達 二次性徴 精子産生	生殖器発達 二次性徴 月経
影響を与える検査項目	血糖値，脂質 P	血糖値，脂質 AST,ALT,ALP, CK,Cr		血糖値，脂質 好酸球 Na/K		

ン作用の特異性を決定する β サブユニットからなる二量体糖蛋白である．下垂体前葉ホルモンの分泌はネガティブ・フィードバックによって調節されている．

下垂体後葉ホルモンであるオキシトシン（oxytocin；OT）とバソプレシン（arginine vasopressin；AVP）＝抗利尿ホルモン（antidiuretic hormone；ADH）は，視床下部神経細胞（視索上核，室傍核）で合成され，後葉まで続く軸索内を運搬され，後葉に分布する神経終末より分泌される．

2．下垂体前葉機能異常を伴う疾患

下垂体前葉ホルモンの不適切な過剰，あるいは過少分泌はその支配下の内分泌器官の機能異常症の形をとることが多い．調節機構と作用，機能検査に用いられる薬剤を図3に示す．

本項ではGHとPRLを中心に述べ，標的内分泌臓器別にTSHと甲状腺ホルモン系，ACTHと副腎皮質系（特にコルチゾール），ゴナドトロピンと性ホルモンに関しては別項で詳細に述べる．

一方，下垂体の異常がある場合には，1つの視床下部-下垂体-標的内分泌臓器の系統にとどまることなく，他系統にも異常が認められることが多い．下垂体前葉機能低下症ではすべてのホルモンが減少する汎下垂体機能低下症あるいは複数のホルモンが低下する部分的機能低下が多く，単独欠損・低下は少ない．下垂体腺腫には特定のホルモンを不適切過剰に分泌するもの（機能性）とそうでないもの（非機能性）がある．腫瘍細胞は複数のホルモンを産生することが多く，他の系統の視床下部ホルモンに反応して下垂体ホルモンを分泌する場合もあり，注意が必要である．腫瘍が大きくなれば，ほかの正常細胞を圧迫して機能不全をきたす．

a．下垂体前葉機能低下症の検査

原因としては，① 視床下部性（鞍上部腫瘍：頭蓋咽頭腫，胚芽腫，肉芽腫性病変，外傷・放射線・先天奇形），② 下垂体性〔下垂体腺腫，Sheehan

(シーハン)症候群：分娩後壊死，リンパ球性下垂体炎〕がある．頭部X線，CT，MRIなどで病変の有無を見る．各種下垂体前葉機能低下症では血中下垂体前葉ホルモンと標的器官のホルモン値がともに低値となる．視床下部性ではドパミンによる抑制が弱まるPRLのみ逆に上昇することが多く，視床下部ホルモンによる刺激試験(GRH，TRH，CRH，LHRHによる：三者あるいは四者同時に負荷することもある)で下垂体前葉ホルモン産生がみられる．一方，下垂体性では，各種下垂体前葉ホルモン分泌刺激試験で低ないし無反応となる．特にGHとLH/FSHが並んで早期に分泌が障害されることが多い．

b. GH異常の検査

1) 異常を疑う症状，一般検査

GHは標的細胞に直接，あるいは肝臓や軟骨などにおけるインスリン様成長因子1(IGF-I：ソマトメジンC)の産生を介して，成長促進作用，代謝作用を発揮する．思春期以前にGH作用が欠乏すると釣合のとれた小人になり，GH過剰状態では巨人になる．思春期以後のGH過剰分泌は，身体の先端部分が異常に大きく突出し，独特の顔貌と体型〔先端巨大症(acromegaly)〕を呈するようになる．代謝作用への影響としてGH過剰により，高血糖や脂質異常症，高血圧や高リン血症をきたす．

2) 機能検査

❶ 血中GH濃度：GHの分泌は脈動性を示し，睡眠初期に著しく増加する．血清あるいは血漿GH濃度は，食事や運動ストレスなどにも影響を受けるため，早朝空腹時に30分安静後採血して測定した値を基礎値とする．GHは単独の基礎値よりも負荷試験に対する反応が病態判定上重要である．2005年リコンビナントGHを標準物質として全国的にGH測定の標準化が行われた．

❷ 尿中GH：血中GH濃度は日内変動が著しいため，1日分泌量を反映するデータとしてはむしろ尿中GH排泄量が有用といわれる．

❸ 血中ソマトメジンC(IGF-I)：プロインスリンに類似した単鎖ポリペプチドで，GHの生物学的効果を反映する指標である．GHのような著しい日内変動を示さないので，GH分泌量の指標として有用である．年齢・性別基準範囲を参考に評価する．

❹ IGFBP-3：IGFに特異的に結合している蛋白の一種で，内因性GH分泌動態を反映する．半減期が長く安定している．

❺ GH分泌刺激試験：インスリン低血糖試験，GRH，L-ドーパ，アルギニン，GHRP (GH releasing peptide)-2による刺激試験が行われる．そのほか，グルカゴン，クロニジン(α_2受容体刺激薬)，ブロモクリプチンもGH分泌を刺激する．GHの基礎値のみで機能不全の診断は困難であり，2種類以上の刺激試験の結果により判定する．

❻ GH分泌抑制試験：ブドウ糖負荷にて抑制をみる．

3) GH異常を伴う疾患の検査

❶ 先端巨大症：下垂体腺腫によるGHの過剰分泌が原因で，骨軟部組織や諸臓器の異常な発育と代謝異常を伴う疾患である．GHの過剰分泌(ブドウ糖負荷試験で血中GH値が正常域まで抑制されないことや尿中GHの高値)，IGF-I高値を認める．画像検査としては下垂体MRIにて下垂体腺腫を認め，頭蓋骨単純X線写真にてトルコ鞍の拡大や破壊(バルーニングや二重底)，手部X線で手指末節骨のカリフラワー様変形，足部X線にて足底部軟部組織の肥厚を認める．負荷試験ではL-ドーパやブロモクリプチンにより健常者ではGH上昇を認めるが本症では奇異性低下を認め，TRH刺激では健常者では認められないGHの奇異性上昇を認める．腫瘍が大きくなれば，視神経，視交叉圧迫による両耳側半盲を認めることもあるので視野検査が必要となる．経過中に悪性腫瘍を合併することが多く，消化管内視鏡検査が必要である．

❷ 成長ホルモン分泌不全性低身長症(小人症)：釣合のとれた低身長，GH分泌不全による低血糖を認める．原因が明確でない特発性と器質性(脳腫瘍，外傷，髄膜炎，下垂体形成不全など)に分け

られる．確認試験として GH 分泌刺激試験が行われる．

❸ Laron 型低身長症：GH 受容体遺伝子の欠損による．身体所見は GH 分泌不全性と同様であるが，血中 GH 濃度は高値を示す．GH が受容体に結合できないため，肝臓で産生される IGF-I，IGFBP-3 は低値となる．

> **サイドメモ：成人成長ホルモン分泌不全症**
>
> GH には成長以外にもさまざまな代謝作用があり，成人期においても多様な役割を果たしている．小児からの GH 分泌不全に加え，成人における器質性変化（脳腫瘍，外傷，炎症）に伴い GH 分泌低下をきたすと，易疲労感やうつ状態，気力低下などの自覚症状と体脂肪の増加や耐糖能異常，脂質異常症をきたし，動脈硬化や骨粗鬆症の合併が高率に生じることが明らかになった．診断には強力な GH 分泌刺激作用を有するGHRP-2 による GH 分泌刺激試験が有用である．

c. PRL 異常の検査

1） 異常を疑う症状，一般検査

生理的には妊娠とともに上昇し，乳腺発育を促進する．胎盤からのエストロゲンとプロゲステロンの作用により抑制されていた乳汁分泌作用は，産後胎盤排出により有効となり，さらに乳頭吸引刺激に伴い PRL 分泌は増加する．授乳中は PRL の性腺抑制作用により無排卵・無月経となる．

PRL 分泌が過剰になると乳腺刺激により乳汁漏出をきたすとともに，視床下部における PRL 抑制因子であるドパミン産生促進を介して，GnRH の脈動的分泌の抑制から LH/FSH の分泌が低下し，性腺機能低下をきたす．

2） 機能検査：血清 PRL 濃度

採血は早朝を避け，午前 11 時ごろに行うのがよい．臨床的には性腺機能低下（月経異常や性欲低下）や乳汁漏出症の際に測定する．プロラクチン産生腫瘍や視床下部器質性疾患（ドパミンによる抑制減弱），ドパミン受容体遮断薬などの薬剤性により高値となりうる．また，TSH の分泌を促すホルモンである TRH は PRL 分泌も刺激するため，TRH の増加する原発性甲状腺機能低下症でも高 PRL 血症をきたす．一方，汎下垂体機能低下症などでは PRL は低値を示し，TRH 刺激試験にも反応しない．

3） PRL 異常を伴う疾患の検査

高プロラクチン血症の鑑別には，服薬している薬剤の調査，甲状腺機能検査，下垂体画像検査が必要である．下垂体造影ダイナミック MRI にて微小腺腫（microadenoma）の早期診断が可能となった．女性の場合，無月経や乳汁漏出にて早期に発見されることが多いが，男性の場合症状が乏しいため，下垂体腺腫が増大し，圧迫に伴う視野障害などで発見されることも少なくない．

> **サイドメモ：薬剤性高プロラクチン血症**
>
> 高 PRL 血症をきたす原因薬剤は，① ドパミン産生の抑制（レセルピン・メチルドパ・ベラパミル），② ドパミン受容体の遮断（向精神薬：ハロペリドール，クロルプロマジン，抗うつ薬：イミプラミン，アミトリプチリン，パロキセチン，制吐薬・抗潰瘍薬：メトクロプラミド・ドンペリドン・スルピリド・H_2 遮断薬），③ PRL 産生・分泌刺激（経口避妊薬・エストロゲン製剤など）などがある．

3. 下垂体後葉機能検査

下垂体後葉ホルモンのうち AVP は，腎臓の集合管細胞 V_2 受容体に結合して，水の再吸収を促進する．抗利尿ホルモンとは尿を出さないようにするということである．視床下部の浸透圧受容体は血漿浸透圧の変化に敏感に反応し AVP 産生を行うため，血漿浸透圧は一定の狭い範囲内に維持される．AVP の分泌が過剰になると，低浸透圧血症と希釈性の低ナトリウム血症をきたし（SIADH），逆に AVP 分泌が低下すると多尿により高張性脱水傾向をきたす（尿崩症）．

a. AVP 分泌異常をきたす疾患

❶ ADH 不適合分泌症候群（SIADH）：易疲労感，傾眠傾向，意識障害がみられ，尿中ナトリウム排泄継続を伴う低ナトリウム血症，血漿浸透圧低下（尿浸透圧＞血漿浸透圧），血中尿酸値低下，BUN

低下を認めるときに疑う．

通常はAVPの分泌刺激のみられない低血漿浸透圧領域にもかかわらず，AVP分泌が持続している状態であり，原因として以下の4つが考えられる．①中枢神経疾患(脳腫瘍，脳炎，髄膜炎，脳血管障害，外傷)，②胸腔内疾患(肺炎，肺結核，慢性閉塞性肺疾患)による容量受容体を介した迷走神経による抑制解除，③薬剤性(ビンクリスチン，クロルプロパミドなど)，④異所性AVP産生腫瘍(肺小細胞がんなど)．原因疾患精査を目的とした画像検査を行う．

❷尿崩症：口渇，多飲，多尿(通常3L/日以上)があり，尿検査にて比重が1.010以下の低張尿，尿浸透圧＜血清浸透圧を認めるときに疑う．

尿崩症と心因性多飲の鑑別を行うために水制限試験や高張食塩水負荷を行い尿量の変化を見る．尿崩症はAVP分泌不全による中枢性尿崩症とAVPに対する腎の反応性が低下する腎性尿崩症に分類される．バソプレシン試験によるAVPの反応性の有無で鑑別する．また中枢性尿崩症ではトルコ鞍部MRIにて正常下垂体後葉にみられるT1強調像での高信号(AVP分泌顆粒)の消失が認められる．中枢性尿崩症の40%は明らかな病因のない特発性で，何らかの基礎疾患(腫瘍・肉芽腫性・炎症・外傷・手術後など)をもつ続発性が過半数を占める．

C 甲状腺疾患

1. 甲状腺ホルモンの作用と分泌調節

甲状腺は多数の濾胞(follicle)からなり，それらを内張りする濾胞細胞はサイログロブリン(thyroglobulin；Tg)と，反応に必要な酵素を合成して濾胞内に分泌する．濾胞内で甲状腺ペルオキシダーゼ(thyroid peroxidase；TPO)の存在下でヨウ素化されたTgが濾胞細胞に再吸収後に加水分解されることで甲状腺ホルモンが形成され血中に分泌される．甲状腺ホルモンの代謝経路を図4に示す．

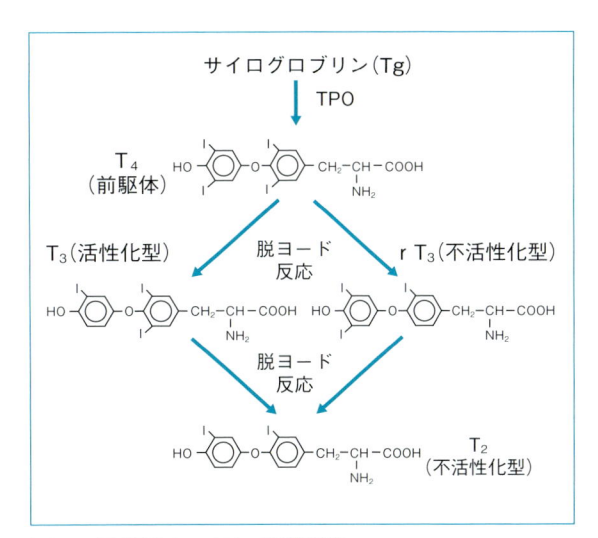

図4 甲状腺ホルモン代謝経路

甲状腺から最も多く分泌されるのはサイロキシン〔thyroxine(3,5,3′,5′-tetraiodothyroxine)；T_4〕であり，最も作用が強いトリヨードサイロニン(3,5,3′-triiodothyronine；T_3)の約80%が甲状腺ホルモン脱ヨード酵素(deiodinase)により，末梢組織でT_4から産生される．reverse T_3；rT_3とT_2はホルモンとしての活性をほとんど示さない．血中に放出された甲状腺ホルモンのほとんどは甲状腺ホルモン結合グロブリン(thyroxine binding globulin；TBG)，アルブミン，トランスサイレチンなどの血漿蛋白と結合している．細胞内に入り活性を示すのは蛋白と分離した遊離型〔free T_4(FT_4)，free T_3(FT_3)〕である．その他，濾胞細胞の間には間質の傍濾胞細胞(C細胞)が散在し，カルシトニン(calcitonin)を分泌する．

甲状腺はある程度自律的にホルモンを分泌するが，同時に下垂体前葉から分泌される甲状腺刺激ホルモン(thyroid-stimulating hormone；TSH)による調節を受ける．TSHは甲状腺ホルモンの合成と分泌，濾胞細胞の増生を促進する．下垂体前葉は，視床下部から分泌され下垂体門脈を通って配達される甲状腺刺激ホルモン放出ホルモン(因子)(thyrotropin-releasing hormone；TRH)の影響下にある．T_3およびT_4は下垂体に働いてTSHの分泌を抑制し，またTRHに対する感受性を低

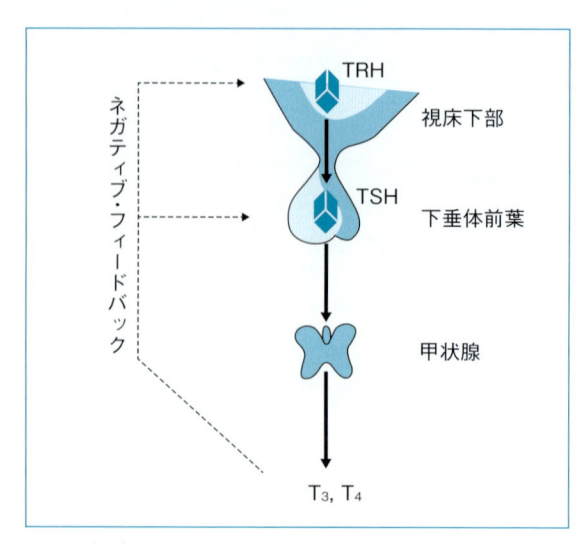

図5　視床下部-下垂体-甲状腺系

下させること（長環ネガティブ・フィードバック）により，血中ホルモン濃度が一定に保たれている（図5）．

2. 甲状腺疾患の検査

　甲状腺ホルモンは，全身の諸臓器に作用し，個体の成長・発育に重要であるばかりでなく，エネルギー産生やさまざまな代謝，循環器系の調節もつかさどっている．甲状腺機能異常ではさまざまな症状が出現する．

　他の内分泌疾患同様，甲状腺疾患の診断には機能，形態および病因からのアプローチが並行して行われる．

　機能面では甲状腺機能亢進または低下状態の有無と程度を把握し，機能異常の原因が甲状腺自体にある（原発性）のか，TSH分泌異常に伴うものか（続発性）の鑑別を行う．多くの症例は甲状腺自体の病気である．

　形態面では甲状腺の大きさ，形，対称性，硬さ，血流，結節性病変の有無を視診，聴診，触診より判断し，必要であれば頸部エコー，CT，MRIなどで内部構造を調べる．その他，鑑別のために^{123}Iシンチグラフィによるヨード摂取率や^{99m}Tcシンチグラフィなどの核医学検査を行う．慢性甲状腺炎の診断や結節性甲状腺疾患に対する良悪性の鑑別のために穿刺吸引細胞診検査が行われる．

　病因面では自己免疫性甲状腺疾患の有無を見るため，各種甲状腺自己抗体の検査を行う．

a. 機能検査
1）血中TSH濃度
　TSHは視床下部からのTRHにより刺激され，甲状腺ホルモンにより抑制される．TSH値は甲状腺ホルモンの過不足を正確に反映する．機能低下の検出に最も優れた指標である．

2）甲状腺ホルモン
　血中総(total)T_4，T_3濃度は測定値の再現性はよいが，結合蛋白濃度の影響を受け，妊娠中などにはTBG増加に伴い上昇し，腎不全時などにはTBG減少により低下する．遊離ホルモンはTBGの影響を受けないため，甲状腺ホルモンの検査ではFT_4，FT_3を直接測定するのが一般的である．しかし，遊離型の本来の測定法である平衡透析法は複雑で，日常臨床には用いられない．臨床的にはイムノアッセイが用いられ，通常TBGには結合しないが抗体に結合する甲状腺ホルモン誘導体を標識化合物として用いたOne-step法である．ホルモン自己抗体やHAMAの影響に注意が必要である．

　甲状腺機能はTSHとFT_4の値から診断が可能であるが，FT_3も同時測定が望まれる．

3）血中Tg
　甲状腺機能亢進症のほかに甲状腺の破壊（炎症，腫瘍，外傷）で上昇する．キットによりTg自己抗体の干渉を受けるものもある．

b. 甲状腺自己抗体
　自己免疫性甲状腺疾患にはBasedow（バセドウ）病と慢性甲状腺炎（橋本病）がある．Basedow病の診断にはTSH受容体に対する抗体（抗TSH受容体抗体 anti-TSH receptor antibody；TRAb）が有用で，甲状腺細胞成分に対する抗体（抗甲状腺抗体　抗TPO抗体，抗Tg抗体）は橋本病で高率に陽性となるが，Basedow病でも認められる．

表2 甲状腺中毒症の鑑別

甲状腺中毒症	疾患	抗TSH受容体抗体	抗甲状腺抗体	炎症反応	^{123}I シンチグラフィ	その他
機能亢進	Basedow病	++	+	−	びまん性取り込み亢進	眼球突出
	Plummer病	−	−	−	Hot nodule	エコーで腫瘤
破壊性	亜急性甲状腺炎	−（まれに一過性に+）	−	+	取り込み著明低下	前頸部圧痛
	無痛性甲状腺炎	−（まれに一過性に+）	+	−	取り込み低下	TPOAb，TgAb陽性

1) 抗TSH受容体抗体

濾胞細胞表面に存在するTSH受容体に結合し，TSHの結合を阻害する抗体(TSH binding inhibitory immunoglobulin；TBII)で，刺激効果を及ぼすタイプ(thyroid stimulating antibody；TSAb)と抑制効果を及ぼすタイプ(thyroid stimulating-blocking antibody；TSBAb)がある．TRAb(TBII)の測定は，リコンビナント・ヒトTSH受容体を固相抗体とするラジオレセプターアッセイ(RRA)やブタTSH受容体を固相抗体とするELISA法により行われていたが，バセドウ病患者由来モノクローナル抗体(M22抗体)を標識リガンドとして用いた第3世代測定法(FEIA法，ECLIA法)が開発され，測定時間が短縮された．その他，TSAb測定は，患者のIgG分画を培養甲状腺細胞に添加して産生されるcAMPを測定する方法で，生物学的作用を反映する．

2) 抗TPO抗体，抗Tg抗体

間接凝集を用いた半定量法であるマイクロゾームテスト，サイロイドテストが行われていたが，マイクロゾーム抗体の抗原がTPOであることがわかり，精製抗原を用いた高感度定量法(TPOAb，TgAb)が主流となった．

3. 甲状腺疾患概要

甲状腺疾患の原因には自己免疫と炎症，腫瘍がある．自己免疫性甲状腺疾患のうち，甲状腺機能亢進症をきたす代表的な疾患がBasedow病で，機能低下症をきたす代表的疾患は橋本病であるが，甲状腺機能は疾患の状態や治療状況により変化する．特に炎症性疾患では破壊性機序により血中甲状腺ホルモン上昇後，逆に低下症に至ることもある．

a. 甲状腺中毒症(thyrotoxicosis)

血中甲状腺ホルモン過剰の状態が持続することにより生じる疾患である．疑われる症状としては体重減少，発汗増多，下痢，頻脈・動悸，手指振戦などで，一般検査所見ではコレステロール低下，肝酵素上昇，ALP高値(特に骨型)，血清Cr低下，食後高血糖などがみられる．甲状腺中毒症は甲状腺でのホルモン産生が増加する甲状腺機能亢進症(hyperthyroidism)と甲状腺の破壊性機序に伴う血中甲状腺ホルモン上昇に分けられる(表2)．いずれもFT$_3$，FT$_4$は上昇し，フィードバックによりTSHは抑制され低値となる．

わが国では，甲状腺刺激性の自己抗体により原発性甲状腺機能亢進症をきたすBasedow病が最も多い．

続発性甲状腺機能亢進症として，視床下部性や下垂体TSH産生腫瘍ではTSHの過剰分泌を認め，妊娠初期や絨毛性疾患でhCGのTSH様作用により生じる甲状腺機能亢進症ではフィードバックによりTSHが低下していることで鑑別できる．

1) Basedow病

甲状腺刺激性のTRAbによる自己免疫性疾患で，しばしばびまん性甲状腺腫大と眼球突出，頻脈を伴う〔Merseburg(メルゼブルグ)3徴〕．ドイツ医学ではBasedow(バセドウ)病，英語圏ではGraves(グレーブス)病とよばれた．20〜30歳代の若い女性に多い．頸部超音波検査にて血流豊富なびまん性甲状腺腫，^{123}Iシンチグラフィにてび

表3 甲状腺機能低下症の鑑別

甲状腺機能低下症		FT4	TSH	TRH試験	疾患，その他
原発性	潜在性	→	↑	過剰反応	ほとんどが橋本病，TPOAb，TgAb 陽性
	顕性	↓	↑		
中枢性	下垂体性	↓	↓	反応なし	下垂体腺腫，Sheehan 症候群
	視床下部性	↓	さまざま	遅延反応	視床下部腫瘍，浸潤性病変
甲状腺ホルモン不応症		↑	→，↑	過剰反応	甲状腺ホルモン受容体異常

まん性の取り込み亢進を認める．眼窩のMRIにて外眼筋の肥厚を認める．Basedow病の男性患者には低カリウム性周期性四肢麻痺を認めることがある．頻脈や心房細動から発見されることもある．治療前の骨代謝回転亢進や，治療開始後も骨形成亢進のため，骨型ALP（BAP）が上昇することも多い．

Basedow病の治療に用いられる抗甲状腺薬の副作用で検査の面から重要なものは無顆粒球症と肝機能障害である．

2）亜急性甲状腺炎

主にウイルス感染によって誘発された炎症により，甲状腺組織が破壊され，一過性の甲状腺中毒症をきたす．上気道炎の前駆症状から，発熱，圧痛を伴う硬い甲状腺腫が出現する．一般検査所見では赤沈亢進，CRP上昇と炎症所見を認める．Basedow病との鑑別として，頸部超音波検査上，炎症部位に一致して境界不明瞭な低エコー域を認めることと，^{123}Iシンチグラフィにて摂取率の著明低値が認められる．

b. 甲状腺機能低下症

甲状腺ホルモンの作用不足により，生じる疾患の総称である．病変部位により，**表3**のように分類される．原因疾患の大半は慢性甲状腺炎（橋本病）である．

疑われる症状としては，代謝低下症状として耐寒能の低下，皮膚乾燥，筋力低下，便秘，徐脈，月経過多，傾眠，脱毛，アキレス腱反射弛緩相の遅延などが，粘液水腫症状として眼瞼や下腿に圧痕を残さない浮腫，心囊液貯留，嗄声を認める．一般検査所見としては，コレステロール上昇，CK上昇，貧血を認める．

1）慢性甲状腺炎（橋本病）

甲状腺における慢性の炎症性疾患であり，中年女性に多い．血中に甲状腺自己抗体が証明され，代表的な臓器特異的自己免疫疾患である．Basedow病など他の原因が認められないびまん性甲状腺腫があり，頸部超音波検査で内部エコーの低下や不均一を認める場合に疑われ，検査にて抗TPO抗体陽性あるいは抗Tg抗体陽性，穿刺吸引細胞診にてリンパ球浸潤のいずれかを認める場合に診断される．甲状腺機能は70％の患者で正常であるが，加齢とともに低下症が増える．経過中に前頸部痛を伴わない一過性の甲状腺中毒症をきたす（無痛性甲状腺炎）こともある．橋本病には他の自己免疫疾患がしばしば合併する．自己免疫性副腎皮質機能低下症（Addison病）を合併したものをSchmidt（シュミット）症候群という．

2）先天性甲状腺機能低下症（クレチン症）

甲状腺発生異常（無形成，低形成，異所性甲状腺など）やホルモン合成障害による甲状腺機能低下症である．早期に甲状腺ホルモン補充を開始しな

サイドメモ：low T_3 症候群

甲状腺機能検査でFT$_3$が低値となるが，FT$_4$およびTSHは正常である病態をlow T_3 症候群とよぶ．甲状腺疾患ではなく（non thyroidal illness），T_3を減らし全身の代謝を抑制し体力の消耗を少なくするという生体の適応現象と考えられ，癌などの全身消耗性疾患や神経性食思不振症などによる絶食状態などでみられる．T_4からT_3へ変換する脱ヨード酵素が抑制され，生理活性をもたないrT$_3$への変換が増加している．

表4 甲状腺悪性腫瘍

	乳頭癌	濾胞癌	髄様癌	未分化癌	悪性リンパ腫
頻度・特徴	90% リンパ行性転移 予後良好	3～5% 血行性転移	1～2% C細胞(傍濾胞細胞)由来 1/3は常染色体優性遺伝	2～3% 悪性度が強く、発見時すでに全身転移していることも。急速に増大し、窒息に至る。高齢者に好発	2～3% 橋本病が発生母体 急速に増大 B細胞腫が多い
検査	頸部軟線X線撮影で砂粒小体	Tg著明高値	CEA↑ カルシトニン↑ RET遺伝子変異 MEN検索	炎症反応↑ 白血球↑	LD↑、CRP↑ Gaシンチグラフィ
超音波所見	形状不整で境界不明瞭な低エコー腫瘍 内部に砂粒体	血流豊富で境界不明瞭な充実性腫瘍	境界明瞭な円形腫瘤 内部に粗大な石灰化		極低エコーパターン pseudo-cystic pattern 後方エコーの増強
穿刺吸引細胞診	核内封入体や核溝	濾胞性腫瘍は細胞診では良悪の区別困難	アミロイド沈着を伴う紡錘形細胞	極めて異型性が高く大型で多形な細胞	大型の核を有するリンパ球 甲状腺生検、免疫組織染色にて診断

いと身体・精神発達遅滞が生じるため、TSH測定による新生児マススクリーニング検査が行われる。

c. 甲状腺腫瘍

甲状腺腫瘍は良性腫瘍と悪性腫瘍に分けられる。触診により甲状腺結節性病変が疑われた場合には、内部構造や結節周辺の状態を把握するために頸部超音波検査を行う。良性疾患には囊胞や濾胞腺腫、多彩な病変を示す腺腫様甲状腺腫がある。稀に甲状腺中毒症をきたす機能性結節を認め、単発のPlummer病や多発病変もあり、総称してautonomously functioning thyroid nodule(AFTN)とよばれる。悪性疾患には、乳頭癌、濾胞癌、髄様癌、未分化癌、悪性リンパ腫がある。それぞれの特徴を表4に示す。分化癌の遠隔転移の検索には[131]I全身シンチグラフィが、未分化癌や悪性リンパ腫では[67]Gaシンチグラフィが有用である。

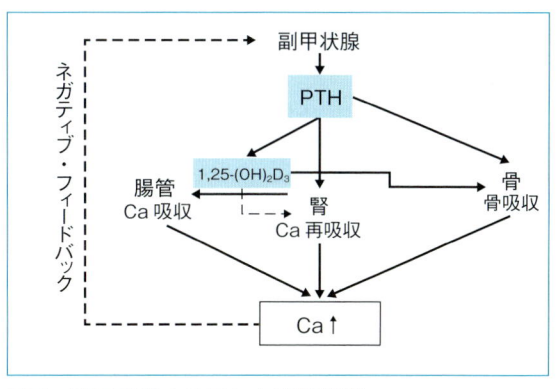

図6 副甲状腺ホルモンと調節機構

(parathyroid hormone；PTH)、活性型ビタミンD_3〔$1,25-(OH)_2D_3$〕にて厳密に調節されている(図6)。これらのホルモンは互いに合成・分泌や作用に影響を及ぼし合う。副甲状腺から分泌されるPTHは破骨細胞を活性化して骨吸収を促進するとともに、遠位尿細管にてカルシウムイオンの再吸収を促進し、血中Caを上昇させる。一方、近位尿細管ではリン(P)の排泄を促進し、ビタミンD_3を活性型に変換する作用も行う。活性型ビタミンD_3は小腸からCaとPの吸収を促進し、骨代謝を高める。

D 副甲状腺疾患

1. 副甲状腺ホルモンの調節機構

カルシウム(Ca)代謝は、副甲状腺ホルモン

2. 異常を認める症候や一般検査所見

血中 Ca 濃度の異常を認めるときは副甲状腺疾患を念頭に検査を進める．カルシウムイオンは細胞内の情報伝達物質であり，細胞内外の濃度差により分泌や収縮などの細胞機能を発動したり，細胞膜の脱分極閾値を調節したりする．そのため高 Ca 血症は筋力低下や意識障害などの神経症状，QT 短縮などの心電図異常，異所性石灰化や尿路結石など多様な症状を引き起こす．低 Ca 血症は神経の被刺激性が高まりテタニー症状を呈する．

3. 副甲状腺機能検査

1）血中 intact PTH

PTH は血中へ分泌された後，速やかに代謝を受け分解されるため，血中にはいくつかのフラグメントが混在する．イムノアッセイによる血中 PTH 測定は抗体の認識する部位により基準値，意義が異なる．生物活性をもたない C-末端のアッセイ（PTH-C）や低濃度域の測定を行うために開発された中間部アッセイ（PTH-HS）も行われるが，腎不全時に体内に蓄積され，副甲状腺機能評価に向かない．intact PTH は血中半減期が短く不安定であるが，腎障害による影響を受けにくく，その時点での PTH 分泌動態を正確に把握できる．短い半減期を利用して副甲状腺機能亢進症の腺腫摘出術時の術中迅速検査にも有用である．

2）血清 Ca 濃度

血清 Ca の 50% はアルブミンなどの蛋白質と結合しているため，低アルブミン血症が存在する場合には，以下の式を用いて補正する．

補正 Ca 濃度（mg/dL）
　＝実測 Ca 濃度（mg/dL）＋［4-血清アルブミン濃度（g/dL）］

補正 Ca が 10.2 mg/dL を超えるものを高 Ca 血症という．

3）血清 P 濃度

すべて無機リン酸の形で存在し，通常 Ca と反対の動きをする．食事（食後↓），腎機能による変動を認める．

4）尿中 Ca

尿細管 Ca 排泄率（FECa）
　＝［尿中 Ca（mg/dL）× 血清 Cr（mg/dL）］/［尿中 Cr（mg/dL）× 血清補正 Ca（mg/dL）］× 100（正常値　2～4%）

原発性副甲状腺機能亢進症で増加，家族性低 Ca 尿性高 Ca 血症では減少し，高 Ca 血症の鑑別に有用である．副甲状腺機能低下症，偽性副甲状線機能低下症でも減少する．

5）$1,25\text{-}(OH)_2D$

ビタミン D の過不足を判断する．

6）PTHrP（PTH 関連蛋白）

腫瘍細胞が産生する副甲状腺ホルモン関連ペプチドで，高 Ca 血症と血中 PTH 低値を認めるときに検査を行う．

7）骨代謝マーカー

骨代謝の状態を見るには下記のマーカーを比較する．PTH の骨作用の増加によりともに亢進する．

骨形成マーカー：骨型 ALP（BAP），オステオカルシン，Ⅰ型プロコラーゲン-N-プロペプチド（P1NP）など

骨吸収マーカー：デオキシピリジノリン，Ⅰ型コラーゲン架橋 N 端テロペプチド断片（NTx），酒石酸抵抗性酸フォスファターゼ 5b（TRACP-5b）など

4. 副甲状腺機能異常をきたす疾患

副甲状腺機能異常をきたす疾患を表 5 に示す．

a. 副甲状腺機能亢進症

1）原発性副甲状腺機能亢進症

副甲状腺の腺腫，過形成，癌などにより PTH

表5　副甲状腺機能異常をきたす疾患

	Ca↑	Ca↓
PTH↑	原発性副甲状腺機能亢進症	続発性副甲状腺機能亢進症（腎不全など）偽性副甲状腺機能低下症
PTH↓	高Ca血症を伴う悪性腫瘍　ビタミンD過剰	副甲状腺機能低下症（特発性，術後）

産生が増加し，高Ca・低P血症，骨病変（病的骨折など）を呈する病態である．血液検査では血清Caと血中intact PTHがともに高値，代謝性アシドーシス，BAP上昇，オステオカルシン上昇，活性型ビタミンD_3上昇を認める．骨のX線写真では線維性骨炎や骨量減少を認める．画像検査として頸部エコーにて腺腫の有無を，副甲状腺シンチグラフィ（^{99m}Tc-MIBI）にて局在診断を行う．

2）続発性副甲状腺機能亢進症

副甲状腺以外の病変が原因の低Ca血症のためにPTHの分泌が持続的に亢進する病態である．慢性腎不全が主な原因となる．高P血症を認める．

b. 副甲状腺機能低下症

PTHの作用不足により低Ca血症，高P血症をきたした病態である．自己免疫や先天性形成不全に伴うPTH分泌不全による特発性，甲状腺手術後などによる続発性，腎臓・骨のPTH受容体異常（不応症）による偽性副甲状腺機能低下症（pseudohypoparathyroidism；PHP）に分けられる．

血中PTHは特発性や続発性で低下，偽性で上昇する．活性型ビタミンD_3低下を認める．頭部CT検査にて大脳基底核石灰化を認める．

1）偽性副甲状腺機能低下症（PHP）

病型分類にはEllsworth-Howard（エルスワース・ハワード）試験を行う．外因性にPTHを投与し，尿中cAMPおよびP排泄量の変化により鑑別する．PHPでは尿中P排泄反応が陰性となるが，PTHによる尿中cAMP排泄増加も欠如したものをPHP I型，cAMPは正常反応を認めるものをPHP II型とよぶ．I型はAlbright遺伝性骨異栄養症（AHO）とよばれる特徴的な身体所見（第4, 5中手骨短縮や低身長，円形顔貌など）を示し，Gs蛋白活性の低下したIa型（Gsαをコードする$GNAS1$遺伝子の不活性化変異による）と，AHOを示さないIb型に分類される．

> **サイドメモ：MEN**
>
> 多発性内分泌腺腫症（multiple endocrine neoplasia；MEN）は内分泌腺に多発性に腺腫または過形成を生じる疾患である．副甲状腺過形成，腸管膵内分泌腫瘍，下垂体腺腫を中心とするMEN1，甲状腺髄様癌と褐色細胞腫，副甲状腺腺腫を中心とするMEN2に分類される．ともに常染色体優性遺伝で，それぞれMEN1（$menin$），ret proto-oncogene（RET）遺伝子変異を原因とする．MEN1は副甲状腺病変による高Ca血症で発見されることが多い．MEN2は甲状腺髄様癌による高CEA血症，カルシトニン上昇を認める．

E 副腎皮質疾患

1. 副腎皮質ホルモンの作用とその分泌調節

副腎皮質ホルモンは一般にはステロイドホルモンとよばれ，鉱質コルチコイド，糖質コルチコイド，副腎性アンドロゲンの総称である．副腎皮質ホルモンの前駆物質はコレステロールで，大部分は血中コレステロールに由来する．コレステロール側鎖切断酵素により，コレステロールからプレグネノロンが合成され，次いで鉱質コルチコイド，糖質コルチコイド，副腎性アンドロゲンの3系統に分かれて生合成が進む（図7）．副腎皮質は組織学的に3つの層，最外層の球状層，その内側の束状層，最内層の網状層からなり，各層より多数のステロイドホルモンを分泌している．球状層からは，主としてアルドステロンを代表とする鉱質コルチコイド，束状層からはコルチゾールを代表とする糖質コルチコイド，網状層からはデヒドロエピアンドロステロン（dehydroepiandrosterone；

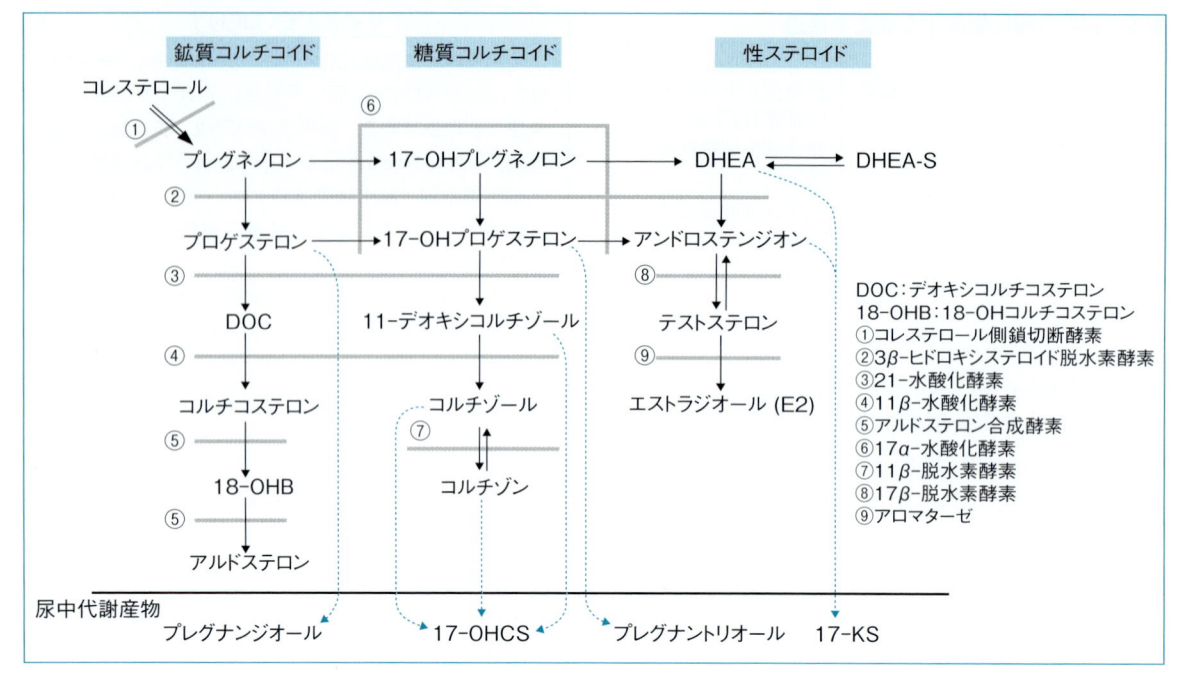

図7 ステロイドホルモンの生合成経路と代謝経路

DHEA）を代表とする副腎性アンドロゲンが産生されている．生体内でステロイドホルモンを分泌する器官として，ほかに精巣，卵巣，胎盤などがある．

　糖質コルチコイドは視床下部から分泌される副腎皮質刺激ホルモン放出ホルモン（CRH）の刺激を受け，下垂体前葉から分泌される副腎皮質刺激ホルモン（adrenocorticotropic hormone；ACTH）により，その産生あるいは分泌が調整されている．糖質コルチコイドの代表であるコルチゾールの分泌は視床下部-下垂体-副腎皮質系によって調節され，身体内外から起こる種々の刺激，中枢神経と関係する日内リズム，血中コルチゾールレベルによるCRHやACTHに対するネガティブ・フィードバック機構により調節されている（図8）．血中コルチゾールは午前6〜9時に最高値となり，次第に低下し午前0時ごろ最低となる日内リズムがある．コルチゾールの生理活性は多種多様である．ストレス下では大量に分泌され，抗炎症作用，抗ショック作用をもっている．コルチゾールの種々の誘導体が合成され，合成ステロイドホルモン製剤として治療に使用されている．

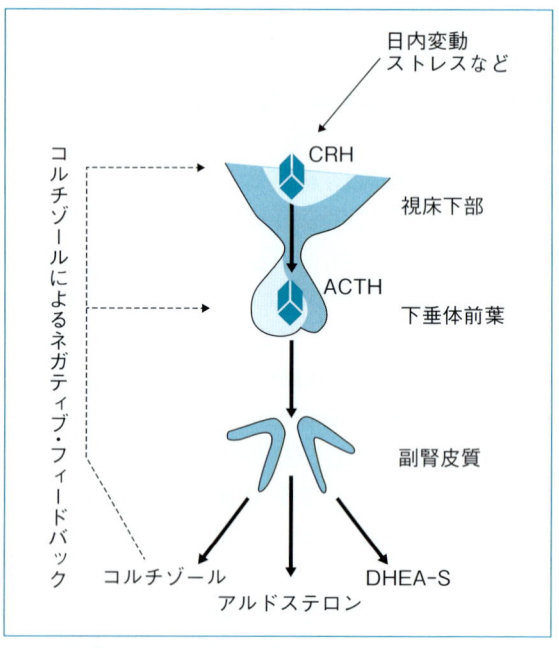

図8 視床下部-下垂体-副腎皮質系

　副腎性アンドロゲンはACTHによってその分泌が調節されているが，糖質コルチコイドと異なり，ACTHに対してネガティブ・フィードバック機構は存在しない．

鉱質コルチコイドであるアルドステロンの分泌はアンジオテンシンⅡ，ACTH，血清K，血清Naなどによって調節されているが，最も重要なものはレニン-アンジオテンシン系である．アルドステロンは腎尿細管細胞に作用し，Naおよび水の再吸収を促進し，カリウムの排泄を促進させることで，水分量および電解質組成の恒常性を保っている．

2. 副腎皮質機能検査

各種のステロイドホルモンおよびその代謝産物について測定が行われている．また，基礎値の測定に加えてフィードバック機構を利用した分泌刺激試験や分泌抑制試験が診断に重要な役割を果たす．

a. 機能検査

1) 血中ACTH

ACTHは下垂体前葉から分泌され，副腎皮質を刺激してステロイドホルモンの産生分泌を促進する．ACTHの分泌調節は視床下部から分泌されるCRHおよび血中コルチゾールのネガティブ・フィードバック機構により調節されている．日内変動により覚醒時から午前中は高値で，夜間は低値を示す．

2) 血中・尿中コルチゾール

コルチゾールはACTH依存性に分泌されるホルモンで，その分泌にはACTHに同調した日内リズムが認められる．コルチゾールの測定は，下垂体-副腎皮質系の機能判定の指標として最も重要なものの1つである．血中コルチゾールは，年齢や性別に影響されないが，日内変動やストレスの影響を受ける．その欠点を補うため24時間蓄尿を行い，尿中への遊離コルチゾールの排泄量を測定することで，1日のコルチゾール産生量を評価することが可能である．

3) 血中アルドステロン

アルドステロンは主としてレニン-アンジオテンシン系により調節を受けている．血圧調整や血中電解質の恒常性維持に重要な役割を果たしているホルモンであり，高血圧症や血清K値の異常を認めた場合，アルドステロンと合わせて血漿レニン活性が同時に測定されることが多い．レニン活性，アルドステロンとも体位の影響を受けるため，約30分の安静臥床後に採血する．

4) デヒドロエピアンドロステロン(DHEA)，デヒドロエピアンドロステロン・サルフェート(DHEA-S)

DHEAは副腎アンドロゲンの1つで，DHEA-Sはその硫酸塩である．副腎で生成されるDHEAは99％以上がDHEA-Sの形で分泌され，血中のDHEA-Sのほぼ100％が副腎由来であるため，副腎皮質由来アンドロゲンの分泌状態を知るには最も適した指標である．DHEAの分泌はACTHによって調節されており，早朝に高値，夜間に低値の日内変動を示す．DHEA-Sは比較的長い半減期をもつため著明な変動を認めない．

5) 尿中17-ヒドロキシコルチコステロイド(17-OHCS)，17-ケトステロイド(17-KS)

17-OHCSはコルチゾールの代謝産物を，17-KSはアンドロゲンの代謝産物を測定する検査である．尿中17-OHCSは日内変動の影響を受けにくいため，副腎皮質からの糖質コルチコイドの分泌状態を把握するのに適している．尿中17-KSは性ステロイド系のテストステロン，DHEAなどの分泌状態を反映する．女性では副腎由来のものがほとんどであるが，男性では精巣由来のものが20〜30％を占める．現在では試薬供給の関係で，測定することが困難になっている．

b. 分泌刺激試験・分泌抑制試験

1) デキサメサゾン抑制試験 overnight法

糖質コルチコイド過剰が疑われるとき，その過剰分泌がデキサメサゾンを投与することで抑制されるかどうかを確認する検査である．Cushing(クッシング)病やCushing症候群といったコルチゾールが過剰分泌される疾患では自律的にコル

チゾールの分泌が行われているため，デキサメサゾン負荷によって，コルチコール値が抑制されないか，抑制が十分でない．デキサメサゾン抑制試験の方法は種々ある．簡易でよく行われているovernight法では，強力な合成糖質コルチコイドであるデキサメサゾン1mgを23時に被検者に服用させ，翌朝6~8時に空腹・安静臥床でACTHおよびコルチゾールを測定する．健常者ではACTH，コルチゾールの分泌が抑制される．コルチゾールの分泌が抑制されない場合には8mg（高用量）負荷試験を施行する．副腎原発のCushing症候群では高用量の負荷でもコルチゾールの分泌は抑制されないが，Cushing病では高用量負荷でコルチゾール分泌の抑制が認められる．

2）迅速ACTH負荷試験

主に副腎皮質機能低下症の疑い例で，副腎皮質ホルモン分泌予備能を評価するために行われる．早朝空腹時に，30分間以上の安静臥床後，合成1-24ACTH製剤0.25mgを静注あるいは筋注し負荷前，負荷後30分，60分に血中コルチゾール値を測定する．原発性副腎機能低下症ではACTH負荷によるコルチゾールの増加を認めない．

3）フロセミド立位負荷試験

主に原発性アルドステロン症が疑われるときに行う．検査前30分前から安静臥床とし，前採血後，利尿剤であるフロセミドを静脈投与し2時間立位を保持する．フロセミドの静脈投与および立位保持はレニンの分泌促進因子であるため，通常負荷後の血漿レニン活性の上昇を認めるが，原発性アルドステロン症ではレニンの分泌が強く抑制されており，レニン活性の上昇を認めない．

3. 副腎皮質機能の異常をきたす疾患

a. Cushing病，Cushing症候群

副腎皮質でのコルチゾール分泌が自律的に増加したものをCushing症候群，下垂体でのACTH過剰分泌の結果，副腎皮質でのコルチゾールの産生が増加することで起こるものをCushing病とよぶ．糖質コルチコイドが治療目的に投与されることで同様な症状を呈することがある（医原性Cushing症候群）．また，下垂体以外の場所で過剰にACTHが産生されることで，副腎皮質からのコルチゾールの分泌が増加することもある（異所性ACTH症候群）．いずれの場合でも，コルチゾールが持続的に上昇するために，中心性肥満，満月様顔貌（moon face），水牛様脂肪沈着（buffalo hump），皮膚線状などの特徴的な身体所見が認められる．また，高血圧症，糖尿病，骨粗鬆症などを高頻度に合併する．一般検査所見では好中球増加，好酸球減少，代謝性アルカローシス，低K血症や高コレステロール血症を認める．

内分泌学的検査では，いずれの場合でもコルチゾールの増加や日内リズムの消失が認められる．ACTHは下垂体を原因とするCushing病や異所性ACTH産生腫瘍では高値を示し，副腎皮質に病変があれば低値を示す．下垂体や副腎からのホルモン分泌の自律性を評価する目的でデキサメサゾン抑制試験も行われる．また，病変の局在を確認する目的でCTやMRIの画像検査に加えて[131]Iアドステロールシンチグラフィによる核医学検査も行われている．Cushing症候群の鑑別を図9に示す．

b. 原発性アルドステロン症

アルドステロンは副腎皮質から分泌される鉱質コルチコイドの代表である．アルドステロンが過剰に分泌されることで，高血圧症や低K血症，筋力低下，四肢麻痺，多飲多尿などの症状を呈する．二次性高血圧症の原因として比較的頻度が高く，高血圧症の約5~10%を占めるとされる．内分泌学的検査では高アルドステロン血症および低レニン血症を認める．また病変部位の確認のためCT, MRI，デキサメサゾン抑制[131]Iアドステロールシンチグラフィなどの画像検査が行われる．

c. 副腎皮質機能低下症

副腎皮質機能低下症には副腎を原発とする原発性副腎機能低下症と，視床下部-下垂体系の障害

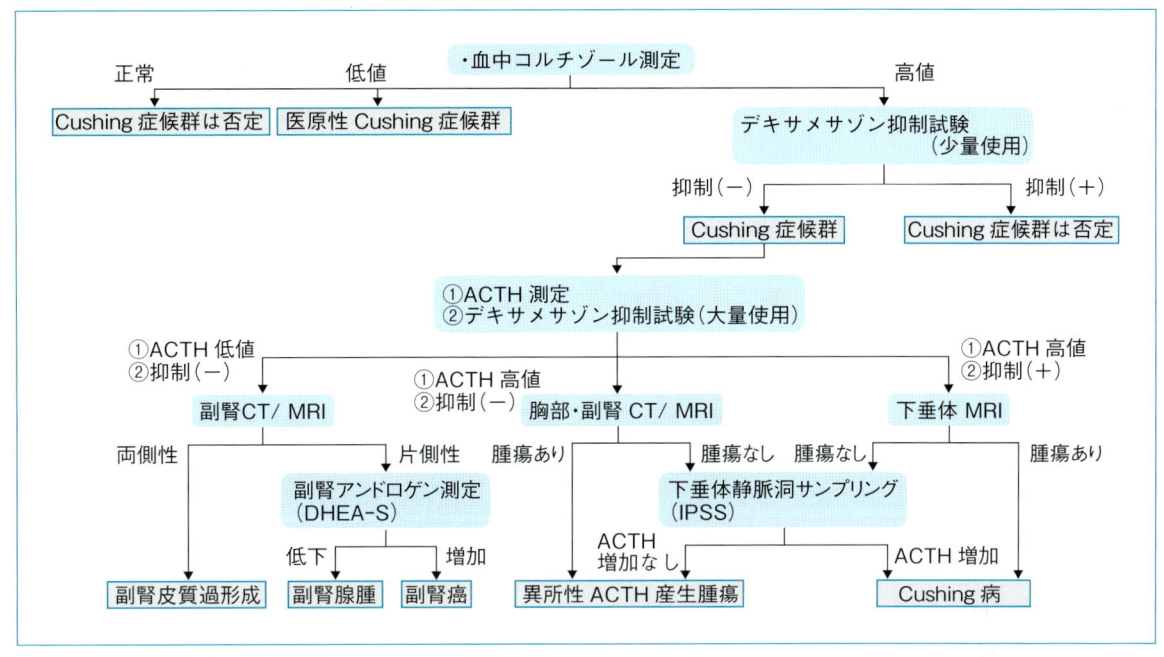

図9 Cushing症候群の鑑別

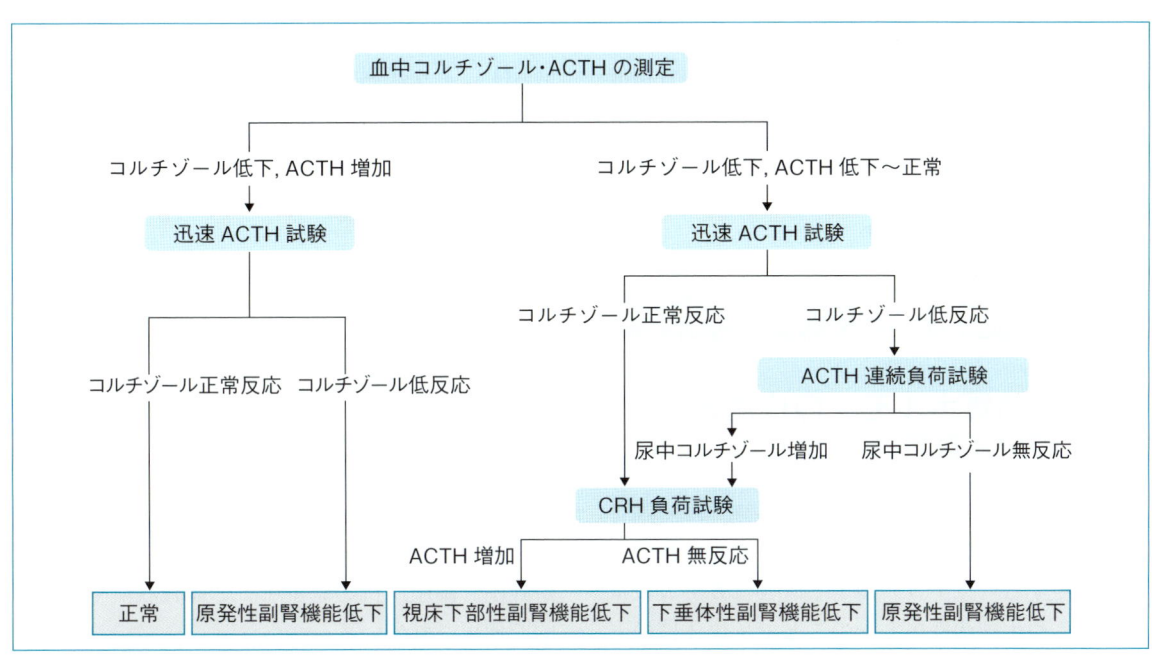

図10 副腎機能低下症の診断

による続発性副腎機能低下症とに分類される．また，副腎皮質ステロイド薬の使用の自己中断を主な原因とする医原性の副腎機能低下症も増加傾向にある．慢性に経過した原発性副腎機能低下症は特にAddison（アジソン）病とよばれる．

症状は易疲労感，全身倦怠感，食欲不振，体重減少などであり，低血圧や低血糖症状も認められる．女性では月経異常，恥毛や腋毛の脱落なども

出現する．また，原発性副腎機能低下症では口腔粘膜や歯肉，指趾などに色素沈着を認める．

検査では原発性，続発性にかかわらずコルチゾールやコルチゾールの代謝産物である 17-OHCS が低下する．正色素性貧血，白血球減少，好酸球増加，低 Na 血症などを認めることが多い．

原発性副腎機能低下症では ACTH の増加を認め，迅速 ACTH 負荷試験でコルチゾールの増加が認められない．また，アルドステロンの分泌も障害されることが多いため，高 K 血症が認められることが多い．一方，続発性副腎機能低下症では ACTH が減少するだけでなく，その他の下垂体前葉ホルモンである LH，FSH，TSH，GH などの分泌が低下することもある．アルドステロンの分泌は ACTH だけでなく，血中浸透圧などによっても調節されているため，血清カリウム値に異常をきたす頻度は原発性副腎機能低下症と比較し少ないとされる（図 10）．

高度のストレスやショック時には糖質コルチコイドの必要量は数倍となる．そのため，副腎機能低下症の患者では感染や手術などの過度のストレスが誘因となって，急性副腎不全（副腎クリーゼ）を発症することもある．

F 副腎髄質疾患

1. 副腎髄質ホルモンの作用とその分泌調節・代謝

副腎髄質は交感神経節とともに交感神経-副腎系を構成する内分泌器官であり，カテコールアミンを産生する．カテコールアミンとはカテコール骨格をもつ生理活性アミンのことで，生体にはドパミン（dopamine），ノルアドレナリン（noradrenaline または norepinephrine），およびアドレナリン（adrenaline または epinephrine）の 3 種類の主要なカテコールアミンが存在する．

ドパミンやノルアドレナリンは主に中枢神経や末梢交感神経において神経伝達物質として分泌される．交感神経の興奮によってその神経終末端から分泌されたノルアドレナリンは，その大部分が回収され再利用されるが一部は血中に放出される．一方，アドレナリンはそのほとんどが副腎髄質で合成され，血中に分泌されてホルモンとして作用する．

カテコールアミンの生合成はアミノ酸であるチロシンから始まり，一連の酵素反応によりチロシン→DOPA（dihydroxyphenylalanine）→ドパミン→ノルアドレナリン→アドレナリンとなる．ノルアドレナリン→アドレナリンへの変換は主に副腎髄質で行われており，血中アドレナリンの大部分が副腎髄質由来である．一方，カテコールアミンの代謝失活には，catechol-O-methyltransferase（COMT）および monoamine oxidase（MAO）の 2 種類の酵素が関与している．ノルアドレナリンおよびアドレナリンは COMT によりノルメタネフリンおよびメタネフリンに分解された後，MAO により最終産物であるバニリルマンデル酸（vanillylmandelic acid；VMA）となる．一部は先に MAO により代謝された後 COMT による代謝を受けるが最終産物は同じ VMA である．ドパミンも同様に 2 種類の酵素により代謝され，最終的にホモバニリン酸（homovanillic acid；HVA）となる（図 11, 12）．

カテコールアミンは心臓，血管平滑筋，肝臓，消化管，脂肪組織などに存在する α 受容体，および β 受容体を介して多彩な作用を発揮する．心筋収縮力増大や血管収縮による昇圧効果，肝臓における糖新生の促進などが知られている．

カテコールアミン作用は生理学的，薬理学的に重要でありホルモン自体が薬剤として使用される．また，カテコールアミン類似薬，拮抗薬などが昇圧，降圧，抗アレルギー，血管収縮や止血目的で使用されている．

2. 副腎髄質機能検査

血中・尿中のカテコールアミンおよびその代謝産物の測定には高速液体クロマトグラフィ（high pressure liquid chromatography；HPLC）法が用いられている．HPLC 法を用いてカテコールアミ

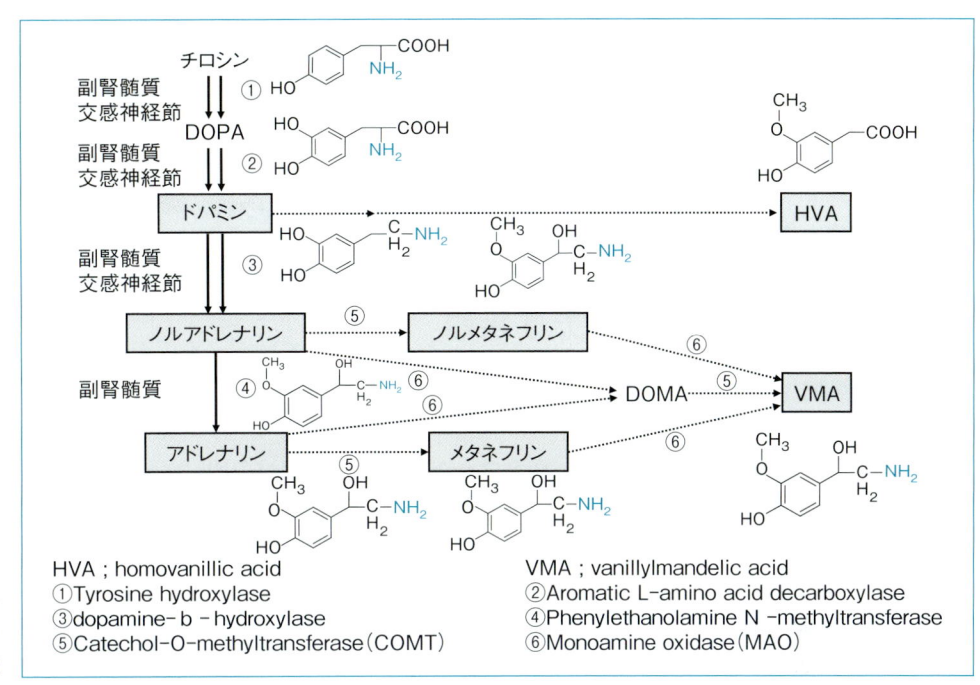

図11 副腎髄質ホルモンの生合成

HVA ; homovanillic acid
①Tyrosine hydroxylase
③dopamine-b-hydroxylase
⑤Catechol-O-methyltransferase(COMT)

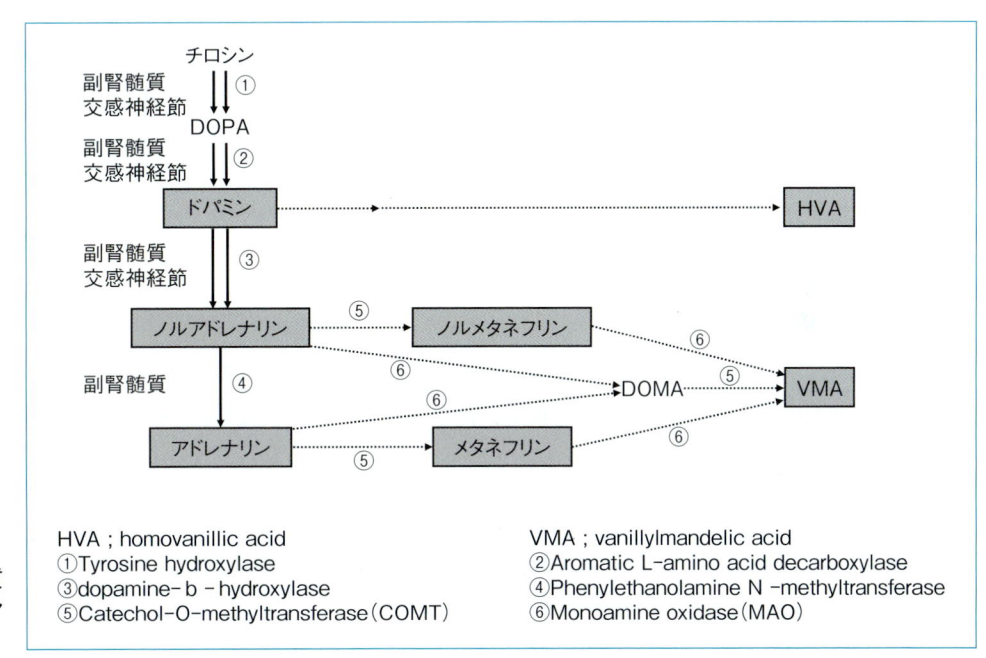

VMA ; vanillylmandelic acid
②Aromatic L-amino acid decarboxylase
④Phenylethanolamine N-methyltransferase
⑥Monoamine oxidase(MAO)

図12 副腎髄質ホルモンの代謝

HVA ; homovanillic acid
①Tyrosine hydroxylase
③dopamine-b-hydroxylase
⑤Catechol-O-methyltransferase(COMT)

VMA ; vanillylmandelic acid
②Aromatic L-amino acid decarboxylase
④Phenylethanolamine N-methyltransferase
⑥Monoamine oxidase(MAO)

ン3分画（ドパミン，ノルアドレナリン，アドレナリン），ノルアドレナリンとアドレナリンのおのおのの代謝産物であるメタネフリン2分画（メタネフリン，ノルメタネフリン），ドパミンの最終産物であるHVA，ノルアドレナリンおよびアドレナリンの最終産物であるVMAについて血中濃度および尿中排泄量の測定が行われている（図11）．

カテコールアミンの血中濃度および尿中排泄量は体位変換や運動，寒冷刺激，低血糖，各種ストレス，日内変動（日中高く夜間に低い）などによる影響を受ける．採血後の検体は氷中保存し，速や

かに血漿分離する．尿中排泄量の測定ではカテコールアミンおよびその代謝産物の安定性が低いため，酸性蓄尿（主に6N塩酸による）が必要である．また，バナナ，チョコレート，バニラ含有の菓子類を摂取することで測定値が影響を受けることがあるため，検査前には摂取を禁じる．

3. 副腎髄質機能異常をきたす疾患

a. 褐色細胞腫（pheochromocytoma）

褐色細胞腫は副腎髄質，交感神経節から発生するカテコールアミン産生腫瘍である．カテコールアミン過剰に伴う多彩な症状を示し，高血圧（Hypertension），高血糖（Hyperglycemia），代謝亢進（Hypermetabolism），発汗過多（Hyperhidrosis），頭痛（Headache）の"5H"が特徴的である．検査では尿中・血中ノルアドレナリン・アドレナリンとその代謝産物の高値が認められる．測定は繰り返し行い再現性を確認する．

CTやMRIなどの画像検査では比較的大きな腫瘤性病変として認められることが多い．また，転移巣や副腎外病変の確認のため[131]I-MIBGシンチグラフィ検査が行われる．

b. 神経芽細胞腫（neuroblastoma）

神経芽細胞腫は主に新生児に発症し，10歳までに90％が発症する．発生学的には交感神経節細胞が分化する前の細胞である交感神経母細胞，または交感神経芽細胞が腫瘍化するといわれている．小児神経芽細胞腫では約75％の症例でVMAが高値となり，HVAの測定と合わせて，ほとんどの場合診断が可能である．1歳以下の乳児期の神経芽細胞腫患者は，適切な治療が行われることで生存率・治癒率が極めて高いことから，早期診断・治療が重要となる．わが国において近年まではマススクリーニングとして尿中VMA，HVA測定が行われていたが，自然退縮する症例が少なからず存在し，死亡率減少効果が明確でないことから現在は休止されている．

G 性腺・胎盤検査

1. 性ホルモンの作用とその分泌調節

a. 視床下部-下垂体-性腺系

性腺機能は視床下部-下垂体-性腺系によって調整されている．視床下部からは性腺刺激ホルモン放出ホルモン（gonadotropin releasing hormone；GnRHもしくはluteinizing hormone releasing hormone；LHRH）が分泌され，下垂体に作用する．下垂体からは性腺刺激ホルモン（gonadotropin）である卵胞刺激ホルモン（follicle stimulating hormone；FSH）と黄体形成ホルモン（luteinizing hormone；LH）がGnRHによる刺激により分泌される．これらのホルモンが協調して生殖腺，すなわち男性では精巣，女性では卵巣に作用してその機能を調節している．男性では精巣からテストステロンを主とするアンドロゲンが，女性では卵巣からエストロゲンおよびプロゲステロンが分泌される．これらの生殖腺から分泌されるホルモンは，視床下部のGnRHおよび下垂体のFSHならびにLHのフィードバック機構によって調節している．

b. 精巣機能

精巣機能には精子形成と男性ホルモンの分泌がある．主として下垂体からのFSHとLHによって調整されている．LHは精巣間質細胞のLeydig（ライディッヒ）細胞に働き，テストステロンの産生を促進する．一方，FSHは精細管のセルトリ（Sertoli）細胞に作用して精子形成を促す．

血中に分泌されるテストステロンの40〜60％が性ホルモン結合グロブリン（sex hormone-binding globulin；SHBG）と，50〜60％がアルブミンと結合しており，残りの1〜2％が遊離テストステロンである．ホルモン活性をもつのは遊離テストステロンおよびアルブミンと結合したテストステロンであるが，後者ではその活性は弱い．また，テストステロン値は早朝に最も高くなるため，午前中に採血を行うことが薦められる．

テストステロンは標的臓器において5α-還元酵素によってジヒドロテストステロンに変換されて作用を発揮する．テストステロンはFSHと協同して精子形成を促進する．

c．卵巣機能

卵巣機能には，卵胞の成熟および発育，排卵，黄体の形成および退縮，ならびに女性ホルモンであるエストロゲン（卵胞ホルモン）とプロゲステロン（黄体ホルモン）の分泌がある．エストロゲンとプロゲステロンは月経周期ならびに妊娠に伴って血中濃度が大きく変化する．

卵巣におけるエストロゲン産生は，2種類のゴナドトロピンと2種類の細胞によって共同的に行われている．卵巣の莢膜細胞に対してLHが作用することで，アンドロゲンが生成される．生成されたアンドロゲンは顆粒膜細胞に移送され，FSHの作用によりエストロゲンに転換される．エストロゲンはエストロン（E_1），エストラジオール（E_2）およびエストリオール（E_3）の3種類の総称であり，いずれも卵胞ホルモン作用をもっている．中でもE_2は最も生物活性が強いために，臨床的には最もよく測定されている．一方，プロゲステロンは，非妊娠時においては主として卵巣の黄体から分泌される．

月経周期前半の卵胞期では，FSHは卵胞の発育ならびにエストロゲンの分泌を促進する．さらにエストロゲンの作用により，子宮内膜の増殖肥厚および卵胞発育が促進される．また，エストロゲンの分泌増加が，視床下部-下垂体に対するポジティブ・フィードバック機構によってLHサージとよばれる下垂体からの急激なLHの放出をもたらし，排卵が誘発される（排卵期）．排卵後の黄体期では主としてLHの作用によって黄体が形成される．黄体からはプロゲステロンが分泌され，妊娠が成立しなければ黄体期の中期にピークを示し，黄体の退縮とともに下降し，排卵後約14日で月経となる（図13）．

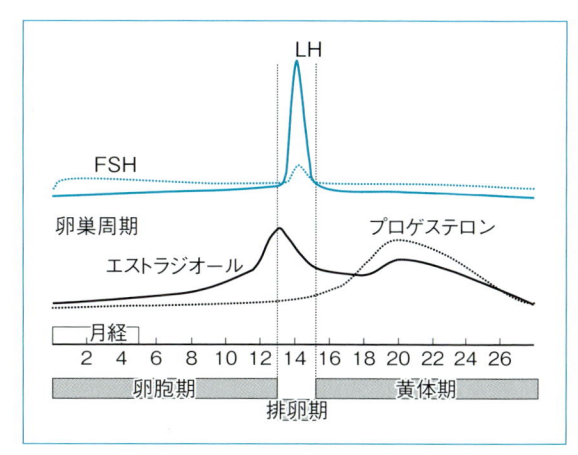

図13　月経周期

2．胎盤由来ホルモンの作用とその分泌

妊娠時に子宮内に形成される胎盤は，母体と胎児を連絡するだけでなくホルモンを分泌する内分泌器官としても重要な役割を果たしている．胎盤から産生される主なホルモンには，ヒト絨毛性ゴナドトロピン（hCG），ヒト胎盤性ラクトーゲン（HPL），エストロゲンおよびプロゲステロンがある．

hCGは黄体を刺激してプロゲステロンを産生し，妊娠黄体を維持する．hCGは妊娠のごく初期から産生されて急増し，妊娠10週ごろにピークとなり，妊娠末期に向けて次第に減少する．

HPLは，母体における母体血中の糖を胎児に転送し，間接的に胎児の発育を促進する．妊娠6週ごろから母体血中に検出されるようになり，妊娠34～36週まで増加を続け，胎盤娩出とともに急速に消失する．胎盤のみで産生され周期性変動がないため，胎盤機能を反映する検査として利用される．

エストロゲンは胎盤の絨毛上皮細胞から分泌され，妊娠の進行とともに増加する．

プロゲステロンは妊娠のごく初期には黄体からの分泌が主であるが，妊娠5週以降は黄体が徐々に退行することで黄体からの分泌も減少する．逆に絨毛上皮細胞からの分泌は妊娠の進行とともに増加し，12週以降は胎盤により供給される．

3. 性腺・胎盤機能検査

現在，わが国では性腺・胎盤機能の評価を目的として，性腺から分泌されるテストステロン，ジヒドロテストステロン，エストロゲン，プロゲステロン，CG，HPLこれらのホルモン分泌の調節に関連するLH，FSH，甲状腺刺激ホルモン(TSH)，プロラクチン，副腎から分泌されるDHEA，DHEA-Sなどの測定が行われている．性腺機能を反映する検査は性別はもとより，年齢，性周期の影響を受けるためその評価には注意を要する．

1）血中テストステロン

男性における血中テストステロンの99％は精巣由来であり，精巣機能の評価に重要である．女性では卵巣と副腎に由来する．血中テストステロンの測定は，男性で精巣機能の指標となり，女性では男性化の出現する疾患の指標となる．

血中テストステロン値が高値を示すのは男性ホルモン産生腫瘍，先天性副腎過形成，男性化副腎腫瘍，精巣性女性化症候群などがある．血中テストステロン値が低値となるのは，Klinefelter（クラインフェルター）症候群，汎下垂体機能低下症などがあげられる．

2）エストロゲン

エストロゲンは卵胞作用をもったエストロン(E_1)，エストラジオール(E_2)およびエストリオール(E_3)の3種類の総称である．非妊娠時は卵巣で多くが合成される．男性においては精巣や副腎での合成は少ない．生物活性の最も強いE_2が主に測定される．

血中E_2が高値となる疾患には，エストロゲン産生腫瘍，卵巣過剰刺激症候群，思春期早発症，肝疾患などがあげられる．一方，低値を示す疾患として卵巣機能不全，ターナー症候群などがあげられる．

3）プロゲステロン

プロゲステロンは卵巣および胎盤から産生されるホルモンで，女性では性周期に伴い変動する．また妊娠とともに高値を示す．血中プロゲステロンが高値となる疾患として，先天性副腎過形成，男性化副腎腫瘍などがあげられる．一方，低値となる疾患としては黄体機能不全，胎盤機能不全，副腎機能不全などがあげられる．

4）hCG

hCGは絨毛組織から分泌されるホルモンで，卵巣からのプロゲステロンの分泌を促進する．妊娠すると，受精後1～2週間後から検出することが可能であり，血中hCGの測定は妊娠の早期診断に有用である．妊娠の週齢に比して血中hCGが高値のときには，多胎妊娠や絨毛性疾患（胞状奇胎，絨毛癌）が疑われる．逆に低いときには，流・早産や子宮外妊娠などが考えられる．妊娠と関係なく血中hCGが高値となる疾患として，異所性hCG産生腫瘍（精巣腫瘍，卵巣癌，子宮癌，膵癌，胃癌など）があげられる．

サイドメモ：ゴナドトロピン

ゴナドトロピンは性腺刺激ホルモンの総称で，下垂体由来のLHとFSH，胎盤由来のhCGの3種類である．またTSHを含めて4種のホルモンはいずれも，αとβの2つのサブユニットからなる．この4種のホルモンのβサブユニットは各ホルモンで異なるものの，αサブユニットは共通な構造をもつ．妊娠初期にはhCGの著明な上昇が認められるが，hCGはTSHと類似構造をもつために甲状腺をわずかに刺激する．そのために，妊娠初期には軽度の甲状腺機能の亢進状態となる事がある．おおよそ妊娠16週程度で胎盤が完成し，通常では甲状腺機能は正常化することが多い．

参考文献

1) 猪狩　淳(編)：標準臨床検査医学．医学書院，2006
   ※臨床検査医学に関するすべてが網羅されている
2) 臨床検査法提要．金原出版
   ※検査法に関して詳細にまとめてある
3) 高野加寿恵：最新　内分泌検査マニュアル　第3版．日本医事新報社，0000
   ※負荷試験の詳細が記載してある
4) 内分泌代謝学入門．金芳堂
   ※総論として読みすすめやすい
5) 日本甲状腺学会　甲状腺疾患診断ガイドライン
   http://www.japanthyroid.jp/doctor/guideline/japanese.html

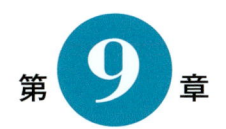

第9章 腎尿路疾患の検査

学習のポイント

❶ 腎臓は体内環境の維持に重要な役割を果たす臓器である．検査結果は体内環境の維持のためにさまざまな代償機構が働いたのちの結果を診ている．検査結果のパズルを紐解くことで代償機構の破たんを知ることができる．
❷ 形態的変化，糸球体と尿細管，左右の腎臓の機能，腎血流を検査することが必要になる．全身臓器で形態的変化と機能の双方を簡便に知ることができる数少ない臓器である．
❸ 水，電解質の異常とあわせて学習することが理解の助けとなる．

本章を理解するためのキーワード

❶ ネフロン
腎臓を構成する基本単位であり，糸球体，尿細管がその主たる構成物である．これらの機能を診断することが腎臓機能の検査の中心となる．

❷ クリアランス試験
糸球体，尿細管の機能を検査するために各種分子のクリアランスを計算する．

❸ 浸透圧
尿，血漿の浸透圧を測定することで，体内環境がどのように調整されているかを知ることができる．特に抗利尿ホルモン（ADH）の作用を知ることができる．

❹ 尿沈渣
尿沈渣は腎臓での病的変化を非侵襲的に簡便に知ることができる有用な検査である．特に円柱，細胞を詳細に観察することは腎生検に劣ることがない情報を提供することもある．

❺ レノグラム
腎機能を画像的に診断するうえで有用な検査であり，特に左右の腎臓の機能を別々に判断することができる．

❻ 超音波
腎臓，膀胱，前立腺のマクロの変化をしることができる．また，腎血流量を非侵襲的に知ることができる．

❼ 腎生検
腎臓の病変をミクロのレベルで検査するうえで有用であるが，侵襲が大きいため適応は慎重に判断する必要がある．

A 概略

腎臓は人体の内部環境（milieu intérieur）を維持するうえで重要な役割を果たす．すなわち，腎臓は尿として排泄される水の量と，尿の中に含まれる電解質の量を調節することで，体液の組成を一定に保つ．腎を中心としたこれら水，電解質代謝の調節系の作動機構に破綻が生じれば，体液バランスの異常という病態が発生する．

また，腎臓は図1に示すように血管，尿細管から構成されるが，その位置関係は複雑である．これは腎臓の発生のステップを考えると理解しやすい．腎臓は中間中胚葉から発生し，前腎，中腎，後腎の3段階を経て形成される．前腎，中腎のほとんどは後に退行変性し，哺乳類成体において機能する腎臓は後腎である．尿管芽とよばれる突起が出現し，その周りに間葉組織が集合する．この

表1 生体のバランスシート

ヒトが1日に摂取する		ヒトが1日に産生する	
水分は	1.5～2.5 L	酸は	1 mEq/kg
塩分は	6～12 g	代謝水は	5 mL/kg
カリウムは	2～4 g	尿素窒素は	約1 g/7 g 摂取蛋白
カルシウムは	400～800 mg	Maroni-Mitch の式:	
リンは	600～1,500 mg	蛋白質摂取量(g)＝{尿素窒素排泄量(g)＋0.031×体重(kg)}×6.25	
マグネシウムは	200～400 mg		
蛋白質は	1～1.5 g/kg 体重	クレアチニンは	33－0.065×年齢－0.493×BMI(男性)
			21－0.030×年齢－0.216×BMI(女性)
		溶質は	10 mOSM/kg 体重
		不感蒸泄は	15 mL/kg 体重
			(体温1℃上昇で100～150 mL 増加)

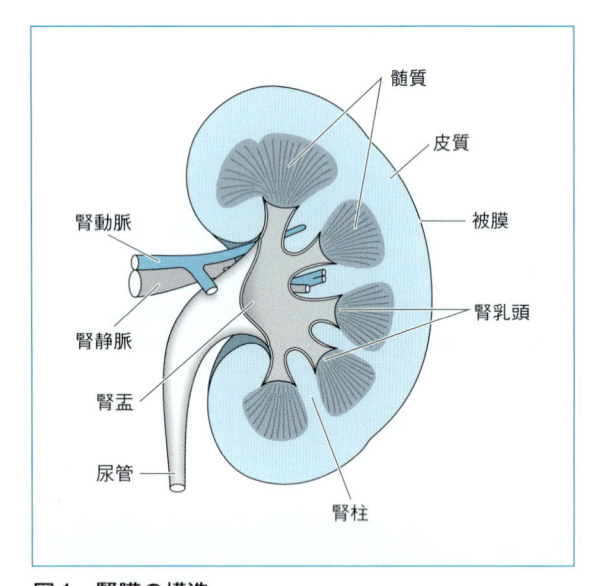

図1 腎臓の構造

間葉細胞が凝集し，それが上皮化してS字体といわれる状態となる．S字体の下部はボウマン囊および糸球体上皮細胞(ポドサイト)へと分化し，そこに毛細血管が入り込んで糸球体が形成される．また，S字体の他の部分が近位及び遠位尿細管になる．一方，尿管芽は分岐を重ね，集合管，尿管となる．糸球体から尿細管に至る腎臓の最小機能単位をネフロンとよび，最終的にヒトでは50万～100万個のネフロンが形成される．尿細管には10種を超える細胞が存在するため，後腎間葉は多能性をもった前駆細胞集団ともいえる．糸球体は血管と尿細管が接する部分であり，その微細構造は図2のようになっている．腎臓の構造物における主な疾患を表2に示す．

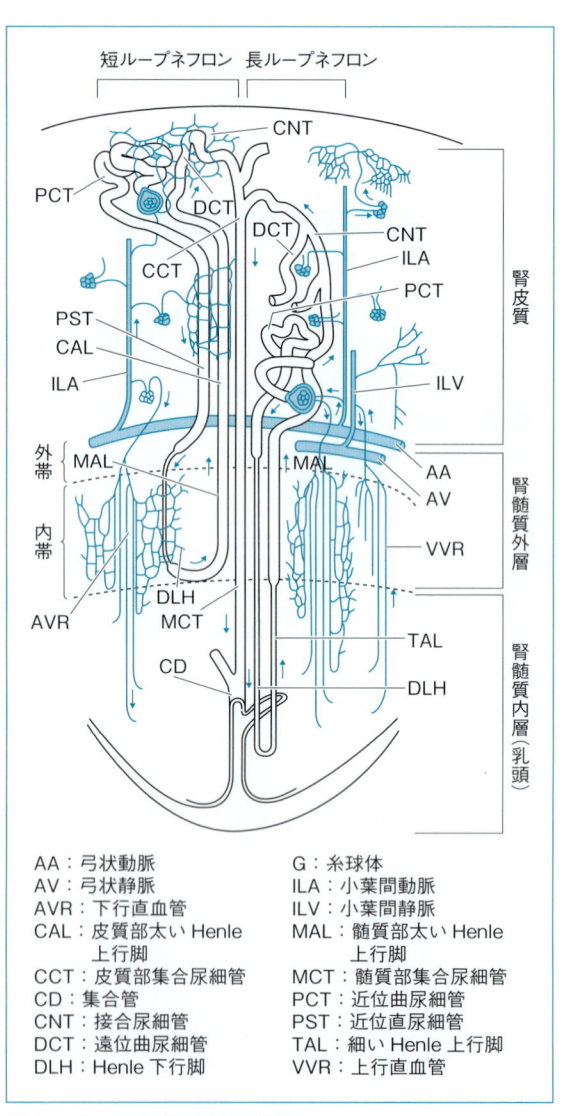

AA：弓状動脈
AV：弓状静脈
AVR：下行直血管
CAL：皮質部太い Henle 上行脚
CCT：皮質部集合尿細管
CD：集合管
CNT：接合尿細管
DCT：遠位曲尿細管
DLH：Henle 下行脚
G：糸球体
ILA：小葉間動脈
ILV：小葉間静脈
MAL：髄質部太い Henle 上行脚
MCT：髄質部集合尿細管
PCT：近位曲尿細管
PST：近位直尿細管
TAL：細い Henle 上行脚
VVR：上行直血管

図2 ネフロンと血管の構築
(今井　正：図説臨床小児科学講座10, 腎・泌尿器・生殖器疾患, p.2, メジカルビュー社, 1982 より)

表2　腎臓の各構造物における主な疾患

構造物	疾患
糸球体	糸球体腎炎，糖尿病性腎症
メサンギウム	メサンギウム増殖性腎炎，IgA 腎症，膜性増殖性糸球体腎炎，ループス腎炎，Fabry（ファブリー）病
ポドサイト	微小変化型ネフローゼ症候群，巣状分節性糸球体硬化症，Fabry 病
内皮細胞	血栓性微小血管炎
基底膜	ループス腎炎，Goodpasture（グッドパスチャー）症候群，膜性腎症，Alport（アルポート）症候群
輸入，輸出細動脈	微小血管炎症候群，動脈硬化性腎硬化症，高血圧性腎硬化症，糖尿病性腎症，強皮症腎
尿細管	
近位尿細管	Ⅱ型 RTA，Fanconi（ファンコニ）症候群，シスチン尿症，Hartnup（ハートナップ）病，Fabry 病
遠位尿細管	Ⅰ，Ⅳ型 RTA，シェーグレン症候群などの2次性Ⅰ型 RTA Bartter（バーター）症候群，Gitelman（ギテルマン）症候群，Liddle（リドル）症候群
尿管	結石，悪性腫瘍
膀胱	膀胱炎，悪性腫瘍
尿道	感染症

尿はサンプリングにリスクを伴うことなく，多くの情報を得ることができる検体の代表である．また，試験紙法を用いることにより安価で，すばやく大量の検体を検査できることから，プライマリケア，スクリーニングにおいて広く用いられている．しかし，試験紙法の定性反応はその感度，特異度が定量試験に比べ劣ることが問題であり，尿検査にて異常が認められた場合には，次にどのような検査を行うべきか，検査計画を立てることが重要である．

表3　検体放置による成分の変化

項目	変化
比重	濃縮による高値
pH	細菌増殖によるアルカリ化
グルコース	分解と細菌増殖による減少
ケトン体	揮発による減少
ウロビリノゲン，ビリルビン	酸化による減少
亜硝酸塩	還元促進による減少
白血球，赤血球，円柱	破壊による減少　ただし潜血反応は不変
細菌	増殖による増加

B 尿検査の基本事項

1. 尿採取法

部分尿：原則は早朝起床後．細菌検査の際は中間尿を用いる．

全尿：1日の尿すべてをサンプルとしてとる．防腐剤としてアジ化ナトリウム（耳かき1杯程度），トルエン（1～2 mL），安息香酸を入れる場合，カテコールアミンの測定では，酸性にするため塩酸（6 N HCl 20 mL）を加えること，細胞を見る場合はホルマリンを加えることもある．

2. 尿量

ヒトは正常では尿を 1,200 mOsm/kgH$_2$O まで濃縮し，50 mOsm/kgH$_2$O まで希釈することができる．バランスシートにあるように1日の溶質排泄量はほぼ 10 mOsm/kg 体重で一定なので，体重 60 kg のヒトでは尿の濃縮・希釈によりこの溶質を尿量 0.5～12 L の範囲で排泄することができる．しかし一方で，体液量を一定に保つために水分摂取量に対応して尿量を調節している．体重 60 kg のヒトの場合，水分のバランスシートは表4のようになる．

したがって，尿量は摂取量から 500～600 mL 少ない程度となり通常の食事，飲水の場合は尿量は

表4 水分のバランスシート

In		OUT	
飲水	900 mL	不感蒸泄	800 mL
食事	1,000 mL	便	100 mL
代謝水	300 mL	尿	1,200 mL
計	2,200 mL		2,200 mL

表5 多尿の原因

1. 浸透圧利尿($U_{osm} > 250$ mOsm/kg)
   - 溶質利尿($U_{osm} >> 2 \times (U_{Na} + U_K)$) 糖尿病,造影剤,マンニトール,グリセオール
   - 電解質利尿($U_{osm} \sim 2 \times (U_{Na} + U_K)$)
2. ループ利尿剤,塩類喪失性腎症($U_{Na} + U_K \sim U_{Cl}$)
3. ケトーシス($U_{Na} + U_K > U_{Cl}$)
   - 水利尿($U_{osm} < 150$ mOsm/kg)
     ・水過剰摂取:心因性多飲など
     ・尿濃縮力の障害:中枢性尿崩症,腎性尿崩症(先天性,間質性腎炎,薬剤,高カルシウム血症,低カリウム血症)

1,000〜2,000 mL/日となる. 2,000 mL 以上を多尿,500 mL 以下を乏尿,100 mL 以下を無尿とよぶ.

乏尿は上述のように溶質を排泄するために必要な尿量が確保されていない状態であり,高窒素血症が進行する.さらに無尿は腎機能が完全に廃絶していることを示すが,膀胱の尿を排泄できないような尿閉でないことを確認する必要がある.

多尿の場合は尿浸透圧の測定が必要になる.腎臓生理を参照し,ネフロンの各部位における尿濃縮と希釈のメカニズムを考えると理解しやすい.糸球体から濾過された原尿は Henle(ヘンレ)下行脚でさらに濃縮されるが,上行脚で NaCl が尿から再吸収され,希釈される.最後に集合管で抗利尿ホルモンの作用で濃縮される.尿浸透圧が血漿と等しく浸透圧 300 mOsm/kg,比重 1.010 を等張尿とよぶ.これより浸透圧が高い場合を高張尿,低い場合は低張尿とよぶ.高張尿では尿中の溶質が増え,浸透圧利尿となる.溶質がナトリウムのような電解質の場合と,糖や蛋白による場合があり,後者では浸透圧に比べ比重が極めて高くなる.一方,低張尿は Henle 下行脚や集合管での濃縮障害により水利尿となる.水利尿の鑑別(心因性多飲,中枢性・腎性尿崩症)には血漿浸透圧と血中抗利尿ホルモン(ADH)の測定が有用であるが,確定診断には水制限試験,ADH 負荷試験を行う.多尿の原因を表5に示す.

3. pH

6.0 前後である.
酸性尿:アシドーシス(ただし RTA では尿 pH <5.0 にならない)
アルカリ尿:アルカローシス,細菌尿

血液中がアルカリにもかかわらず尿が酸性に傾く場合は paradoxical aciduria とよび,アルドステロンの過剰を疑う.

シュウ酸カルシウム,尿酸,シスチン結石の場合は治療目的で尿をアルカリにする.

一方,リン酸カルシウム,炭酸カルシウム,リン酸 Mg アンモニウム結石の場合は酸性にする.

4. 糖

糸球体を自由に通過するが近位尿細管でほとんどすべて再吸収される.しかし,再吸収能は 350 mg/分であるので,GFR が 120 mL/分の正常の腎臓では血糖が 180 mg/dL を超えると尿糖として検出される.血糖が正常でも尿細管での再吸収能が低下した場合尿糖が検出され,これを腎性糖尿とよぶ.

5. ケトン体

アセトン,アセト酢酸,β-ハイドロキシ酪酸を総称したものである.ケトン体は図3のように脂肪の分解によって生成されるが,アセト酢酸はサクシニル CoA から CoA を受け取りアセチル CoA となってエネルギー源として再利用される.一般に尿中ケトン体濃度は血清中濃度より高く,ケトーシスのスクリーニングとしては尿検査が有用である.

尿中にケトン体が出る状態は脂質を利用してエネルギーをつくらなければならない状態であり,

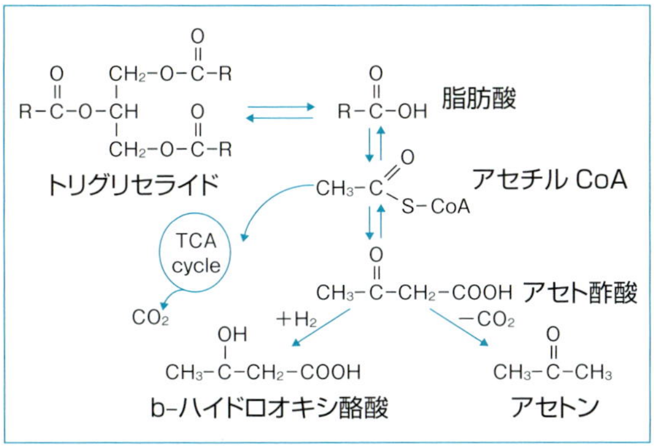

図3 ケトン体の生成過程

表6 ビリルビン，ウロビリノゲンの異常と疾患

ウロビリノゲン	ビリルビン	黄疸の病態
＋	＋	肝細胞性
＋/－～＋	＋	閉塞性，Dubin-Johnson症候群，Rotor症候群
－	＋	完全閉塞性 肝炎の極期
＋	－	溶血性，肝炎の回復期，新生児，Crigler-Najjar症候群，シャント高ビリルビン血症
－	－	Gilbert病

表7 group specific aminoaciduria による主な疾患

1. group specific aminoaciduria
   Ⅰ群（monoamino-monocarboxylic）：Hartnup病
   Ⅱ群（dibasic，リジン，アルギニン，オルニチン，シスチン）：シスチン尿症，hyperdibasic-aminoacidura，lysine malabsorption syndrome
   Ⅲ群（dicarboxylic，グルタミン酸，アスパラギン酸）：dicarboxylic aminoaciduria
   Ⅳ群（imino acids and glycine）：プロリン尿症，グリシン尿症
2. generalized aminoaciduria
   Lowe症候群，Fanconi症候群，シスチン症，ビタミンD依存性くる病，ガラクトース血症，Wilson病，Paine症候群

インスリン欠乏，高脂肪食，飢餓，運動，外傷，大手術，熱発などが考えられる．

6. ビリルビン，ウロビリノゲン

尿中に排泄される胆汁色素であり，黄疸の鑑別に役立つ．尿中には水溶性の抱合型ビリルビンのみ排泄される．それゆえ，直接ビリルビンを反映し，血中濃度が1 mg/dLを超えると尿中に出る．一方ウロビリノゲンは腸内で作られ，再吸収されたものの一部が尿中に排泄されるので，腸管循環の異常を示唆する（表6）．

7. アミノ酸

尿中にアミノ酸が増加する病態はアミノ酸尿とよばれ，多くは先天代謝異常によるものである．血中アミノ酸はほぼ自由に糸球体で濾過されるが，尿細管から再吸収される．アミノ酸は腎での転送機能から5つに分類される（表7）．この5群ごとに特徴的なアミノ酸尿を呈するもの（group specific aminoaciduria）と，関係なくアミノ酸代謝に異常があり，アミノ酸尿となるものがある（generalized aminoaciduria）．前者では血中アミノ酸濃度に異常は認めないが，後者では血中アミノ酸濃度が上昇する．

8. 尿蛋白

試験紙法で検出されるのはアルブミンであり，その他の蛋白を検出するには電気泳動や定量試験が必要となる．尿中に排泄される蛋白は正常でも100から150 mgある．このうちアルブミンは10～30 mgである．

腎輸入細動脈から糸球体に来た血液からろ過された蛋白はそのほとんどは尿細管で再吸収される．尿中に異常に蛋白が出る機序として大別して3つの機序がある．すなわち①全身性に異常な蛋

表8 尿蛋白の分類

分類		成因
生理的蛋白尿	機能性	運動後, 入浴後, 発熱時
	体位性	起立性, 前彎性
病的蛋白尿	腎前性	ヘモグロビン尿, ミオグロビン尿, BJ
	腎性 糸球体性	腎炎, 腎硬化症,
	腎性 尿細管性	Fanconi 症候群, Lowe 症候群, Wilson 病, 重金属中毒
	腎後性	尿管, 膀胱, 尿道の炎症, 結石, 腫瘍, 外傷

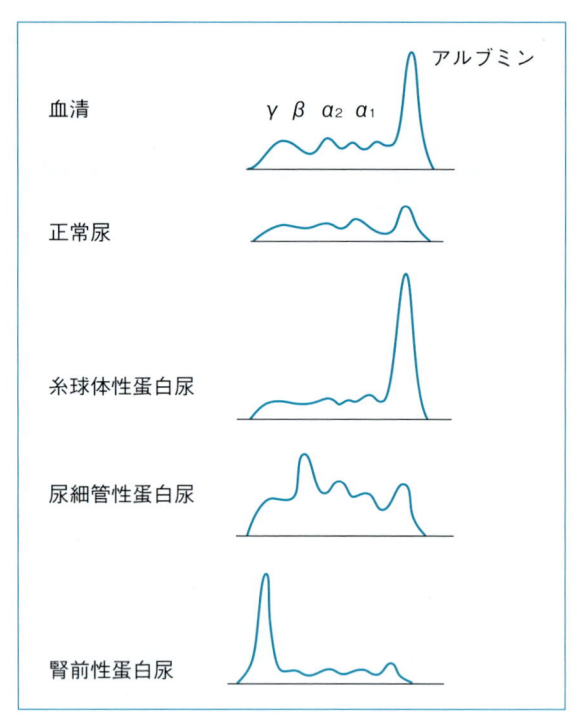

図5 尿蛋白電気泳動

白が増え, 腎機能は正常にもかかわらず, 尿中にオーバーフローする(腎前性), ② 腎臓そのものの機能異常により蛋白が排泄される(腎性), ③ 腎臓そのものは問題ないが, 尿管, 膀胱, 尿道の異常によって, 尿中に異常に蛋白が排泄される(腎後性)の3つである. さらに腎性蛋白尿の機序として糸球体の異常と尿細管の異常の2つが考えられる. 尿蛋白の分類を表8, 図4に, 尿蛋白電気泳動の代表例を図5に示す.

a. 糸球体障害

糸球体基底膜には高分子を物理的に通過させないサイズバリア, 基底膜の陰性荷電によるチャージバリアがあり, 蛋白の濾過を行っているが, 腎炎などで基底膜に障害が生じると蛋白の濾過量が増大する.

またサイズバリアがそれほど障害されないうちは分子量の小さい蛋白のみが尿中に排泄されるの

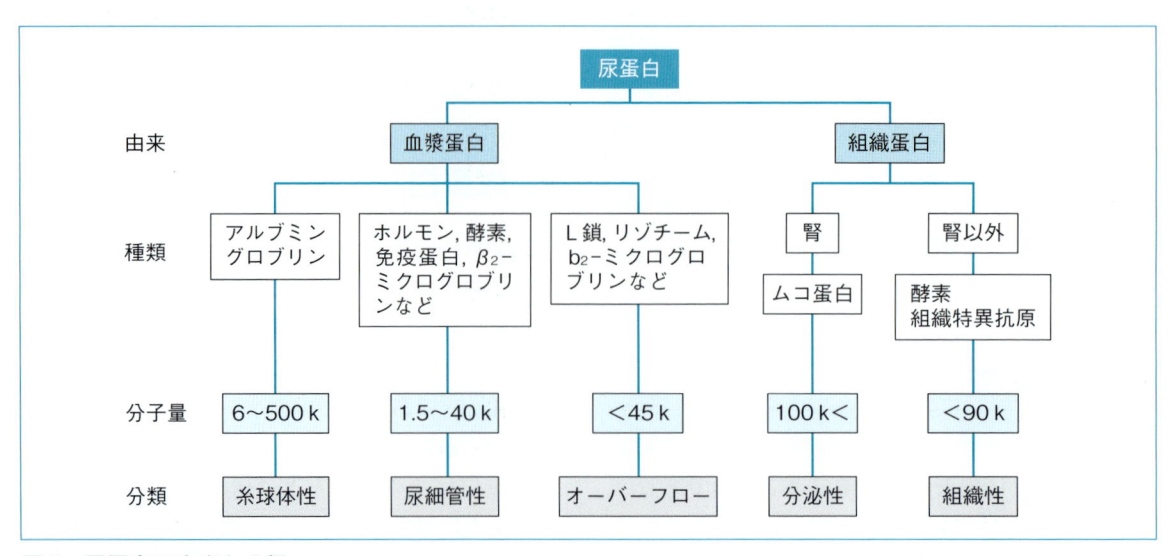

図4 尿蛋白の由来と分類

で，IgGのような分子量の大きい蛋白の排泄量と比較することでサイズバリアの障害程度を知ることができる．これをselectivity index（尿蛋白の選択性）という．

　主な蛋白の分子量はアルブミン（6.9万），トランスフェリン（7.5万），IgG（15万）

　α_1ミクログロブリン（3.3万），β_2ミクログロブリン（1.2万）

　Bence Jones蛋白（4.6万）である．

b. 尿細管障害

　近位尿細管では，糸球体を通り抜けた低分子量蛋白やペプチドをほとんど再吸収する．よって尿中にβ_2ミクログロブリンのような低分子蛋白が出現する場合は，近位尿細管障害と考えられる．さらに近位尿細管細胞内にあるN-アセチル-β-グルコサミニダーゼ（NAG）が尿中に検出されると，診断の精度が上がる．

9. 尿沈査

　尿沈査では血球，細胞，円柱，結晶，細菌などが認められる．血球成分のうち赤血球は正常でも1視野（400倍）で1個程度認められるが，変形がある場合は糸球体性の出血を疑わせる．病的白血球のほとんどが好中球で炎症性疾患を示唆するが，間質性腎炎，薬剤性膀胱炎，腎梗塞では好酸球が認められることがある．

　扁平上皮（尿道，外陰部由来）は正常でもみられる．立方上皮（尿細管上皮）や移行上皮（腎盂から膀胱に由来）がみられたら異常と考える．また，ウイルス感染時には多核巨細胞，細胞質内封入体が認められ，サイトメガロウイルスでは特に核内封入体が認められる．

　円柱は尿細管を鋳型としてタム・ホルスフォールムコ蛋白とアルブミンが結合して凝固したもので，内部に細胞成分を内包する場合はその細胞にちなんで名称を付ける．細胞成分が明らかでないものは顆粒円柱，蝋様円柱とよび，その種類により腎障害の種類，程度を知ることができる（表9）．

　卵円形脂肪体は尿細管あるいはマクロファージ

表9　円柱と腎障害

硝子円柱	尿細管腔の一時閉塞 健常者でも激しい運動後などに認められる
上皮円柱	腎炎・尿細管障害
赤血球円柱	腎炎の炎症期・糸球体性出血
白血球円柱	腎炎の炎症期
顆粒円柱	腎炎の慢性化・末期
ろう様円柱	腎炎の慢性化・末期

由来の細胞が脂肪変性したものであり，ネフローゼ症候群に特徴的なものである．偏光顕微鏡で観察するとマルタの十字とよばれる特徴的な形状を呈する．細菌，結晶は少量は認められることがある．尿放置で増加するので注意が必要である．酵母様真菌，寄生虫，虫卵を認めることもあるが，ほかからの混入との鑑別が必要となることが多い．ロイシン，チロシン，シスチン，ジヒドロキシアデニンの結晶は病的であり，先天性代謝異常を疑う．また尿路結石症では尿酸塩結石，シュウ酸塩，リン酸塩，炭酸塩があり，尿酸塩やシュウ酸塩は酸性尿で形成される一方，リン酸塩はアルカリ尿で形成される．

10. 尿潜血，血尿，赤色尿

　健常者の尿は通常淡黄色ないし黄褐色である．しかし鮮紅色ならば血尿，ヘモグロビン尿，ミオグロビン尿が疑われる．

　肉眼的に血尿では尿1,000に対し血液が1の割合で混入している．

　RBC，ヘモグロビン（MW 6.5万），ミオグロビン（1.7万）が試験紙法では陽性となる．鑑別には沈査所見が重要となる．また，ヘモグロビン尿では血清がピンク色に着色している．一方，ミオグロビンは血清に着色しない．

a. 血尿

　いずれの部位からの出血を鑑別するために分杯尿検査を行う．

排尿初期のみ：尿道疾患
終末期のみ：膀胱頸部，後部尿道

b. ヘモグロビン尿

ヘモグロビンはハプトグロビンと結合するため，100 mg/dL のヘモグロビンと結合しうるハプトグロビンが存在する．この複合体は分子量が大きいためサイズバリアを通ることがなく，尿中に排泄されない．一方，遊離ヘモグロビンは尿中に排泄され，尿細管上皮に取り込まれ，ヘモジデリンとなる．よって沈査中にヘモジデリンが存在する．

c. ミオグロビン尿

ヘモグロビンと異なり，ミオグロビンは結合する蛋白がないため，そのまま尿中に排泄される．

11. その他尿でわかる検査

a. 妊娠

hCG は妊娠 4 週より上昇し，9 から 14 週で最高値となり，6 か月後は安定して高値を示す．

b. 尿排卵予知検査

黄体形成ホルモン（LH）を測定することで 24 時間後の排卵を予知する．

肺炎球菌，レジオネラ感染　これらの菌の抗原が尿中に排泄されることから感染の診断に用いる．

c. アミラーゼ

尿中には唾液型，膵型の両方が排泄され膵型のほうが多い．膵炎後 1 週間は高値を示すため診断に用いられる．マクロアミラーゼ血症では血中のアミラーゼが高く，尿アミラーゼが低いことが診断の助けとなる．

C 腎機能検査法

1. 糸球体機能測定

a. 糸球体濾過量（GFR）・クレアチニンクリアランス

尿中に排泄されるクレアチニンのほとんどは糸球体で濾過されたもので，一般に尿細管から分泌されるものは無視できる量である．

$$GFR(mL/分) = \frac{U_{cre} \times U_V}{P_{cre}}$$

U_{cre}：尿中クレアチニン濃度（mg/dL），U_V：単位時間当たりの尿量（mL/分），P_{cre}：血清中クレアチニン濃度（mg/dL）．

尿中クレアチニンは一日蓄尿で測定することが好ましいが，外来などで蓄尿ができない場合には，血清クレアチニンで代用することもある．

しかし，血清クレアチニンは筋肉量によって左右されるため，女性，高齢者では注意が必要である（図6）．この点を克服した計算式が Cockroft-Gault の式である．

$$GFR(mL/分) = \frac{(140 - 年齢) \times 体重(kg)}{72 \times P_{cre}(mg/dL)}$$

（女性は 0.85 倍する）

さらに日本人を対象としてイヌリンクリアランスとの比較から，最近は GFR 推算式（eGFR）が用いられている．

$$eGFR(mL/分/1.73\,m^2)$$
$$= 194 \times Cr^{-1.094} \times 年齢^{-0.287}$$

（女性は 0.739 倍する）
（Cr：血清クレアチニン値）

クレアチニンは筋肉においてクレアチンから代謝されて生成される．それゆえ筋肉量に大きく左右される．体重 1 kg あたりの 24 時間クレアチニン排泄量が成人男子で 18〜25 mg，女子で 11〜18，幼児では 10 程度である．クレアチニンが低下する病態は筋肉が萎縮する疾患のほかに肝障害でクレアチンの産生が低下した場合や尿崩症で大量にクレアチニンが排泄される場合がある．

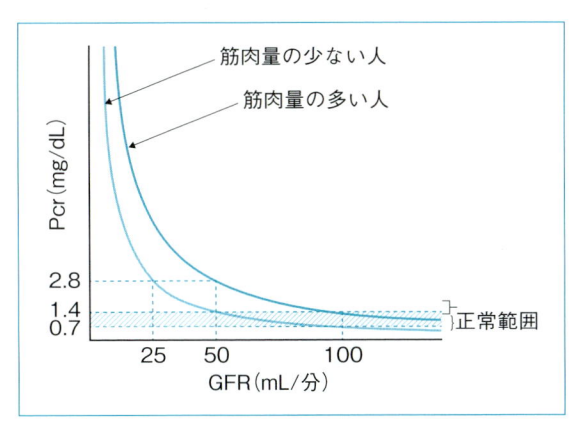

図6 血清クレアチニン濃度とGFR，筋肉量

b. BUN クリアランス

BUN（blood urea nitrogen，血液尿素窒素）もまた腎機能と密接にかかわるが，尿細管で再吸収されるので，BUN クリアランスは 75 mL/分程度とクレアチニンクリアランスより低値をとる．また，BUN は腎障害のほかにも，脱水，消化管出血，蛋白異化の亢進でも上昇するので GFR の指標としては，GFR より感度，特異性において劣る．

BUN が減少するのは妊娠により胎児で窒素が消費されたり，重症肝障害で尿素サイクルが回転しなくなった場合，蛋白異化の減少する場合である．また，BUN/Cre 比が 10 以下であれば腎性，10 以上では腎外性の障害を考える．腎障害が進行すると尿細管での再吸収が阻害され，相対的に尿素排泄量が増加するため BUN はそれほど上昇しない．

2. 尿細管機能測定

尿細管で分泌，再吸収される物質の fractional excretion（FE）を測定する．なお FE とは物質 X のクリアランスをクレアチニンクリアランスで除したものである．

$$FE_x = (U_x/P_x)/(U_{cre}/P_{cre})$$

U_{cre}：尿中クレアチニン濃度，P_{cre}：血中クレアチニン濃度，U_x：物質 X の尿中濃度，P_x：物質 X の糸球体濾過可能な血中濃度

この計算で各尿細管セグメントに比較的特異的なイオンの FE がわかるため，病変部位を知ることもできる．たとえばリン酸（FEp 10～20％），アミノ酸は近位尿細管の指標となる．一方，遠位尿細管機能は，自由水クリアランス C_{H_2O} とナトリウムクリアランス C_{Na} を計算することで知ることができる．C_{H_2O} は Henle 上行脚での NaCl 再吸収量を示すので，上行脚での NaCl 再吸収能は，$C_{H_2O}/(C_{H_2O}+C_{Na})$ で示される．

さらに集合管の機能は水の透過性にあるので，Fishberg（フィッシュバーグ）水制限試験を行う．これは水制限下で ADH（抗利尿ホルモン）投与時の尿浸透圧の反応性を見る検査である．具体的には水分補給を断ち，体重が 3％減少するまで 30 分ごとに採尿し，60 分ごとに採血する．すると尿細管に障害がある尿崩症では ADH 分泌亢進が起こらないため尿量は減少せず，尿浸透圧の上昇がみられない．血漿浸透圧は脱水の進行とともに上昇し，尿浸透圧/血漿浸透圧比は 1 以下となる．一方，尿細管障害がない心因性多飲症では，水制限により尿量は著減し尿浸透圧は血漿浸透圧を超え，その比が 3 以上に上昇する．

また，高カリウム（K）血症があるにもかかわらず FE_K が低値で尿中 K 排泄も低下していれば，遠位尿細管でのミネラルコルチコイド（アルドステロン）の作用が低下していると考えられる．

3. 腎血流量測定（図7, 8）

腎血流量を負荷試験なしに測定することはできない．パラアミノ馬尿酸は尿細管で再吸収されな

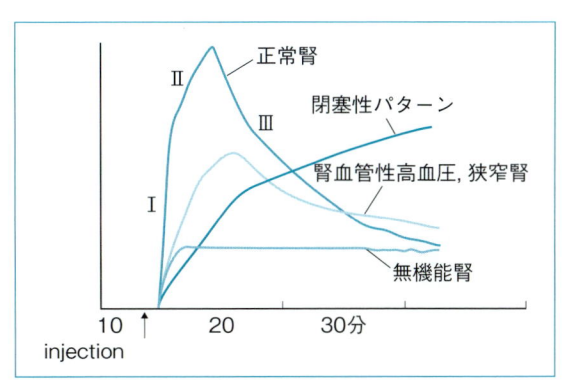

図7 レノグラムのさまざまなパターン

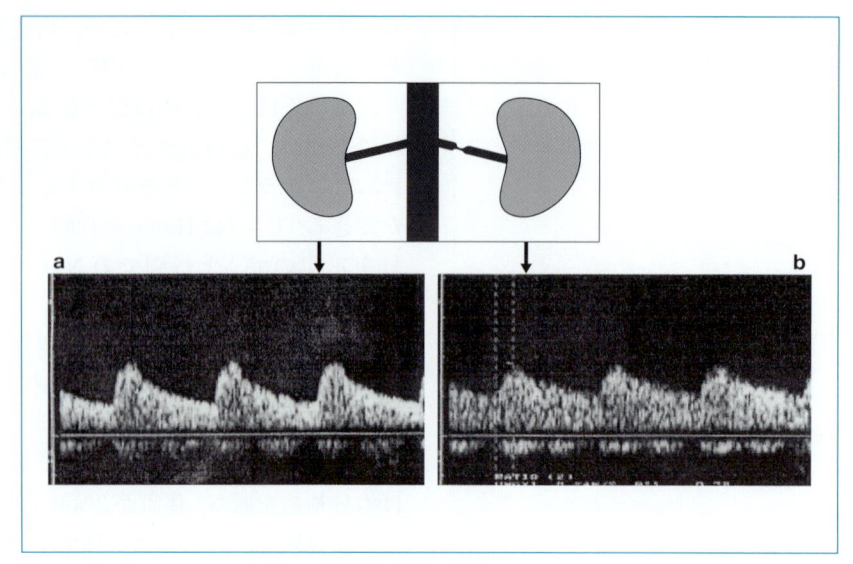

図8 ドプラーエコーを用いた腎血流量の測定

いうえ，一回腎臓を通過する間にほぼ完全に尿中に排泄されるので，パラアミノ馬尿酸を静脈内注射し，そのクリアランスを測定することにより計算できる．

あるいは^{131}I-hippuran を用いたレノグラム（図7），腎動脈のドプラエコーにて測定することも行われている（図8）．

D 腎組織検査および画像検査

腎生検によって得られた組織を HE（ヘマトキシリンエオジン）染色，PAS，PAM 染色あるいは IgA などに対する免疫染色，糸球体足細胞，基底膜を詳細に観察するための電子顕微鏡検査を行う．

超音波は前述のように血流を見るためにも行われるが，腎臓の形態を見るためにも有用である．形態観察のためにはさらに腎盂尿管造影，CT，MRI を用いる．あるいは膀胱は膀胱鏡を用いて直接観察することができる．

E 前立腺疾患

前立腺肥大による排尿障害を見るために尿流量測定を行う．健常者では排尿時間が 20～30 秒で，その間に 250～400 mL の尿が出る．排尿障害軽度では＜15 mL/秒，中等度では＜10 mL/秒，重度では＜5 mL/秒とされる．尿流量検査は膀胱内に 200 mL 以上の尿をためて行う必要がある．また，膀胱内圧，尿道内圧検査を行うこともあるが痛みを伴う侵襲的検査でありその適応は慎重にすべきである．

前立腺の悪性腫瘍のマーカーとして前立腺特異抗原（PSA），γセミノプロテイン（γSm），前立腺酸性ホスファターゼ（PAP）が用いられる．これら血液マーカーに加え，超音波検査，生検により確診できる．骨転移の検査のためにシンチグラフィを用いる．

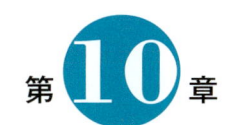

第10章
体液・電解質・酸塩基平衡の検査

> **学習のポイント**
>
> ❶ 本項で取り上げる検査値は各種代償機構が働いてつじつまを合わせた結果を見ているにすぎないので，検査結果から代償機構がどのように働いているかを読み解くことが重要である．
> ❷ 電解質の濃度の変化なのか，絶対量の変化なのかを常に意識する．

本章を理解するためのキーワード

❶ 浸透圧
Naが主たる調節因子であるが，その異常は抗利尿ホルモン（ADH）と飲水量により規定される．

❷ アシデミア
血液のpHが7.4未満であることを指す．7.4を超えるとアルカレミアとする．

❸ アシドーシス
血液のpHを下げる機転が働いていることを指す．上げる機転が働いているものをアルカローシスとよぶ．

❹ アニオンギャップ
細胞外の陽イオン（Na, K, Ca, Mg）と陰イオン（Cl, HCO_3^-）の差で，アシドーシスの原因鑑別に有用である．

A 体液の分布と組成

人間の水分量は体重の約60％で，そのうち細胞内液が体重の40％，細胞外液が20％である．細胞外液はさらに血管内（5％）と血管外（15％）に分けられる．ただしこの組成は年齢によって変化し，乳幼児では体液量が80％と多く，加齢とともに減少する．また細胞内外の体液は水チャンネル，電解質チャンネルによりその内容成分のやり取りをし，ホメオスタシスを保つ．図1に示すように電解質組成は細胞内外で大きく異なる．一方，浸透圧は細胞内外で同じであるが，一定に保つためにさまざまな調節系が働いており，検査によりこの調節の働きを知ることができる．

B 電解質の代謝調節と検査

1. ナトリウム（Na）

Naは細胞外液の主要陽イオンであり，体液量の調節に最も重要な働きをもつ．Naは血管壁をほぼ自由に通過できるので，血管内と血管外のNa濃度はほぼ平衡になっている．一方細胞膜は自由に通過することができないため，血漿の浸透圧を形成する．それゆえ血清Na濃度は血漿の浸透圧を反映する．すなわち血清Naの低下は血漿浸透圧が低下していることを意味し，Naの絶対量の低下を意味するものではない．細胞内外の浸透圧を等しくなるように細胞外から細胞内へ水を移動させ平衡を保つことが破たんした状態である．図2に低ナトリウム血症の際に必要な検査と原因をまとめた．高Na血症は摂取する液体が高張であったり，尿からの排泄が不十分の場合に生じ，表1のような原因がある．

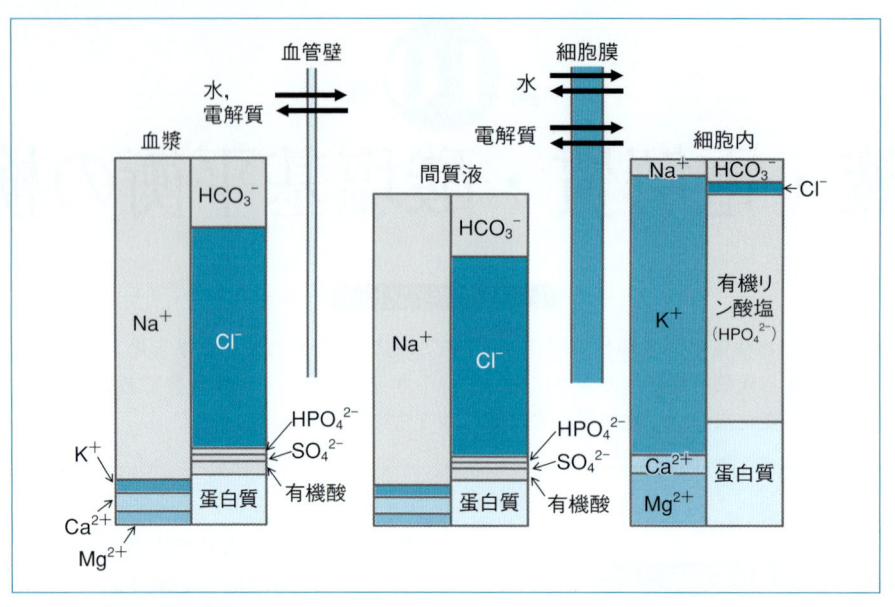

図1 体内での電解質のバランス

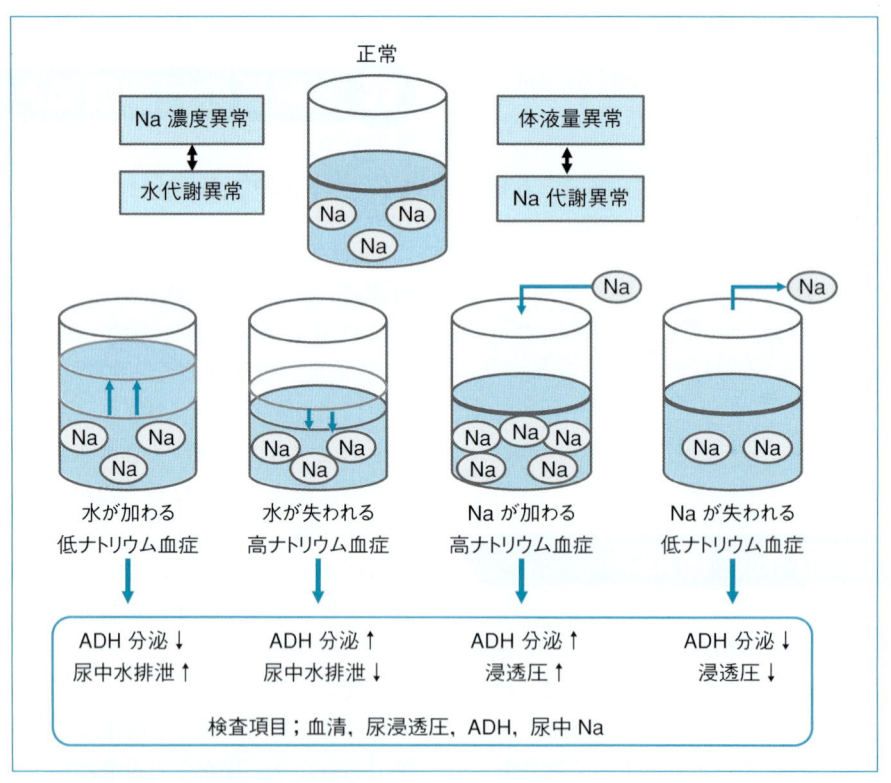

図2 ナトリウム異常の鑑別と検査

表1 高ナトリウム血症の原因

高張液の過剰摂取	塩分過剰摂取
	高張輸液
	極端な飲水制限，飲水不能（意識障害など）
排泄低下	尿濃縮障害
	ADH 分泌不全
	ADH 作用不全
	浸透圧利尿（高血糖，高カロリー輸液など）
	低張体液喪失
	発汗，下痢，胃液ドレナージ，火傷など

2. 浸透圧

上述のように血漿の浸透圧は主として Na により規定されるが，カリウム（K），糖，尿素窒素（BUN）も少なからず寄与するため，血漿浸透圧（mOsm/kgH$_2$O）＝2×（Na＋K）＋血糖（mg/dL）/18＋BUN（mg/dL）/2.8 と計算される．浸透圧の調節は体に入る物質と排泄される物質のバランスで決まる．前者は口渇による飲水で体に入る溶液の浸透圧を調節する．後者は抗利尿ホルモン（ADH）を用いて尿の希釈，濃縮により調節される．浸透圧の調節異常は口渇と ADH の双方の異常がない限り生じない．

3. カリウム（K）

Na が細胞外液の主たるイオンであるのに対し K は細胞内液の主たるイオンである．よって，細胞内から細胞外へ K を移動させるような要因があると血漿 K 濃度は大きく変化する．すなわちアシドーシスでは細胞内から細胞外へ移動し，アルカローシス，インスリン，交感神経刺激（β刺激）では細胞外から細胞内へ移動する．また，体全体としての出納は経口摂取と腎からの排泄でバランスがとられる．特に腎では皮質部集合管でアルドステロンにより調節される部分が大きく，そこに Na-K ATPase，K/Cl 共輸送体の調節を受ける．特に Na-K ATPase は Na と K のバランスをとるものであり，集合管にナトリウム量が増加すると K が代わりに尿中に排泄される．また，重曹，ケトンやペニシリンといった陰イオンが増加すると K/Cl 共輸送体が働き荷電を一定にするために K が尿中に排泄される．

K の異常の病態生理を知るための検査としては経尿細管カリウム勾配（transtublar potassium gradient；TTKG）がよく用いられる．これは集合管での K 排泄を下記の式で算出する．

$$TTKG = \frac{尿K濃度}{血清K濃度} \times \frac{血清浸透圧}{尿浸透圧}$$

アルドステロンが働き K が排泄される場合は TTKG＞6 となり，低 K 血症でアルドステロンが作用しない場合は 2 以下となる．高 K 血症にもかかわらず TTKG＜5 の場合は，集合管からのカリウム排泄が抑制されていることを示す．

4. 水

水は Na と同様血管壁を自由に移動し，かつ細胞膜にも水チャンネルがあるため透過性が高い．水の排泄は腎で主として行われ，その異常は多尿のうちの水利尿になる．多尿については第9章「腎尿路疾患の検査」（→p.127）を参照されたい．

5. カルシウム（Ca），リン（P），マグネシウム（Mg）

血中の Ca，P 濃度は図3に示すように骨，腸管において副甲状腺ホルモン，ビタミン D，FGF23 により厳密に調整されている．よって，これらのホルモンの異常により Ca，P の異常が認められる．

これに対して Mg には調節ホルモンが同定されておらず，多くの場合は摂取不足，薬剤による Mg 排泄亢進による低 Mg 血症が臨床的には問題になる．

C 酸塩基平衡

生体内で産生される酸は2種類ある．すなわち炭酸とリン酸である．前者は炭水化物，脂肪の代

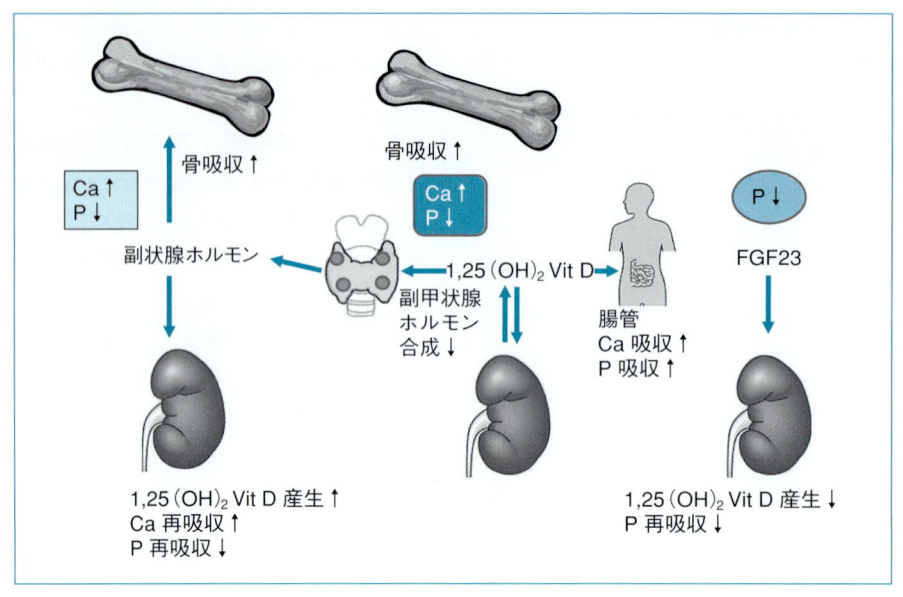

図3　カルシウム(Ca)とリン(P)代謝

謝に由来し，即座に水と二酸化炭素に分解され肺から排泄されることから，揮発性酸とよばれる．後者は蛋白質の代謝に由来し，腎臓から排泄されることから不揮発性酸とよばれる．検査結果から知る酸塩基平衡の異常はこの揮発性酸の蓄積(呼吸性)あるいは不揮発性酸の蓄積(代謝性)のホメオスタシスが破たんした状態である．ホメオスタシスを保つためにわれわれの体には緩衝系があるので，まず緩衝系の理解が大切である〔第3章「呼吸器疾患の検査」(→ p.21)も参照のこと〕．

1. 緩衝系

酸とはプロトン(H^+)を供給する分子であり，HAと標記する．一方A^-はH^+を受け取ることができる分子で塩基とよぶ．この分子は水の中では$HA \Leftrightarrow H^+ + A^-$の平衡を保つ．生体内にある塩基は$HCO_3^-$や$HPO_4^-$といった弱酸の共役塩基がほとんどであり生体内のpHは7に近くなる．特にHCO_3^-は量も多いこと，揮発性酸の炭酸を利用することから，生体内の緩衝系では極めて重要である．

正常な状態ではHCO_3^-は24 mEq/Lであり，糸球体濾過率を140 L/日とすると尿中には24×140＝3,360 mEqが濾過される．しかし，その大部分は近位尿細管でNaとともに再吸収される(図4)．

2. 代謝性アシドーシス

血中のHCO_3^-が低下した状態である．この場合，腎臓はHCO_3^-を再吸収し，アシドーシスを改善するように働くが，上述の濾過されたHCO_3^-を100%回収しても足りない．そこで，皮質集合管でCO_2とH_2OからつくられるHCO_3^-を再吸収し，H^+を尿に出す．尿に出たH^+はHPO_4^-，アンモニア(NH_3)を受容体として$H_2PHO_4^-$，NH_4^+となり排泄される(図5)．

HCO_3^-の不足は腎，消化管からの喪失あるいはH^+の排泄障害，体内での産生増加により生じる．この鑑別にはアニオンギャップ(AG)を計算することが有用である．アニオンギャップは陽イオンと陰イオンの差であり，簡便に$Na - (Cl + HCO_3^-)$で計算した場合，正常では12 mEq/Lである．血清アルブミン1 g/dL低下するとアニオンギャップも2.5 mEq/L低下する．アニオンギャップが

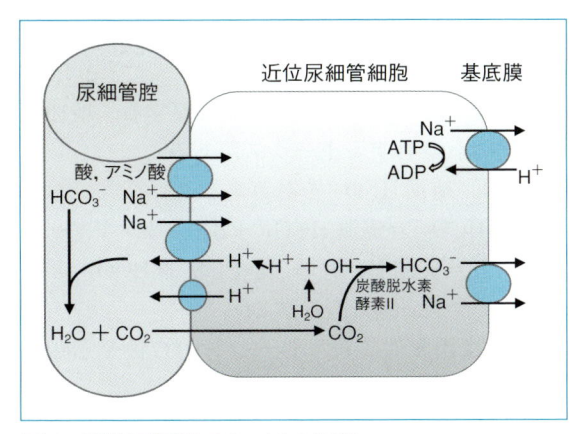

図4 近位尿細管でのpHの制御

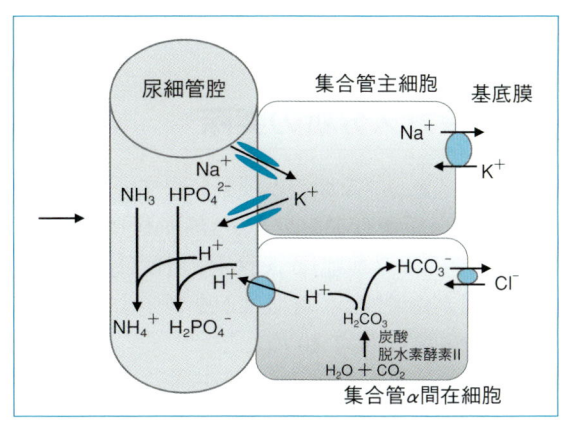

図5 集合管でのpHの制御

増大するアシドーシスはすなわち体内でのH⁺の増加を意味し，乳酸，リン酸，ケトン体といった有機酸が増加している．あるいは体外からのメタノール，アスピリンの負荷でも同じことが起きる．HCO_3^-の喪失やH^+の排泄障害ではアニオンギャップは正常であり，Cl^-が代償的に増加する．

HCO_3^-の喪失を生じる疾患として尿細管性アシドーシスがあげられるが，遺伝性の近位尿細管，あるいは遠位尿細管の異常と糖尿病や薬剤による二次的な遠位尿細管の機能不全によるものがある．

近位尿細管性のアシドーシスでは尿のpHも低下するのに対し，遠位尿細管性ではH^+の分泌障害があるため尿のpHは5.5を下回ることはない．また，遺伝的遠位尿細管の異常ではKの分泌は保たれるために低K血症となるが，二次的な遠位尿細管の機能不全ではアルドステロンの作用不全を伴い，Kの排泄は低下するため高K血症を呈する．

3. 代謝性アルカローシス

前述のアシドーシスの反対で血中のHCO_3^-が増加する状態である．最も多い病態は消化管からのH^+の喪失である．また，代謝性アルカローシスは腎臓でのHCO_3^-の排泄能が高い場合はすぐに代償される．しかし，高アルドステロン血症による低K血症(循環血漿量が減少し二次性のものや原発性アルドステロン症など)では代謝性アルカローシスになる．低K血症で細胞内Kが低下すると細胞外から陽イオンとしてH^+が細胞内に入るためである．

4. 呼吸による代償

上述の代謝性の酸塩基平衡の異常に対し，呼吸による二酸化炭素排泄の調節はホメオスタシスを保つ上で重要である．表2に示すように血中CO_2濃度とHCO_3^-濃度の比によりpHを調整する．たとえば代謝性アシドーシスになる病態があると呼吸性代償によりCO_2を吐き出すべく過呼吸になるが，その際の低下ΔPCO_2は表から係数は1.2であるので，

$$\Delta PCO_2 = 1.2 \times \Delta HCO_3^- \pm 2$$

となる．実測PCO_2が$40+\Delta PCO_2$より大きい場合

表2 酸塩基平衡と代償

原因	経過	Δ比	係数	代償の限界
代謝性アシドーシス		ΔPCO_2 ΔHCO_3^-	1.2	PCO_2 =15 mmHg
代謝性アルカローシス		同上	0.7	PCO_2 =60 mmHg
呼吸性アシドーシス	急性	ΔHCO_3^- ΔPCO_2	0.1	HCO_3^-=30
	慢性	同上	0.3	HCO_3^-=45
呼吸性アルカローシス	急性	同上	0.2	HCO_3^-=16
	慢性	同上	0.5	HCO_3^-=12

は呼吸性アシドーシスの合併を考える．

5. 血液ガス分析の実際

以下のステップを踏むと理解しやすい．

〔Step 1〕pH からアシデミア（酸血症）かアルカレミア（アルカリ血症）かを区別し HCO_3^-，PCO_2 から原因が代謝性か，呼吸性かを判定する．

  アシデミア pH＜7.40 のこと
  アルカレミア pH＞7.40 のこと
  アシドーシス pH を下げる病態があること
  アルカローシス pH を上げる病態があること

〔Step 2〕表2 から代償性変化が適正な範囲にあるかどうか計算する．逸脱している場合は複数の病態が併存することを示唆する．

〔Step 3〕アニオンギャップを計算する．増加する場合は代謝性アシドーシスがある．

〔Step 4〕補正 HCO_3^- を計算する

  補正 HCO_3^- ＝実測 HCO_3^- ＋Δアニオンギャップ
     ＝実測 HCO_3^- ＋Na-Cl-実測 HCO_3-12
     ＝Na-Cl-12（正常 24）

＞24 は代謝性アルカローシスの合併を意味する．

＜24 はアニオンギャップが増加しない代謝性アシドーシスとなる．

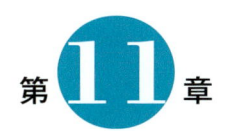

第11章 神経・運動器疾患の検査

学習のポイント

❶ 脳機能検査には，神経細胞群の電気活動を記録する脳波(EEG)・脳磁図(MEG)・誘発電位(EP)・事象関連電位(ERP)がある．脳波・誘発電位検査の時間分解能は数ミリ秒と高く，可搬性に富み，ベッドサイドでも記録でき，脳死判定の際には必須の検査である．

❷ 睡眠関連検査には，終夜睡眠ポリグラフ検査(PSG)と繰り返し睡眠潜時検査(MSLT)がある．前者は睡眠中異常現象の原因検索に，後者は過眠症の鑑別診断に用いられる．

❸ 脳形態画像検査には，非侵襲的なMRI検査と，X線を用い放射線管理区域で施行するCT検査とがある．MRIは軟部組織のコントラストが良く，脳・脊髄・筋などの病変検出に優れ，CTは救急時の出血性疾患の診断に有用である．

❹ 脳血液動態の機能検査には，近赤外線分光法(NIRS)と機能的MRI検査がある．前者は可搬性で，長時間連続測定も可能だが，信号感度が低く，脳の深部情報が得られない．後者は空間分解能が高いが，拘束され，堅牢なシールドルームが必要となる．

❺ PETやSPECTは放射性アイソトープを用いる侵襲的な核医学検査であるが，血液動態，代謝，神経伝達機能などを調べることのできる脳機能検査である．PETは高感度で定量的だが，施設内のサイクロトロンで放射性物質を作製する必要がある．

❻ 針筋電図検査は，筋萎縮や筋力低下，感覚低下や感覚異常が生じたときに，その原因が筋原性か，神経原性か，中枢神経由来かを診断する．

❼ 神経伝導検査は，末梢神経障害の有無と，その障害が軸索変性か脱髄かを診断する．

❽ 中枢神経疾患の診断には髄液検査が，筋疾患の診断には血中筋酵素系の測定検査が有用である．

本章を理解するためのキーワード

❶ **脳波(electroencephalogram；EEG)**
脳波計を用いて脳の神経細胞群が作り出す微弱な電位変動を頭皮上に置いた電極から増幅して記録する．

❷ **脳磁図(magnetoencephalogram；MEG)**
脳磁図計を用いて脳の電気活動が作り出す磁場変動を測定するもので，空間分解能が高いので難治てんかんの術前検査として行われる．

❸ **誘発電位(evoked potential；EP)**
視覚・聴覚・体性感覚などの物理的な刺激を加えた時点を起点として，脳波波形を加算平均して求める．

❹ **聴性脳幹誘発反応(auditory brainstem response；ABR)**
聴覚誘発電位の超短時間(10ミリ秒以内)成分で，脳幹機能を反映する唯一の検査法である．

❺ **事象関連電位(event-related potential；ERP)**
心理的判断などを要する繰り返し課題を刺激として誘発された脳波反応を加算平均して求める．

❻ **終夜睡眠ポリグラフ(polysomnography；PSG)**
脳波・眼球運動・筋電図・その他の多くの生体現象を，終夜にわたって同時記録する．

❼ **繰り返し睡眠潜時検査(multiple sleep latency test；MSLT)**
日中の眠気の客観的評価のために，2時間おきに4～5回にわたってPSG記録を行い，睡眠潜時などを計測する．

❽ **MRI（magnetic resonance imaging）**
生体に多く存在する水素原子（プロトン）を信号源とする非侵襲的な形態画像検査であるが，撮像法を工夫することにより血管，水分子，灌流，血流なども画像化できる．

❾ **針筋電図（electromyogram；EMG）**
筋電計を用いて，安静時，弱収縮時，強収縮時の運動単位電位（MUP）を記録し，筋萎縮や筋力低下などが神経原性か筋原性か診断する．

❿ **神経伝導検査（nerve conductance）**
筋電計を用いて，末梢神経を電気刺激して生じる複合筋活動電位（CMAP）や感覚神経活動電位（SNAP）を記録し，神経伝導速度などを測定して末梢神経障害を診断する．

⓫ **反復神経刺激検査**
末梢神経を反復刺激してCMAPの推移を観察し，神経筋接合部の機能を調べる．

⓬ **脳脊髄液検査**
脊椎穿刺をして，髄液圧，細胞数，糖，蛋白，クロールなどを計測し，脳の感染症や変性脱髄疾患の鑑別診断に用いる．

⓭ **筋関連酵素測定**
血清中のCK，AST，LD，蛋白質，クレアチンアルドラーゼ，ミオグロビンなどの測定は筋原性疾患の診断に有用である．

A 脳波検査

1. 脳波

　脳波（electroencephalogram；EEG）とは，国際的に標準化された10〜20電極配置法に従って頭皮上に16（緊急検査や乳幼児などでは8ないし12）個の電極を置き，脳の自発的な電気活動を記録するものである．脳波計は，各電極それぞれに差動増幅器を内蔵し，数十μV（マイクロボルト）で0.5〜30 Hz（ヘルツ）の微小な電位変動を観察可能なレベルに増幅する．電気的な安全を確保するため，被検者を接地しないフローティング回路で，電源部から分離（アイソレーション）されてい

る．通常は，耳朶などに置いた基準電極との電位差を記録する基準電極導出法（単極導出法ともいう）と，2つの頭皮上電極間の電位差を記録する双極導出法とを行う．

　脳磁図（magnetoencephalogram；MEG）は神経細胞群が作り出す電気活動によって生じた磁場変動を，高感度検出装置〔超伝導量子干渉素子（superconducting quantum interference device；SQUID）〕を内蔵した脳磁図計で測定する．発生源は脳波と同じであるが，頭蓋骨や頭皮によって信号が減衰せず，空間分解能が高いので難治てんかんの手術前検査として行われる．

2. 脳波の記録法

　安静覚醒閉眼状態で記録し，さらに異常波を出現しやすくするために開閉眼，閃光刺激，過呼吸，睡眠といった各種の賦活法を行う．開眼するとα波（8〜13 Hz）が抑制され，β波（14〜30 Hz）が主体となるが，開眼によるα抑制（α attenuation，あるいはα blocking）が不十分なときは過眠症や軽度の意識障害が疑われる．

　閃光刺激では，正常な反応として閃光に一致した波が後頭部に出現（photic driving；光駆動反応）し，前頭部に筋電図が誘発される（photo-myogenic response；光筋原反応，あるいはphoto-myoclonic response 光ミオクロニー反応）ことがある．光過敏てんかんなどでは，広汎性（多）棘徐波複合などの異常波が誘発される（photo-convulsive response；PCR 光けいれん反応，あるいはphoto-paroxysmal response；PPR 光突発反応ともいう）．

　過呼吸賦活では深呼吸を3〜4分間続けるが，小児ではδ波（0.5〜4 Hz），成人ではθ波（4〜7 Hz）などの徐波が混在するようになり（build-up；ビルドアップという），深呼吸を中止すると1分以内に回復する．もやもや病では，過呼吸終了後の再徐波化〔re-build-up；リビルドアップ（**図1**）〕が特徴的であるが，過呼吸による脳血管の収縮が虚血を助長するため，診断が確定している例では禁忌である．欠神てんかんでは広汎性3 Hz棘徐

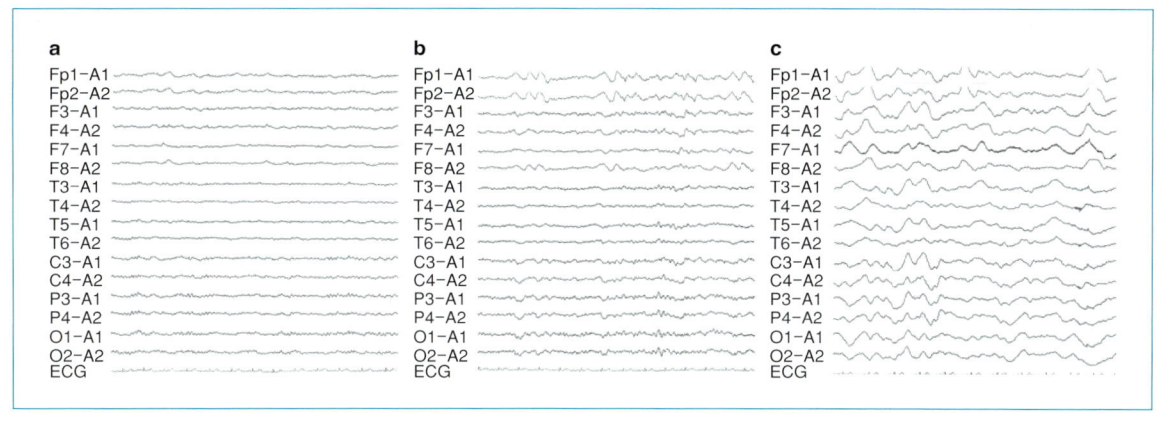

図1　もやもや病の過呼吸による脳波変化
a：過呼吸前の基礎活動.
b：過呼吸中のビルドアップ.
c：過呼吸終了後のリビルドアップ.

波複合が特異的に賦活され，欠神発作が誘発される．

睡眠時には発作間欠期のてんかん性異常波が出現しやすいので，十分な睡眠脳波が記録されたにもかかわらず異常波がみられない場合の診断価値は大きい．覚醒時記録のみで睡眠が得られない場合は，検査前夜の睡眠を制限して再検査するなどの工夫をする．自然睡眠が望ましいが，小児などで緊張の高い場合には，事前にトリクロホスナトリウム・シロップや抱水クロラール坐薬などの薬物を用いて誘発睡眠記録を行う．

3. 脳波の判定法

a. 基礎活動の判定

安静覚醒閉眼時の脳波を基礎活動（背景活動）といい，脳の発達に伴って特徴的な変化を示す（表1）．小児期と高齢期には覚醒時脳波の個人差が大きい．δ波やθ波などの徐波が年齢を考慮しても過剰に出現していれば徐波異常脳波と判定され，その出現が局在性か，領域性か，広汎性かを判断する．

b. 突発活動の判定

突発活動は突然に始まり突然に終了する波形と定義され，基礎活動よりも振幅が高く，鋭い波形を呈したり，特徴的な律動性を示したりする．生理的な突発波と異常波としての突発波とがあり，異常な突発波には棘波，鋭波，棘徐波複合，鋭徐波複合などのてんかん性異常（表2）と，徐波群発などの徐波異常とがある．

高齢者ではてんかん性異常波に似た生理的突発波（覚醒時のウィケット棘波やSREDA，入眠期の小鋭棘波）や，局在性徐波（覚醒時の中側頭部徐波，入眠期の前方部緩徐律動；anterior bradyrhythmia）が出現するようになる．

c. 意識障害

脳波は意識障害の程度をよく反映し，軽度の意識障害であればθ波が，重度であればδ波が，広汎性に連続して出現する．肝性脳症などの代謝性脳症では，陰-陽-陰の三相からなる特異な三相波が出現する．周期性同期性放電（PSD），片側性てんかん性周期性放電（PLEDs），サプレッション・バースト・パターンなどは重篤な意識障害で生じる（表3）．

最重度の意識障害では脳波振幅が全体に低下し，脳死状態になれば脳波はまったく出現しなくなる．平坦脳波とは行政用語で，厳密にいえば脳波計のJIS規格による測定装置に許容される内部雑音レベル3μVp-p以上の脳波活動がまったく認められない状態と定義され，脳電気的無活動

表1 脳波の年齢発達

新生児期	覚醒時脳波の記録は困難で，高振幅群発波と低振幅脳波とが交代する交代性脳波（tracé alternant；TA）を呈する静睡眠（ノンレム睡眠）と，低振幅不規則波形を呈する動睡眠（レム睡眠）とが記録される．
乳児期	覚醒時に広汎性δ波が出現し，軽睡眠期には未熟な睡眠紡錘波が出現し始める．6か月ころから覚醒時に高振幅θ波が出現し，入眠期に頭頂部鋭波（瘤波ともいう）が出現し始める．閃光刺激で光駆動反応が出現するようになる．
幼児期	1歳ころには覚醒時に7〜8 Hzのθ-α律動が増え，2歳ころには後頭部優位性を示すようになる．3歳ころには基礎活動が開閉眼に反応して変化し，4歳ころには8〜9 Hz後頭部優位のslow α律動が出現するようになる．
学童期	学童前期には9 Hz前後のα律動が後頭部優位に出現し，4〜5 Hzのθ波が混在する．学童後期には9〜11 Hzの成人型のα律動が出現するようになり，15歳前後でほぼ成人の脳波像を呈する．
成人期	覚醒閉眼時に10 Hzのα律動が後頭部優位に多く出現し，θ波の混在は目立たない．
高齢者	背景活動に6〜7 Hzのθ波が混入するようになり，各種刺激への脳波の反応性が低下する．側頭部に6〜12 Hzのκ波が出現し，中側頭部に局在性徐波（生理的な側頭部徐波）が出現するようになる．

表2 てんかん性異常波の臨床的意義

てんかんとの関連	高い	ヒプスアリスミア（図2） 広汎性突発性速波律動 広汎性3 Hz棘徐波複合 広汎性鋭徐波複合 側頭部棘波，頭頂部棘波
	中等度	前頭部棘波，中心部棘波，後頭部棘波 広汎性不規則棘徐波複合 光けいれん反応（photoconvulsive response；PCR）
	低い	ローランド棘波
てんかんと関連しない（いわゆる境界波形）	棘波様波形	14 & 6 Hz陽性棘波 6 Hz棘徐波複合（別名：ファントム棘徐波複合） 小鋭棘波（別名：benign epileptiform transients of sleep；BETS） 偽小発作放電 ウィケット棘波
	徐波律動	精神運動発作異型 SREDA（subclinical rhythmical discharges of adults）

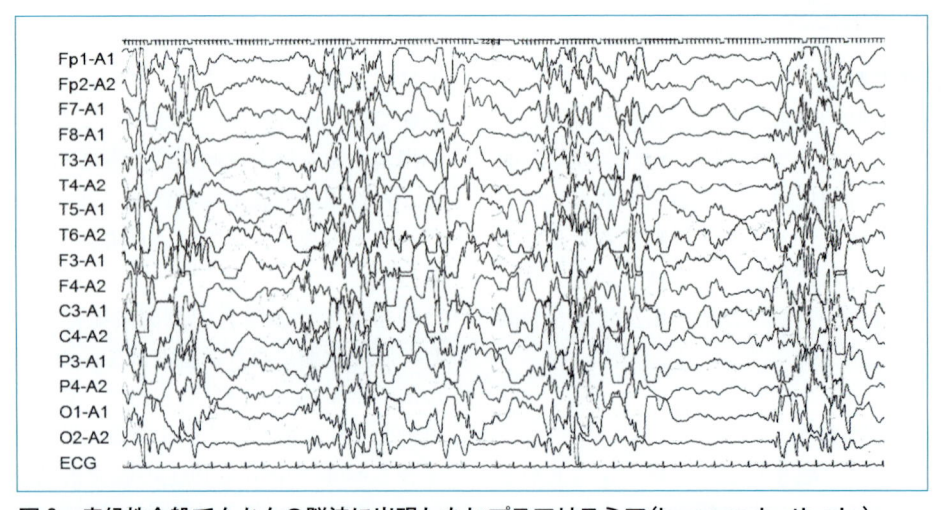

図2 症候性全般てんかんの脳波に出現したヒプスアリスミア（hypsarrhythmia）

表3 意識障害の脳波

原因	症状	脳波波形
中毒性脳症 低酸素脳症 代謝性脳症	昏睡	δ律動 サプレッション・バースト 三相波
Creutzfeldt-Jacob病（CJD）	ミオクローヌス	短間隔（0.5〜4秒）の周期性同期性放電（PSD）
亜急性硬化性全脳炎（SSPE）	ミオクローヌス	長間隔（4秒以上）の周期性同期性放電（PSD）
ウイルス性脳炎 急性脳症	非けいれん性・けいれん性 てんかん重積	刺激によって誘発される律動性周期性放電（SIRPIDs） 両側独立性のてんかん性周期性放電（BiPLEDs） 棘波を伴う非定型三相波
てんかん性脳症	けいれん性てんかん重積	片側性てんかん性周期性放電（PLEDs）

BiPLEDs：bilateral-independent periodic lateralized epileptiform discharges
PLEDs：periodic lateralized epileptiform discharges
PSD：periodic synchronized discharge
SIRPIDs：stimulus-induced rhythmic periodic ictal discharges
SSPE：subacute sclerosing panencephalitis

(electro-cerebral inactivity；ECI)とよぶのが正しい．法的脳死判定の際の脳波記録実施者は，脳波活動の有無の判定に必要な正しい雑音鑑別法や周辺医用装置の正しい作動状態を熟知した医師もしくは検査技師，看護師でなければならない．

4. 脳波検査の注意点

　脳波には各種のアーチファクト（人工雑音）が混入する（表4）．特に救急室やベッドサイドでの脳波検査では，各種機器や電気配線による交流障害や，人の動きによるアーチファクトが混入しやすい．脳波計を含む各種機器の接地（アース）を一点につなぎ，ベッドを壁の電気配線から離し周囲の人の動きを制限するなど，良質な記録と安全確保の両面からの工夫が必要となる．

　ルーチン脳波検査は1時間ほどかかるので，予約制で行われることが多い．あらかじめ検査手順を説明して，痛みや苦痛を伴わないことを理解してもらい，脳波検査に関する正確な情報を提供して余計な緊張や不安を取り除く．検査前日には頭髪を洗い，皮脂を取り除き，整髪料などはつけないように指示する．

B 誘発電位検査と事象関連電位検査

1. 誘発電位検査

a. 視覚誘発電位

　視覚誘発電位（visual evoked potential；VEP）は網膜から後頭葉に至る視覚路の障害を検索する．通常はモニター画面に白黒の格子縞図形を反転させる（パターン・リバーサル）刺激を用い，後頭正中部に置いた電極から記録した脳波波形を100〜200回加算する．刺激後100ミリ秒に陽性波（P100）が出現し，その潜時の遅れを計測する．小児や意識障害例ではストロボによる閃光刺激を用いることもある．

b. 聴覚誘発電位

　聴覚誘発電位（auditory evoked potential；AEP）は，聴覚刺激を用いて鼓膜から側頭聴覚野までの聴覚路の障害を検索する．聴覚誘発電位のなかでも，短潜時成分である聴性脳幹反応〔auditory brainstem response（ABR）；脳幹聴性誘発電位（brainstem auditory evoked potential；ABEP）ともよばれる〕は，蝸牛神経から中脳に至る経路の障害を検出できる．ヘッドフォンを用いてクリック音を聴取させ，中心正中部（Cz）に置いた電極から導出した脳波を1,000〜4,000回加算する．刺

表4　脳波に混入するアーチファクトとその対策

		原因	波形の特徴	対策
生体以外が発生源	商用交流（ハム）	漏洩電流，電磁誘導，静電誘導	関東地区では50 Hz，関西地区では60 Hzの律動波	脳波計や付属器具を一点アースで接地する
	電極接着不良，リード線の異常	未熟な検査技術，電極の老朽化	交流障害，不規則な機械的雑音	電極を付け直す．電極を代える
	脳波計自体，付属部品の異常	保守点検の不備，機器の老朽化	不規則な機械的雑音	適切な整備，機器の更新
生体が発生源	心電図	首が太く，短い人，心肥大などで，心臓の電気軸が水平位（左軸偏位）	心電図のQRS成分が棘波様に混入する．平坦に近い脳波では，心電図のT波が混入することもある	頭部を右向きに回転させる．両側耳朶連結を基準電極とする．耳朶を基準としない導出法にする
	脈波	電極が動脈の上にある	心拍に一致して，基線の動揺として現れる	電極位置をずらす
	筋電図	歯をかみしめる，顔をしかめる，つばをのみこむ，体の緊張など	数十Hzの速い不規則な波形が，持続的あるいは群発上に出現する	リラックスさせる．口を軽く開けてもらう
	まばたき，眼瞼振戦	精神的緊張	両側前頭極部に陽性に切れ込む波，あるいは律動的な波	リラックスさせる．目の上にタオルをのせる
	眼球運動	精神的緊張，あるいはねむけ	左右前側頭部に逆位相の波形．急速な動き，あるいは振り子のような緩徐な動き	リラックスさせる，あるいは覚醒刺激する
	発汗	皮膚電気活動	前頭部，あるいは枕に接している後頭部に，ゆるやかな基線の動揺	部屋の温度を調節する
	呼吸運動	電極のリード線が身体に触れる	呼吸に一致して，基線が動揺する	リード線を身体から離す
	体動	不穏，寝返り	全誘導に大きな基線のゆれと，不規則な棘波様あるいは徐波様の波形	鎮静させる

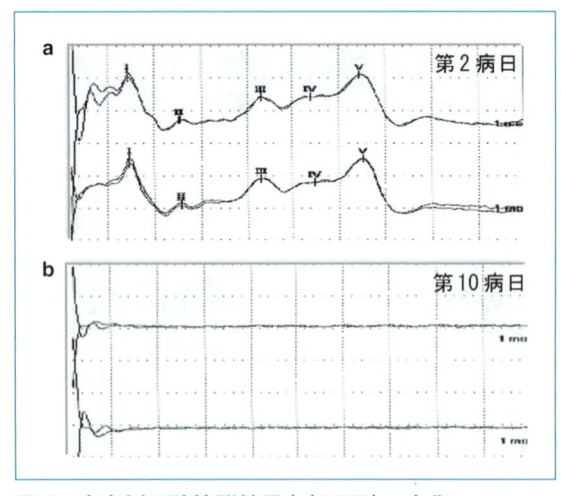

図3　窒息例の聴性脳幹反応（ABR）の変化
a．救急搬送翌日のABR．Ⅰ波からⅤ波まで正常に認める．
b．第10病日のABR．すべての波が消失し脳幹死と考えられる．

激後10ミリ秒の間に5つのピークが出現し，発生源はⅠ波が聴神経，Ⅱ波が延髄の蝸牛神経，Ⅲ波が橋の上オリーブ核，Ⅳ波が橋の外側毛帯，Ⅴ波が中脳の下丘由来の波である．薬物や意識障害の影響を受けず，神経伝導による近位電場電位ではなく，容積伝導によって伝わる遠隔電場電位である．

脳死判定の際には脳幹死を確認する目的で実施される．脳死状態では末梢神経起源のⅠ波は残存し，Ⅱ波は末梢の聴神経の関与もあるので，残存することがある．脳ヘルニアが進展し，後頭蓋窩の血流が完全に途絶すれば，脳底動脈由来の蝸牛神経が虚血となりⅠ波も消失する（図3）．

c．体性感覚誘発電位

体性感覚誘発電位（somato-sensory evoked potential；SEP）は四肢などの末梢神経を刺激して，

感覚神経伝導路の機能障害と障害レベルを診断する．上肢では，正中神経を手関節部で電気刺激して，刺激と反対側の頭皮上感覚野から導出した脳波を500〜2,000回加算する．記録電極は，刺激側の鎖骨上窩(N9：上腕神経叢の反応)や第2頸椎棘突起上(N13：頸髄または下部脳幹の反応)にも置いて波形を解析する．頸椎棘突起上(N13)から頭皮上感覚野(N20：皮質感覚野の反応)までの時間は中枢感覚伝導時間とよばれる．

2. 事象関連電位

事象関連電位(event-related potential；ERP)は心理的判断などを要する課題で，刺激から数百ミリ秒後に反応波形が観察される．脳内情報処理過程を反映するため，認知障害の客観的指標とされ，代表的なERP成分にP50，P300，MMN，CNVなどがある．

a. P50

短いクリック音を聞かせると頭頂部に潜時50ミリ秒付近に出現する陽性電位である．クリック音を500ミリ秒の間隔で連続して与えると，第2刺激のP50が小さくなり，このP50抑制現象は大脳の抑制機能を反映している．統合失調症でP50抑制が悪いのは感覚関門(sensory gating)障害仮説を支持する所見と考えられている．

b. P300

識別可能な2種類の刺激をランダムに提示し，低頻度刺激に注意を向けるオドボール課題を実施させると，頭頂正中部優勢に刺激後300ミリ秒付近に出現する陽性電位である．認知症などではP300振幅の低下と潜時の延長が指摘されているが，刺激への注意，刺激の提示確率，課題の難易度などに影響される．

c. ミスマッチ陰性電位（mismatch negativity；MMN）

P300と同様に高頻度刺激と低頻度刺激からなるオドボール課題を用いるが，被検者はほかに注意を向けて刺激を無視してもらう．すると低頻度刺激に対してのみ，潜時150〜200ミリ秒に陰性電位が記録される．注意，眠気，薬物などの影響を受けにくく安定した波形が得られ，前注意機能や無意識の記憶機能と関連する．

d. 陰性随伴変動（contingent negative variation；CNV）

最初に警告刺激を与えて，その1〜2秒後にボタン押しをさせる命令刺激を与えると，命令刺激のおよそ1秒前から前頭中心部に緩やかに増大する陰性電位が出現し，反応後100〜600ミリ秒で基線に戻る．健常者では注意，予期，動機づけといった心理的機能が高いと振幅が増大し，各種の精神障害で低下する．

C 睡眠関連検査

1. 睡眠ポリグラフ検査

睡眠ポリグラフ検査(polysomnography；PSG)は，終夜にわたって脳波・眼球運動・筋電図・呼吸などを同時記録する．ノンレム睡眠の入眠期(stage 1：瘤波あるいは頭頂部鋭波が出現)，軽睡眠期〔stage 2：紡錘波(spindle)やK複合が出現〕，および深睡眠期(stage 4：高振幅δ波が出現)は，脳波だけでも判別できる．しかし，レム睡眠(stage REM)を検出するためには，急速眼球運動の出現と頤筋筋電図の減弱を確認しなければならない(図4)．レム睡眠行動障害例では，レム期に筋電図が抑制されず，夢の行動化がみられる．

PSGにより，総睡眠時間，中途覚醒時間，睡眠効率，睡眠潜時，レム睡眠潜時，各睡眠段階の出現量，睡眠周期などの睡眠変数を算出し，睡眠状態を客観的に評価できる．睡眠時無呼吸症候群の診断のためには，鼻口呼吸フロー，胸腹部呼吸運動，経皮的酸素飽和度，体位，いびきなどを同時記録する．ホームモニタリングを目的に，呼吸フローや経皮的酸素飽和度のみチェックする簡易検査法もあるが，脳波・眼球運動・筋電図を記録し

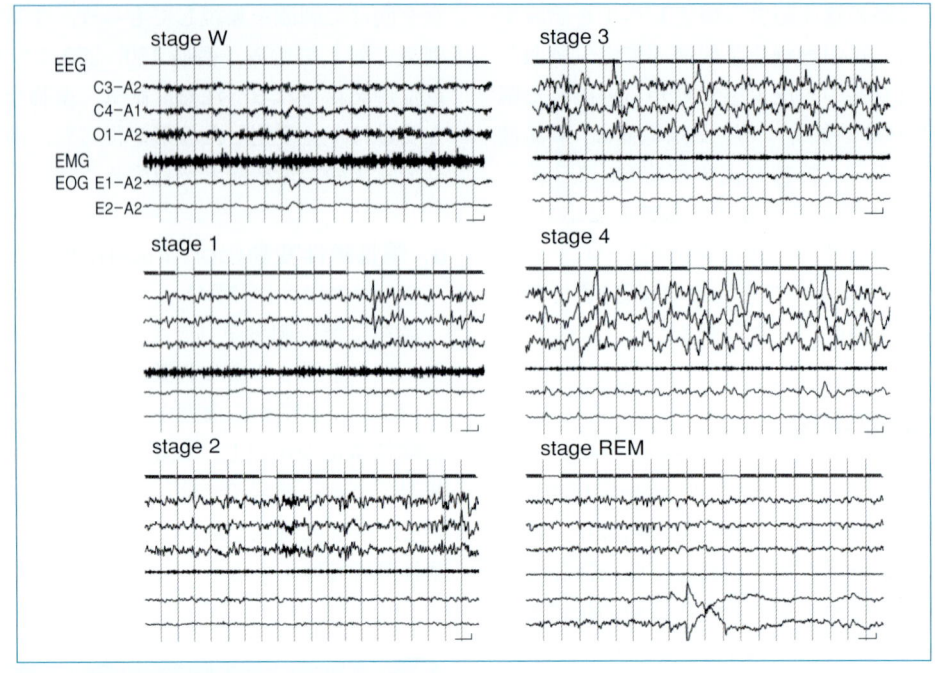

図4　PSGの睡眠段階

ないため睡眠状態は評価できない．周期性四肢運動障害では，下肢の表面筋電図を同時記録することにより，周期的な筋放電を確認する．

2. 繰り返し睡眠潜時検査と覚醒維持検査

　繰り返し睡眠潜時検査(multiple sleep latency test；MSLT)は，日中の眠気を客観的に測定するための検査法である．朝起きて2時間後より記録用ベッドルームに入って，20分間入眠するように指示される．たとえば，10時，12時，14時，16時，18時など2時間おきに4〜5回PSGを記録する．MSLTは入眠能力を評価するものであり，運転適性などの評価には覚醒維持能力を評価する覚醒維持検査(maintenance wakefulness test；MWT)のほうが適している．施行法はMSLTと同様であるが，半照明・半防音の静かな環境で安楽椅子にすわり寝ないように指示して覚醒を維持させる．

　ナルコレプシーや特発性過眠症などでは，MSLTで平均入眠潜時が8分間以内となり，病的な眠気と判断される．さらにナルコレプシーでは，入眠して15分以内にレム睡眠が出現する睡眠開始時レム期(sleep onset REM period；SOREMP)(図5)が2回以上出現することから，特発性過眠症と区別される．前夜の睡眠状態がMSLTの結果に影響するため，PSGを行って前夜の睡眠状態を客観的に評価しておくことが望ましい．PSGやMSLTが有用な疾患を表5にまとめた．

D 各種画像検査

1. MRI

　MRI(magnetic resonance imaging)は非侵襲的画像検査で，軟部組織の解像度が高く，任意の撮像断面が得られ，脳・脊髄・筋や関節疾患の診断に有用である(図6)．脳画像検査としては，形態情報だけでなく，撮像条件を変えることで脳組織の拡散，灌流，血流，代謝などの情報も得られる．その原理は，体内に豊富に存在し磁性をもつ水素原子(陽子，プロトン)に，同期した周波数の電磁

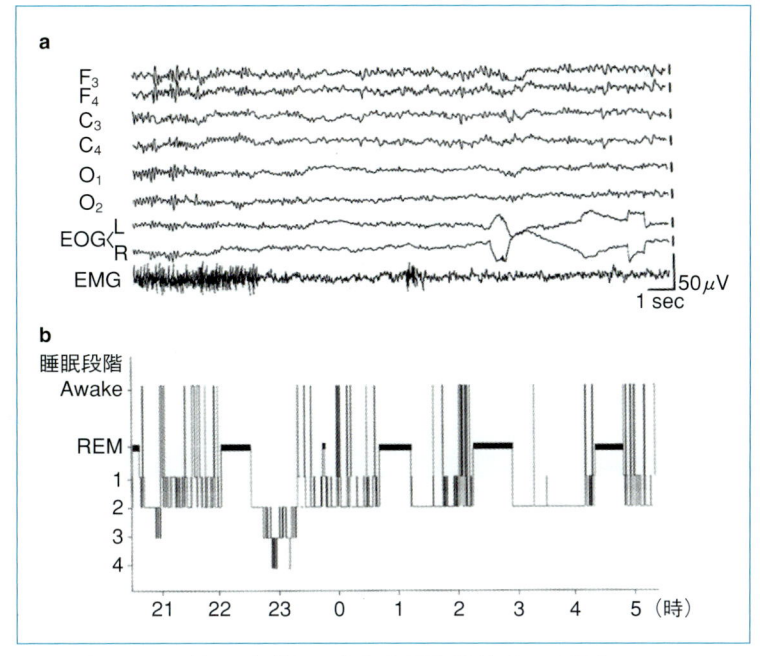

図5 ナルコレプシー患者にみられた睡眠開始時レム期（sleep onset REM period；SOREMP）
a．脳波上はα波が減少し，覚醒から入眠パタンが出現したとき，急速眼球運動が出現し，筋電図が減衰し，レム睡眠に移行した．
b．PSGによる一晩のヒプノグラム．入眠直後にレム睡眠が出現している．

表5 終夜睡眠ポリグラフ（PSG）と繰り返し睡眠潜時検査（MSLT）の適応疾患

検査	適応		診断基準など
PSG	閉塞性睡眠時無呼吸症候群（OSAS）	成人	AHI[*1]≧5＋自覚症状 または AHI≧15
		小児	AHI≧1
	周期性四肢運動障害（PLMD）	成人	PLMI[*2]≧15
		小児	PLMI≧5
	レム睡眠行動障害（RBD）		抗重力筋脱力を伴わないレム期＋臨床症状
	睡眠状態誤認		アクチグラムによりPSG夜以外の再現性を確認
	睡眠関連てんかん		PSGの脳波チャネルを増やす
MSLT ＋PSG	ナルコレプシー		平均入眠潜時≦8分，SOREMP 2回以上
	特発性過眠症		平均入眠潜時≦8分，SOREMP 1回以下

[*1]：AHI（apnea hypopnea index）：1時間あたりの無呼吸低呼吸（AH）回数
[*2]：PLMI（periodic leg movement index）：1時間あたりの周期性四肢運動（PLM）回数

波（ラジオ波）を短時間照射して励起状態とする．その後，時間経過とともにエネルギーを放出して元の安定状態に戻るが，その緩和過程の回復時間（縦緩和時間：T1）や持続時間（横緩和時間：T2）を画像にしたものである．緩和時間はプロトン密度や周囲分子の環境に影響され，自由水が最も長く，高分子物質や磁性体が混じると短縮する．

通常のMRIはスピンエコー法を標準的撮像法とし，T1強調画像，T2強調画像，およびプロトン密度強調画像を得る．多くの病変はT1強調画像で低信号，T2強調像で高信号に描記される．MRI用造影剤のガドリニウムキレート剤は血管

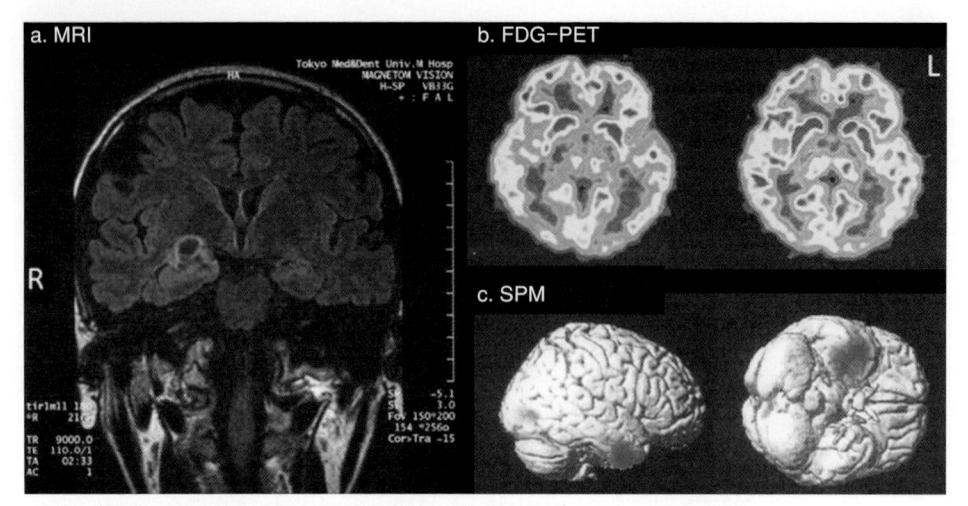

図6　先天性脳腫瘍のMRIとPET
a．MRIのFLAIR画像（右扁桃体領域に境界鮮明な嚢胞性病変を認める）．
b．^{18}F-フルオロデオキシグルコースを用いたPET（視察的には糖代謝低下部位が明らかでない）．
c．SPM（statistical parametric mapping）（健常者データベースと統計的に比較すると，右扁桃体領域の代謝低下が明らかとなった）．

増生部位を強調するため，腫瘍や炎症を疑う場合に用いる．グラジエントエコー法で撮像してT1/T2比を画像化すればある程度の太さの血管を描出でき，MR血管撮像（MR angiography；MRA）が得られ，動脈の閉塞・狭窄部位の同定，動静脈奇形・動脈瘤の検出などに有用である．

脳梗塞の超急性期には水分子のブラウン運動を反映するMR拡散強調撮像や，動脈中の磁化変化を用いるMR灌流撮像が行われる．拡散テンソル画像は神経線維の走行を画像化できる．水を強調する条件で撮像するMRハイドログラフィは，脳槽撮像，脳表撮像，脊髄の髄鞘撮像（ミエログラフィー），内耳撮像，唾液腺撮像などに用いられる．

機能的MRIは，デオキシヘモグロビンが減少するとMRI信号が増強するBOLD（blood oxygenation level dependent）効果を計測するもので，神経活動に伴う血流変化を検出する．MRスペクトロスコピー（MRS）は，プロトン以外の原子が生成する磁場により，共鳴周波数がシフトする現象を計測するもので，Nアセチルアスパラギン酸などの神経細胞マーカー，コリン含有化合物などの膜代謝マーカーの多寡を評価できる．

2. MRI検査施行時の注意点

MRI装置は強い磁場を得るため液体ヘリウムを循環させた超伝導磁石を用い，地磁気などの電磁環境からシールドした部屋内に設置される．臨床では1.5テスラの装置が広く用いられるが，脳の検査には3テスラが普及しつつある．磁場が急激に変化すると導体に電流が発生するため，心臓ペースメーカーを誤作動させる危険性がある．また，体に装着した磁性金属は強磁場磁石に引き付けられ，金属装具は電磁波照射により発熱する場合がある．閉所恐怖症も相対的禁忌となる．撮影時の大きな音に恐怖感をもつ人もいる．その他，MRI検査の禁忌と注意点を**表6**にまとめた．

3. X線CT検査

CT検査は放射線管理区域で医師または診療放射線技師が操作し，被曝量は検査部位や検査方法，機器の性能や設定によって異なる．普及率が高く，検査時間が短く，空間分解能が高く，金属を装着していても施行可能で，石灰化・骨破壊・出血などの評価に有用である．しかし，軟部組織の解像

表6 MRI検査の禁忌・注意点

禁忌：体内金属など	注意：体外の磁性体が強磁場に引き寄せられる
心臓ペースメーカー 人工内耳 神経刺激装置 スワン・ガンツカテーテル 眼窩および周囲の金属片 挿入して間もない下大静脈フィルター 胎児が器官形成期(15週以内)の妊婦	時計，眼鏡，その他の金属アクセサリー 酸素ボンベ MR非対応型の車椅子 MR非対応型の車椅子　ストレッチャー MR非対応型の車椅子　点滴台 磁気カード
一部が禁忌	電磁波照射により金属成分が発熱(熱傷)
心臓人工弁 動脈クリップ ステント コイル 人工関節 義肢，義眼 閉所恐怖症	化粧品の一部 刺青 酸化鉄を含むマスカラなどのアイメーク

度が低く，脳底部など骨に囲まれた部位でアーチファクトが出やすいなどの欠点がある．脳画像撮影ではコンベンショナルスキャン(ノンヘリカルスキャン)が行われることが多く，撮影時間がやや長くなるが，アーチファクトが少なく微妙な濃度差を検出できる．一方，頸部から下ではヘリカルスキャン(スパイラルスキャン)が行われ，走査時間を短縮できるが画質が劣化する．

X線吸収率の高いヨード造影剤を静注して撮影する造影CTは，早期相の撮影で血管評価，遅延相の撮影で臓器評価を行う．3次元CT血管撮影(CTアンジオグラフィ)は出血源の確認や動脈瘤の検出などに有用である．IVR-CTはカテーテル検査の最中に，動脈や静脈に直接造影剤を注入しながら撮影するもので，狙った血管や臓器のみを造影できる．

4. 近赤外線分光法

近赤外線分光法(near infra-red spectroscopy；NIRS)は光ファイバーの照射用プローブと受光用プローブを頭皮上にそれぞれ3cmほど離して装着し，近赤外線の反射光を検出して脳血流変化を測定する．装置は可搬性で，拘束性が少なく，酸素化ヘモグロビンと脱酸素化ヘモグロビンの吸光度変化を長時間にわたって連続記録できる．しかし，空間分解能が悪く，信号感度が低く，脳深部の情報が得られないなどの欠点がある．

5. 核医学検査

PETやSPECTは放射性同位元素(ラジオアイソトープ)を用いるため核医学検査と呼ばれ，放射線管理区域で実施される(表7)．PETは生体構成元素のポジトロン核種を標識化合物に合成し，これをトレーサーとして静脈内投与し，その脳内動態を追跡する．ポジトロン核種から放出された陽電子が電子と結合して消滅する際に，互いに逆方向に進む2つのガンマ線を同時に測定する．空間分解能や時間分解能はやや低いが，絶対値を測定法できるので定量性が高い．半減期が短いため施設内のサイクロトロンなどの大掛かりな装置で製造し，投与する標識化合物を合成するまで，多くの人的資源と費用を必要とする(図6)．

一方，SPECTで用いられるラジオアイソトープは原子番号が大きく，メーカーから放射性医薬品として医療機関に提供されるため使用が容易である．身体にとっては異種元素で，組織に集積したラジオアイソトープから放出されるガンマ線をガンマカメラを用いて測定する．

表7 核医学検査に用いる放射性同位元素と主な用途

	放射性核種	半減期	主な用途
PET	^{15}O(酸素)	2分	脳血流($H_2^{15}O$),酸素代謝(^{15}Oガス)
	^{13}N(窒素)	10分	心筋($^{13}NH_3$)
	^{11}C(炭素)	20分	蛋白合成,グリア機能,神経伝達機能測定用リガンド
	^{18}F(フッ素)	110分	糖代謝(^{18}F-フルオロデオキシグルコース)
SPECT・シンチ	^{99m}TC(テクネチウム)	6時間	脳血流(^{99m}TC-HMPAO,^{99m}TC-ECD),心筋(^{99m}TC-TF),骨(^{99m}TC-HMDP)
	^{123}I(ヨード)	13時間	脳血流(^{123}I-IMP),神経伝達機能測定用リガンド
	^{201}Tl(タリウム)	73時間	心筋(^{201}Tl)
	^{67}Ga(ガドリニウム)	3.3日	炎症・腫瘍(^{67}Ga-citrate)
	^{133}Xe(キセノン)	5.3日	脳血流(^{133}Xeガス)

E 筋電図・神経伝導検査

1. 検査の意義

　皮膚に表面電極を置いたり，筋肉内に針電極を挿入したりして，筋電計を用いて筋や神経に生じる電気活動を測定する検査である．筋電計は生体と直接連結するため，生体に過大な電流が流れないようフローティング方式が採用されている．筋萎縮や筋力低下，感覚低下や感覚異常が生じたときに，その原因が筋肉自体（筋原性）か，神経病変（神経原性）か，中枢神経由来かを診断する．脊髄疾患，末梢神経疾患，筋疾患のほかに，神経根障害や神経叢障害，神経筋接合部伝達異常などの疾患が検査対象となる（表8）．

　針筋電図検査や神経伝導検査は，電極位置や刺激部位が変わると誤った異常所見を作り出す可能性があるため，検者は神経の走行や筋肉の位置など解剖学や生理学の知識をもち，検査手技に習熟する必要がある．一方，患者にとっては針電極の刺入や電気刺激による痛みを伴う侵襲的検査であり，患者がリラックスできる静かな部屋で，快適な姿勢で行う．短時間で行えば痛みを最小限に抑えられるので，適応と手技を慎重に選択する．

2. 針筋電図(needle EMG)検査

　脊髄前角にある運動神経細胞は，数個から1,000個以上の筋線維を支配し，針筋電図検査は一芯同心針電極を用いてその運動単位電位（motor unit potential；MUP）を観察する（表9）．各種筋電図波形は独特の音響をもち，スピーカーから発する音を聞き分けることも重要となる（図7）．

　正常な場合には，筋を完全に弛緩させた安静状態では筋放電はみられず，ごく小さな力を入れる弱収縮で個々のMUPを観察する．強収縮では個々のMUPが識別できなくなり，基線が見えない完全干渉波となる．筋疾患では筋線維が減少し，弱収縮によるMUP波形が低振幅・多相性となる．筋力を増加させる手段が多数のMUPの動員だけとなるので，わずかに力を入れた段階で低振幅だが完全干渉波となる（早期動員；early recruitment）．

　神経疾患により運動神経細胞が脱落すると，残った運動神経による神経再支配が生じ，時期によって異なった筋電図所見が得られる（図8）．神経支配を失った筋線維群は，弱収縮時のMUP数が減少し，強収縮時にも基線が見える不完全な干渉波形となる．やがて神経再支配がはじまり，別の運動神経から神経終末が伸びはじめた急性期には，安静時にも線維自発電位（フィブリレーション電位）や陽性鋭波といった脱神経電位が発生する（図9）．神経再支配が完成すると，1つのMUPに属する筋線維数が増えるためMUP振幅は増大するが，全体のMUP数は減少したままなので強収縮時にも不完全干渉波となる．

　針筋電図検査は疼痛を伴う観血的検査であるた

表8　筋電図・神経伝導検査が適応となる主な疾患

	代表的疾患	病態	異常所見
変性	筋萎縮性側索硬化症	脊髄運動ニューロン変性	神経原性変化
脱髄	多発性硬化症	脳や脊髄の髄鞘崩壊	
	Guillain-Barré（ギラン・バレー）症候群	末梢運動神経の髄鞘崩壊	
神経障害	糖尿病性ニューロパチー	限局性神経線維障害	
	遺伝性ニューロパチー	神経障害による遠位筋萎縮	
神経損傷	手根管症候群	正中神経手関節部圧迫損傷	
	肘部管症候群	尺骨神経肘関節部圧迫損傷	
筋疾患	進行性筋ジストロフィー症	デュシェンヌ型はX染色体劣性遺伝	筋原性変化
	筋強直性ジストロフィー症	19番常染色体優性遺伝	
	多発性筋炎	自己免疫疾患	
伝達障害	重症筋無力症	神経筋接合部の受容体異常	連続刺激により漸減・漸増現象
	Eaton-Lambert（イートン・ランバート）症候群	腫瘍などによる神経筋接合部の受容体異常	

表9　針筋電図所見の神経原性変化と筋原性変化

	観察項目	神経原性変化	筋原性変化
安静時	正常では自発放電はない	・脱神経による筋自動能の亢進があり, 線維自発電位(fibrillation potential)と陽性鋭波(positive sharp wave)が出現 ・筋萎縮性側索硬化症では四肢, 顔面に線維束電位(fasciculation potential)が多発する	・複合反復放電(complex repetitive discharge) ・筋強直性ジストロフィ症では, 針刺入時にミオトニー放電(myotonic discharge)と急降下爆撃音(dive bomber sound)が特徴的
弱収縮時	運動単位電位 (motor unit potential；MPU)	・脊髄運動細胞障害で側芽形成と神経再支配により, 高振幅電位と長持続MUP ・末梢神経障害では, 神経伝導のばらつきにより多相性電位	・筋障害による筋線維数の減少で, 低振幅電位と短持続MUP
最大収縮時	干渉波形 (interference pattern)	・運動単位の減少により不完全干渉波形 ・神経再支配により高振幅波形	・運動単位数は正常であるため完全干渉波形(少しの力で早期動員), 個々のMUPの分離が困難 ・筋線維数の減少による低振幅波形

め, 神経筋疾患に精通した医師が行う. 出血傾向の強い患者や, 感染巣部の皮膚への針電極刺入は禁忌である. 検査後に針刺入部から出血があったら軽い圧迫を加えて, ガーゼや絆創膏で処置する. 感染の危険を伴うため, 検査者はゴム手袋を着用し, 使用済みの検査針の取り扱いには細心の注意を払う. 最近ではディスポーザブル電極が市販されている.

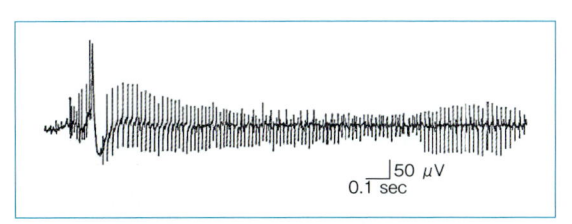

図7　針筋電図のミオトニー放電（筋緊張性ジストロフィ）
針筋電図刺入時の記録. このとき, スピーカーからはブゥーンという急降下爆撃音が聞こえる.

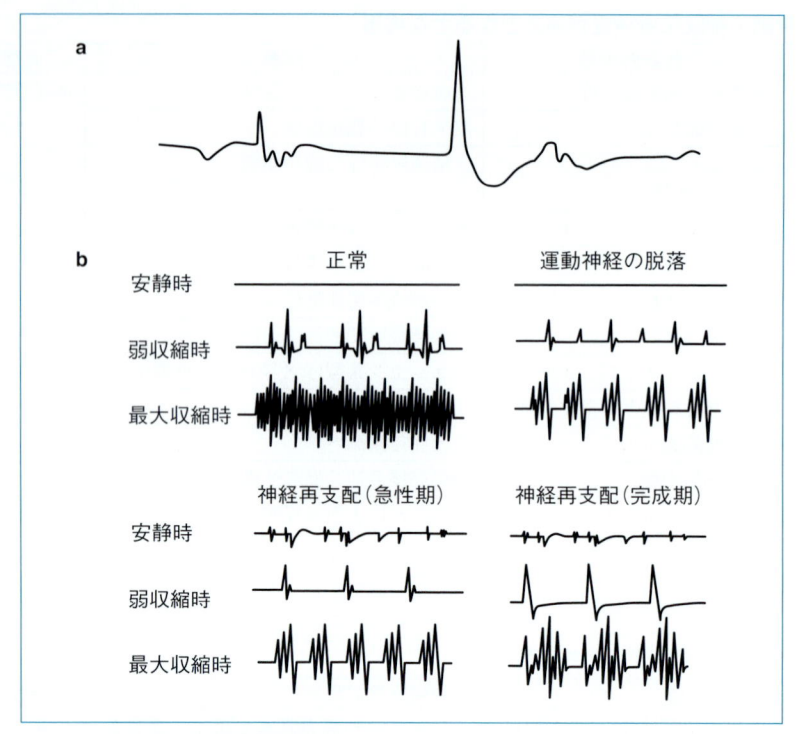

図8　針筋電図の運動単位電位
a．運動単位（MUP）の波形．
b．神経原性変化によるMUP模式図．

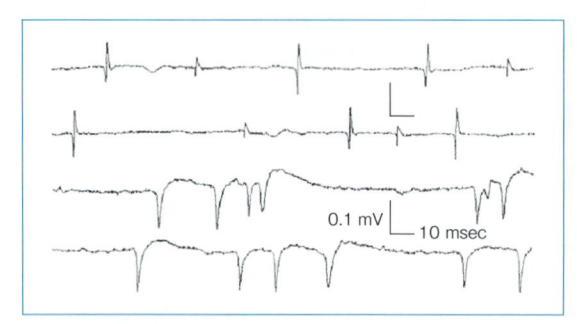

図9　安静時自発電位
脱神経電位（フィブリレーション電位と陽性電位）．

3. 神経伝導検査

神経伝導検査（nerve conduction study；NCS）は皮膚の上から運動・感覚の混合神経である神経幹を電気刺激し，末梢神経障害の有無と，その障害が軸索変性か脱髄かを診断する（**表10**）．運動神経伝導検査では多数のMUPが複合した複合筋活動電位（compound muscle action potential；CMAP），感覚神経伝導検査では複合感覚神経活動電位（sensory nerve action potential；SNAP）を観察する（**図10**）．神経伝導速度は最も太い神経線維により決定するので，運動神経も感覚神経も最大上刺激を用いてそれぞれの最大伝導速度を測定する．皮膚抵抗が高いと皮膚にかかる電圧が上昇して疼痛を感じるので，アルコールなど適切な溶液で肌を清潔にし，電極ペーストを活用し，電極を十分に皮膚に押し付ける．

運動神経伝導検査では筋腹中央に貼付した表面電極からCMAPを記録し，2つの刺激電極間距離とそれぞれのCMAP潜時の差から伝導速度を計算する．軸索変性では太い神経線維が保たれていれば伝導速度は正常であるが，脱髄では伝導速度が低下し，伝導ブロック（遠位部よりも近位部刺激でCMAP振幅が50％以上低下する）が生じ，時間的分散（CMAP波形の多相化）が増大する．

混合神経である末梢神経を電気刺激すると，逆行性に運動ニューロンに達した刺激が再び下行してCMAP波形を生じ，これをF波という．末梢神経全長を経由する長距離伝導であるため，潜時は誤差の少ない安定した指標となる．10回以上の刺激に対する反応を記録するため検査時間が長引くので，電極固定をしっかりし，患者をリラックスさせることが重要となる．脱髄ではF波の伝導速度，潜時，頻度のいずれも低下する．

感覚神経伝導検査には順行法と逆行法があるが，後者は表面電極を用いるので簡便で，振幅も大きい．正中神経伝導検査では，刺激電極の設置法は運動神経伝道検査の場合と同じで，感覚神経しか存在しない指神経から記録する．順行法では刺激電極を置いた上腕部，肘部，手首部が記録部位となる．脱髄により伝導速度とSNAP振幅が低下する．

神経伝導速度には禁忌はないが，まれに電気刺激に過敏な反応を示す人がいる．突然ではなくて，予告しながら刺激を行い，弱い刺激から始めて徐々に強度を上げていくことで慣れることが多い．神経伝導速度は低温で低下し(図10)，特に感覚神経の検査では体温に近い皮膚温が望ましく，待ち合い室と検査室を暖かく保ち，赤外線ランプなどで皮膚温管理を行う．

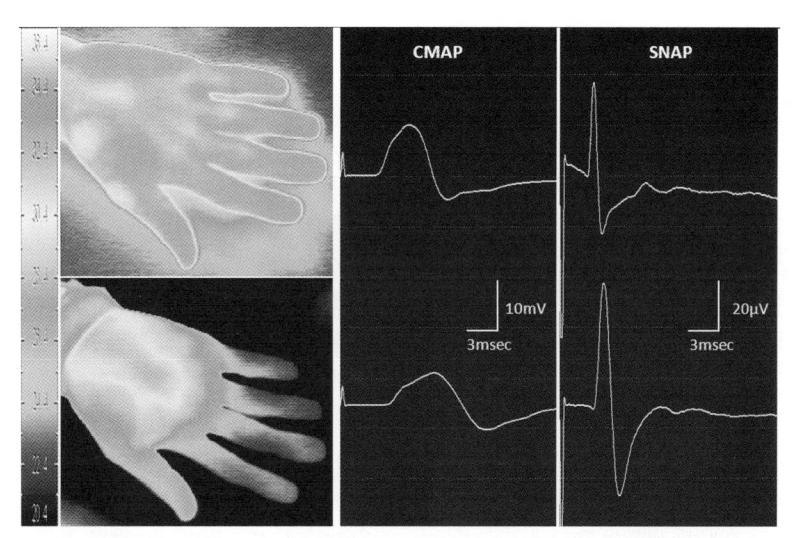

表10 神経伝導検査の異常所見

	指標	軸索変性	脱髄
運動神経	CMAP 潜時	正常〜延長	延長
	振幅	低下	低下
	持続	正常	延長
	伝導速度	正常〜低下	低下
	伝導ブロック	なし	あり
	時間的分散	なし	あり
F波	伝導速度	正常〜延長	延長
	潜時	正常〜延長	延長
	出現頻度	正常〜低下	低下
感覚神経	伝導速度	正常〜低下	低下
	SNAP振幅	低下	低下

正中神経	CMAP			SNAP		
手首刺激	潜時	振幅	持続	潜時	振幅	持続
上段：常温	3.36 ms	10.1 mV	5.64 ms	2.52 ms	56.8 μV	1.44 ms
下段：低温	4.56 ms (延長)	6.6 mV (低下)	7.38 ms (延長)	3.18 ms (延長)	83.8 μV (増大)	2.58 ms (延長)

図10 手掌温度と神経伝導速度

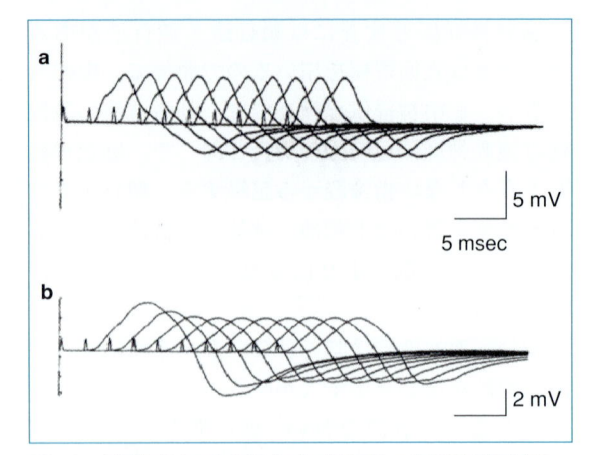

図11 健常者と重症筋無力症患者の反復神経刺激試験
a. 正常波形．尺骨神経の小指外転筋導出．
b. 漸減 waning 現象．副神経の僧帽筋導出で，CMAP 振幅が次第に低下した．

4. 反復神経刺激試験（Harvey-Masland 法）

　神経筋接合部では，軸索末端からアセチルコリンが放出され，筋終板電位が閾値を超えれば筋活動電位が生じて筋収縮が起こる．重症筋無力症ではアセチルコリン受容体の感受性が低下し，Eaton-Lambert（イートン・ランバート）症候群ではアセチルコリンの放出障害のために，十分な筋収縮が生じない．運動神経伝導検査と同様の方法で，末梢神経を繰り返し刺激して CMAP を記録することで神経筋接合部の機能を調べることができる．健常者では 20 Hz 以上の高振幅で刺激しても CMAP 振幅は変化しない．重症筋無力症では，3～5 Hz 程度の低頻度刺激で CMAP 振幅が次第に低下する（漸減現象，図11）．一方，Eaton-Lambert 症候群では最初の刺激による CMAP 振幅が著しく小さく，20 Hz 以上の高頻度刺激で CMAP 振幅が次第に増大する（漸増現象）．顔面や近位筋では痛みが強いので，高頻度刺激は避ける．

F 髄液検査と化学検査

1. 髄液検査

　脳脊髄液は脳室の脈絡叢で産生され，脳・脊髄のくも膜下腔を満たす．無菌操作で腰椎穿刺を行い，外観，液圧，細胞，糖・蛋白などを計測する．頭蓋内圧の著しい亢進，穿刺部位の感染巣，出血傾向が強い場合などは，腰椎穿刺は禁忌となる．穿刺の際に血液が混入すると，外観が血性となるが，分画採取すると漸次血性が消失する．脳出血やくも膜下出血の急性期には髄液が血性となるが，時間が経過してから採取するとキサントクロミー（黄色調～黄褐色）となる．髄液中の細胞変性はきわめて速いため，ただちに検査を開始する．糖は血糖値のおよそ 60～70％で，血糖値が高値になると数時間後に髄液中の濃度も上昇する．クロールは血中クロール値よりおよそ 20 mEq/L 高い．髄膜炎，くも膜下出血，多発性硬化症，Guillain-Barré（ギラン・バレー）症候群などの診断に有用である．

　髄膜炎や脳炎の診断には髄液検査が必須である（表11）．髄膜炎は脳のくも膜と軟膜の炎症で，ウイルス，細菌，結核菌，真菌，寄生虫，癌，造影剤，膠原病などが原因となる．多くの場合，脳実質にも炎症が波及し，脳炎を合併する．頭蓋内圧亢進症状が持続すれば，眼底検査でうっ血乳頭を認める．

　多発性硬化症（multiple sclerosis；MS）は中枢神経系の脱髄疾患で，髄液検査では急性期にリンパ球主体の細胞数と総蛋白が軽度上昇する．特にIgG の上昇が著しく，総蛋白に対する比（IgG ratio）が上昇し，電気泳動ではオリゴクローナルバンドとしてとらえられる．MRI や誘発筋電図検査を総合して，時間的（寛解と再発）にも空間的（多彩な神経症状）にも多発する病変をとらえることで診断できる．

　Guillain-Barré 症候群は，急性脱髄性多発性根神経炎（acute inflammatory demyelinating polyneuropathy）で，髄液検査で細胞数は正常である

表11 髄膜炎・脳炎の髄液所見

	外観	液圧 (mmH₂O)	細胞数 (/μL)	細胞成分	蛋白 (mg/dL)	糖 (mg/dL)	その他
正常	水様透明	100〜150	5以下	リンパ球	15〜45	50〜75	クロールは120〜130 mEq/L LDHは8〜50 U/L
細菌性髄膜炎	混濁,膿性	200〜1,000以上	500〜10,000	ほとんど好中球	50〜1,000	0〜20	
結核性髄膜炎	水様,時に黄色調	200〜600	25〜1,000	リンパ球優位	50〜500	40以下	クロール低下,ADA高値
真菌性髄膜炎	水様,時に黄色調	200〜600	10〜1,000	リンパ球優位	50〜500	40以下	
ウイルス性髄膜炎	水様	100〜500	10〜1,000	リンパ球優位	50〜100	45〜80	
癌性髄膜炎	水様,白濁,黄色調	100〜500	0〜500	リンパ球,異型細胞	15〜500	40以下	

が,蛋白量が増加する(蛋白細胞解離).上気道感染などの先行感染に引き続いて発症し,髄鞘に対する自己抗体が原因と考えられている.神経伝導検査では伝導速度が低下し,伝導ブロックを認め,時間的分散が増大する.

2. 筋関連酵素測定

筋原性疾患では筋関連酵素の測定が重要である.クレアチンキナーゼ(CK)は骨格筋由来(CK-MM),心筋由来(CK-MB),脳由来(CK-BB)の3種のアイソザイムがある.血清CKは各種の筋疾患で上昇するが,運動・筋肉注射・筋電図検査後にも上昇することに注意しなければならない.アスパラギン酸アミノトランスフェラーゼ(AST)あるいはグルタミン酸オキサロ酢酸トランスフェラーゼ(GOT)は組織障害を反映し,筋ジストロフィー,骨格筋壊死,心筋梗塞などのほかに,肝障害や溶血性貧血などで上昇する.乳酸脱水素酵素(LD)は,臓器特異性はないが細胞障害のマーカーとして有用で,アイソザイムの型を知ることによって障害臓器を推定できる.アルドラーゼは3つのアイソザイムがあり,筋疾患や心筋梗塞ではA型が上昇する.ミオグロビンは心筋と骨格筋に多く存在し,横紋筋融解症,筋肉損傷,急性心筋梗塞などは血中ミオグロビンが上昇し,中等度以上になると尿中にも出現して,赤色のミオグロビン尿を呈す.

参考文献
1) 臨床病態学.医歯薬出版,2009
   ※各種疾患の背景にある病態と生理検査の意義を中心に記述されている
2) 臨床神経生理検査の実際.新興医学出版社,2007
   ※感覚系を含む各種生理検査の検査手技が具体的に記載されている
3) デジタル脳波学.医歯薬出版,2010
   ※デジタル脳波計の基礎と臨床が豊富な図表で解説されている
4) 睡眠検査学の基礎と臨床.新興医学出版社,2009
   ※各種睡眠関連検査の手技と診断上の意義が解説されている

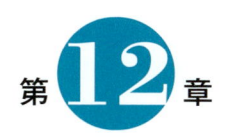

第12章 アレルギー疾患・膠原病・免疫病の検査

学習のポイント

1. 免疫とは，本来は外来の微生物や生体内に発生した腫瘍などの異物，すなわち抗原の侵入の阻止や排除を行うための生体の反応であり，生来備わっている自然免疫と感染症などに罹患することによって得られる獲得（適応）免疫などがある．これらの免疫機構が正常に機能するためには，自己および非自己の認識が重要である．
2. 自然免疫には皮膚や粘膜などの物理的因子をはじめ，リゾチーム，インターフェロン，補体などの液性因子，NK（ナチュラルキラー）細胞や好中球，マクロファージなどの細胞性因子があり，獲得性免疫にはBリンパ球（B細胞）によって産生される抗体や，Tリンパ球（T細胞）であるキラーT細胞，ヘルパーT細胞などが関与している．
3. 自然免疫は非特異的な免疫機構であるのに対し，獲得性免疫は抗原に対して特異的な反応であり，特定の抗原に対して特定の反応を惹起する．また，そのような反応の記憶は生体内に保持され，2回目以降の抗原の侵入に対して的確に効率よく反応することが可能となる．
4. これらの機構の破綻により異物の排除に障害を生じるだけでなく，抗原に対して過敏に反応することや，自身の組織や臓器を攻撃し，排除しようとすることがある．それがアレルギー疾患や自己免疫疾患として認識される．

本章を理解するためのキーワード

❶ 免疫と自己および非自己
異物の侵入を阻止し，侵入した異物を排除するための防御機構を免疫とよび，免疫が正常に機能するためには自己および非自己の認識が重要である．自己の中に無作為につくり出されたT細胞の中で，自己に対応するものを消去（アポトーシス）するか不応化（アネルギー）するという負の選択を行い，非自己の抗原に対するもののみが働くようにしている．

❷ アレルギー
免疫機構が何らかの理由で自身を標的とし障害を発生させてしまう状態をさし，ⅠからⅣまでの4型に分類される．

❸ 自己免疫疾患
何らかの原因により免疫の機構が障害され，自己に反応する自己抗体やリンパ球が過剰に産生され，さまざまな障害が惹起されるとともに，それらに刺激されたサイトカインなどの放出によって炎症や組織破壊が生じる．このような機序によって発症する疾患を自己免疫疾患とよぶ．

❹ 免疫不全
免疫能が低下すると外部から異物が侵入しやすくなるが，その例として感染症があげられる．異常の生じる免疫機構の種類によって感染しやすくなる微生物も異なることから，治療には異常が生じた免疫機構を念頭に置く必要がある．

❺ 移植と免疫
移植の際に生じる問題として，免疫が関与している拒絶反応と graft versus host disease（GVHD）がある．自己，非自己の認識における重要な抗原は，ヒトでは human leukocyte antigen（HLA）であり，HLAが一致しない移植では拒絶反応やGVHDが惹起される．

A 免疫とは

1. 免疫のネットワーク

　外来の微生物や生体内に発生した腫瘍などの異物の侵入を阻止し，侵入した異物を排除するための一連の防御機構を免疫とよぶ．免疫は生来備わっている自然免疫と感染症などに罹患することによって得られる獲得（適応）免疫がある．前者には皮膚や粘膜，線毛上皮などの物理的因子，胃酸，リゾチーム，インターフェロン，補体などの液性因子，NK（ナチュラルキラー）細胞や好中球，マクロファージなどの細胞性因子がある．一方，後者にはB細胞によって産生される抗体をはじめとする免疫グロブリンやキラーT細胞，ヘルパーT細胞などがある．これらが互いに情報を交換し，協調して異物の侵入，排除を行っていることによりわれわれの体は守られている．

2. 自己と非自己の認識

　免疫が正常に機能するためには，自己および非自己の認識が重要であり，自己と認識した場合には免疫を抑制する必要がある．免疫は無数の種類の相手（抗原）に一対一に対応する受容体をもったT細胞を無作為に作り出し，その中で自己を認識するための主要組織適応性遺伝子複合体（major histocompatibility complex；MHC）に対応するものを消去（アポトーシス）するか不応化（アネルギー）するという負の選択を行い，非自己の抗原に対するもののみが働くようにする．このようにして免疫は自己と非自己を区別し，侵入した自己でない異物を認識することができるようになる．ところが遺伝的要素やウイルス感染，薬剤や物理的刺激など何らかの原因により自己に対して反応するリンパ球の消去がうまくいかなくなることや，アネルギーの状態にある自己に反応するリンパ球を覚醒させてしまうことにより自己に対して反応する免疫が惹起される状態になると，非自己に対する排除と同様な反応が起こってしまう．このように免疫系の制御が破綻し，自己あるいは非自己の認識機構や免疫のネットワークに乱れが生じることにより自己免疫疾患やアレルギー疾患が発症する．

3. 免疫不全

　免疫を構成する成分に何らかの破綻がある状態を免疫不全という．免疫系自体に障害があり，免疫不全に陥る場合を原発性免疫不全症，免疫系以外に原因があり二次的に免疫不全に陥る場合を続発性免疫不全症といい，前者の多くは遺伝性あるいは先天性に免疫系の特定の因子に欠陥があることにより発症する．一方，後者はウイルスをはじめとする感染症や悪性腫瘍，血液疾患，自己免疫疾患や低栄養状態などの疾病に合併することが多いが，抗悪性腫瘍薬や免疫を抑制する薬物の投与，カテーテルなどの人工物の体内挿入といった医療行為によるものも少なくなく，複数の因子が同時に障害されることによって発症することが多い．

B アレルギー疾患とその検査

1. アレルギーとは

　生体を異物の侵入から守るためにある免疫機構が，何らかの理由で自身を標的とし障害を発生させてしまう状態をさす．

2. アレルギーの分類

　アレルギーは通常，IからIVまでの4型に分類される（表1）．I型は即時型アレルギー（アナフィラキシー）とよばれ，IgEが関与している．IgEが肥満細胞に結合し，そこに抗原が結合すると肥満細胞からヒスタミンなどのケミカルメディエーターが放出され発症する．アトピー性皮膚炎や気管支喘息など一般にアレルギー疾患といわれているものはこの型のアレルギーである．II型は抗体依存型アレルギーあるいは細胞傷害型アレルギー

表1　アレルギーの病態と主な検査

型	名称	関与する抗体	関与する細胞	機序	傷害因子	主な検査
I	即時型	IgE	肥満細胞, 好塩基球	IgEと結合した肥満細胞が抗原と反応することによる	ヒスタミン, セロトニン	RIST, RAST, MAST, プリックテスト, スクラッチテスト, 吸入試験
II	抗体依存型	IgG, IgM	細胞傷害性T細胞, マクロファージ	抗体が組織と結合し, 補体やリンパ球の作用により自己の組織を傷害	補体, リンパ球, マクロファージ	Coombs試験, ADCC活性
III	免疫複合体型	IgG, IgM	白血球, マクロファージ	免疫複合体沈着が組織に沈着し, そこに好中球などが遊走し組織を傷害	補体, ヒスタミン, 好中球	免疫複合体, thermoprotein, 自己抗体
IV	遅延型		T細胞, マクロファージ	抗原により感作されたT細胞が作用	サイトカイン	LST, ツベルクリン反応

とよばれ, IgG抗体やIgM抗体が単独あるいは補体と結合した状態で自己の組織を傷害することや, オプソニン効果を介してリンパ球などが活性化され, 食細胞の貪食能の活性化やリソゾーム活性, 活性酸素産生能を高めることにより抗体や補体が結合した自己の組織を傷害することによる. III型は免疫複合体型とよばれ, 抗原と抗体, 補体が結合した免疫複合体が自己の組織に沈着し, そこに活性化された好中球が遊走して傷害を起こす型である. IV型は遅延型とよばれ, 抗体により感作されたT細胞が関与している.

3. アレルギーの検査

上記のようにアレルギーという言葉は広範な免疫異常をさすものの, 一般にアレルギーの検査という場合には, I型アレルギーの検査をさすことが多い.

a. 血液学的検査

アレルギーが誘発されると末梢血中の好酸球数が増加する. また, アレルギー性鼻炎や気管支喘息の患者の鼻汁や喀痰にも, 好酸球やその顆粒成分であるCharcot-Leyden-crystalが認められる.

b. 血清IgE測定

血清IgEはI型アレルギーに伴って上昇し, その補助診断には重要であるものの, その測定値がアレルギーの重症度を必ずしも反映しないことに注意が必要である.

1) RIST (radioimmunosorbent test)

I型アレルギーと関連の深いIgEは血中の免疫グロブリンの中で最も少なく, RISTという, アイソトープで標識されたIgEを用いた競合的アッセイ法により総IgEを測定していた. 現在では放射性物質を用いずに測定可能な蛍光・酵素免疫測定法などによる非特異的IgE測定法が主流となっている.

2) RAST (radioallergosorbent test)

抗原に特異的なIgEを測定する方法をRASTといい, それを改良した方法にCAP (capsulated hydrophilic carrier polymer system) などがある.

3) MAST (multiple antigen simultaneous test)

RASTとして測定される抗原のうち, 頻用される複数の抗原に対してのIgEを同時に測定する方法はMASTとよばれ, 化学発光酵素免疫測定法などの方法で測定されている.

c. 皮膚アレルギー反応試験

皮膚のⅠ型アレルギー反応試験には，プリックテスト，スクラッチテスト，皮内テストがある．それぞれ針の刺入後 15～30 分の間に発赤や膨疹の長径で判定を行う．一方，パッチテストはⅣ型アレルギー試験である．

1）プリックテスト

プリックテストでは抗原液を 1 滴前腕あるいは背面の皮膚に滴下し，針を水平方向から抗原液を通して皮内に刺入し，皮膚を持ち上げるようにして引き抜く．

2）スクラッチテスト

スクラッチテストは針で皮膚を 2～3 mm，出血しないように引っ掻きその上に抗原液を滴下する．測定は引っ掻いた方向と垂直の方向で計測する．

3）皮内テスト

かつては抗菌薬に対するアレルギーの有無を確認するために日常的に行われていた検査であるが，必ずしもアレルギーの有無が判明するわけではなく，全身性のアレルギー反応を惹起することもあり，現在ではあまり行われなくなった．

4）パッチテスト

Ⅳ型アレルギーの検査であり，抗原液をしみ込ませた濾紙の小片を上腕や背部の皮膚に貼付し，48 時間後に判定する．判定の際には，皮膚への非特異的刺激の影響をなくすため，濾紙を取り外し 30 分間経ってから，コントロールの溶媒に対する反応と比較して最終判定とする．

d. 誘発試験

誘発試験はアレルギーの抗原を確認するための検査で，信頼性の高い検査である．

1）吸入誘発試験

一般に誘発試験とは気管支喘息における吸入誘発試験を指し，気道過敏性を評価するために行う．アセチルコリンやヒスタミン，あるいは予想される抗原を吸入させ，その前後での 1 秒量の変化から気道過敏性の閾値の決定や抗原の確認を行う．全身性のアレルギー反応を引き起こす危険性があり，試験終了後にも遅発性の喘息発作が惹起される可能性がある．試験中だけでなく，その後も全身性のアレルギー発作に対する対策を立てておく必要がある．

2）ヒスタミン遊離試験

ヒスタミン遊離試験は採取した患者末梢血中の好塩基球が抗原と接触したときに遊離するヒスタミンを測定する．好塩基球の採取における煩雑さや生存期間などの制約はあるものの，安全性も高く結果と臨床症状の相関も強いとされている．

e. TRAC

TRAC（thymus and activation-regulated chemokine）は病巣部の表皮細胞や線維芽細胞，樹状細胞などで産生されるケモカインの一種で，TNFαやインターフェロンγなどのサイトカインによる刺激で産生が亢進し，白血球の CCR4 受容体に結合して白血球の遊走を制御している．アレルギーのなかでもアトピー性皮膚炎の患者血清中での上昇が認められ，同疾患の活動性や重症度の評価において IgE や好酸球数よりも鋭敏であるとの報告もある．

C 自己免疫疾患とその検査

1. 自己免疫疾患

本来は外来の微生物や生体内に発生した腫瘍などの異物を排除するための免疫が正常に機能するためには，自己および非自己の認識が重要であり，自己と認識した場合には免疫を抑制する必要がある．しかしながら，遺伝的要素やウイルス感染，薬剤や物理的刺激などにより抗原を認識する機構や免疫を制御する機構が障害されると自己に反応する抗体，すなわち自己抗体や，リンパ球が過剰

に産生されさまざまな障害が惹起されるとともに，それらに刺激されたサイトカインなどの放出によっても炎症や組織破壊が生じる．こういった機序によって自己免疫疾患が発症すると考えられているが，このような障害が全身性に生じている場合は臓器非特異的自己免疫疾患といい，特定の臓器のみに発生している場合を臓器特異的自己免疫疾患とよぶ．

2. リウマチ性疾患

リウマチ性疾患とは種々の原因から骨，軟骨，筋肉および結合組織などが傷害され，疼痛やこわばり，運動制限といった症状を呈する一連の疾患の総称である．その一部に，関節リウマチや膠原病といった狭義のリウマチ性疾患とよばれる，遺伝的な要素を背景として前述のような刺激が加わることによって発症する自己免疫機序の関与する疾患群がある．

3. 膠原病

膠原病とは，自己免疫の関与により全身の関節や血管をはじめとする臓器に障害を惹起する疾患群である．当初は病理学的検索の結果から，その原因として結合組織の膠原線維におけるフィブリノイド変性が考えられていたが，自己抗体をはじめとする免疫グロブリンや免疫複合体，フィブリンの組織への沈着や自己抗体による組織の攻撃がその病態であることが次第に明らかとなり，結合組織病ともよばれるようになった．

4. 自己免疫疾患の検査

a. 自己抗体

自己抗体は抗体産生者自身が保有する抗原と生理的条件下で反応する抗体であり，細胞表面に存在する抗原と反応して細胞傷害的な作用を発揮することや，血漿中や細胞内に存在する抗原と反応し免疫複合体を形成して障害を惹起することにより自己免疫疾患の発症に関与している．自己抗体

表2 主な自己抗体と自己免疫疾患

自己免疫疾患	自己抗体
橋本病	抗サイログロブリン抗体，抗甲状腺ペルオキシダーゼ(TPO)抗体
バセドウ病	抗TSH受容体抗体
悪性貧血	抗内因子抗体
萎縮性胃炎	抗胃壁細胞抗体
特発性Addison病	抗副腎抗体
男性不妊	抗精子抗体
自己免疫性溶血性貧血	抗赤血球抗体
特発性血小板減少性紫斑病	抗血小板抗体，血小板関連IgG(PAIgG)
SLE	抗ds DNA抗体，抗Sm抗体
多発筋炎/皮膚筋炎	抗Jo-1抗体
強皮症	抗Scl-70抗体
シェーグレン症候群	SS-A/Ro　SS-B/La
混合性結合組織病	抗U1 RNP抗体
overlap症候群	抗PM-1抗体
Goodpasture症候群，急速進行性糸球体腎炎	抗糸球体基底膜(GBM)抗体
重症筋無力症	抗アセチルコリン受容体抗体
1型糖尿病	抗グルタミン酸デカルボキシラーゼ(GAD)抗体，抗IA-2抗体，抗膵島細胞質抗体(ICA)
天疱瘡	抗デスモグレイン1抗体，抗デスモグレイン3抗体
原発性胆汁性肝硬変	抗ミトコンドリア抗体，抗ミトコンドリアM2抗体
自己免疫性肝炎	抗平滑筋抗体，抗肝腎ミクロソーム(LKM-1)抗体
潰瘍性大腸炎	抗大腸粘膜抗体
関節リウマチ	リウマチ因子，マトリックスメタロプロテイナーゼ-3(MMP-3)，抗シトルリン化ペプチド(CCP)抗体
顕微鏡的多発血管炎，アレルギー性肉芽腫性血管炎　急速進行性糸球体腎炎	抗MPO-ANCA(p-ANCA)抗体
Wegener肉芽腫症	抗PR3-ANCA(c-ANCA)抗体
原発性抗リン脂質抗体症候群	抗カルジオリピン抗体，抗カルジオリピン-β2-グリコプロテインI複合体(CL-β2-GP-I)抗体

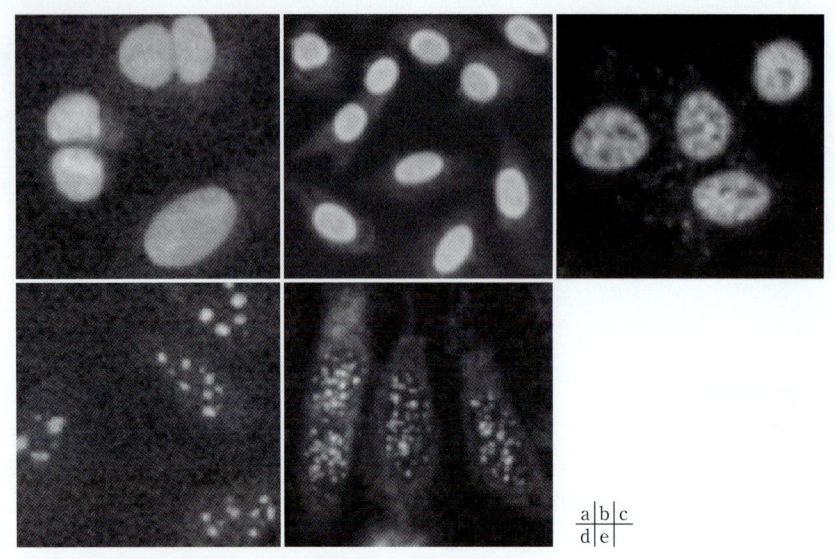

図1 HEp2細胞を用いた抗核抗体の染色パターン
a．均一型．核全体が均一に染色される．分裂期の細胞は染色体棒状に染まる．
b．辺縁/粗毛/膜型．核の辺縁が染色される．関連抗原はDNAである．
c．斑紋型．核は粗造な顆粒状に染色される．関連抗原は各種可溶性核蛋白で，核小体や分裂期の染色体は染まらない．
d．核小体型．関連抗原はRNAで，核核小体部分が染色され，分裂期の染色体は染まらない．
e．散在斑紋型．核は微細な顆粒状に染色される．関連抗原はセントロメアである．

は自己免疫疾患の発症あるいは進展に関与しているだけでなく，その測定は自己免疫疾患の診断にも重要である（表2）．しかしながら，自己免疫疾患と自己抗体は必ずしも一対一の対応ではないこともあり，1つの自己免疫疾患において複数の自己抗体が検出されることや1つの自己抗体が複数の自己免疫疾患において認められることも少なくない．

b．抗核抗体

自己抗体である抗核抗体（antinuclear antibody；ANA）は真核細胞の核抗原に対する抗体の総称であり，膠原病の診断の大きな手がかりとなることが多い．しかしながら，抗核抗体が陽性であっても膠原病であることの診断はできず補助診断に留まる．また一部の疾患を除き抗体価と疾患の活動性にははっきりとした相関があるとはいえず，その診断や治療効果の判定には，臨床症状や他の検査成績と合わせて考える必要がある．

1）蛍光抗体法による検出

抗核抗体は通常間接蛍光抗体法で検出することからfluorescent ANA（FANA）ともよばれる．哺乳動物細胞核内成分が血清内に存在する場合，スライドグラス上に固定された哺乳動物有核細胞に患者血清を添加することによって抗体が核内抗原と反応し，蛍光で標識された二次抗体を反応させることによって抗核抗体が検出される．現在，多くの場合HEp2細胞を抗原として用いて，希釈倍率で抗体価を求め，陽性の場合は，次にあげる5型の蛍光染色パターン，すなわち均一（homogenous），辺縁/粗毛/膜（peripheral/shaggy/membranous），斑紋（speckled），核小体（nucleolar），散在斑紋（discrete speckled）またはセントロメア（centromere）に分類され（図1），その染色パターンを参考に，疾患特異的自己抗体の存在を疑いさらなる自己抗体検査を進めていく（表3）．

2）EIA法による検出

EIA法を用いた検出法では，多数の検体を一度

表3 抗核抗体の染色パターンと対応抗原，主な疾患

染色パターン	抗原	主な疾患
均一型(homogenous/diffuse)	deoxyribo-nucleoprotein；DNP	SLE
	histone(H1, 2, 3, 4)	薬剤誘発性ループス
辺縁型(shaggy/peripheral)	DNA	SLE
斑紋型(speckled)	U1-RNP	混合性結合組織病
	Sm	SLE
	Scl-70	強皮症
	Jo-1	多発筋炎/皮膚筋炎
	PM-1	多発筋炎/皮膚筋炎/強皮症
	Ku	多発筋炎/皮膚筋炎/強皮症
	SS-A/Ro	シェーグレン症候群
	SS-B/La	シェーグレン症候群
	PCNA	SLE
	RANA	関節リウマチ
核小体型(nucleolar)	RNA	強皮症
散在斑紋型(discrete speckled)	centromere	CREST症候群
		原発性胆汁性肝硬変

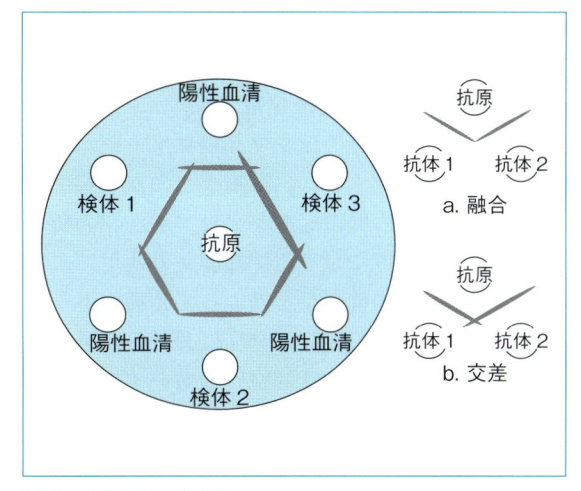

図2 二重免疫拡散法
a．融合．抗体1，2が同一の抗原を認識するとき，隣り合った2本の沈降線は融合する．
b．交差．抗体1，2が異なる抗原を認識するとき，隣り合った2本の沈降線は交差する．

に測定することが可能であり，結果がindexで表示されるため客観性に優れる．抗原としてはリコンビナント蛋白であるRNP-A，PRNP-70K，60KSS-A/Ro，SS-B/La，CENP-B，Scl-70，Jo-1，精製蛋白であるSm，SS-A/Ro，それにλphage ds-DNA，λphage ss-DNAを混合し固相化し，簡便な操作で検出できるようになっている．陽性の場合にはどの疾患特異抗原が陽性であるかについての検討を行う．

3) 二重免疫拡散法による検出

アガロース平板に小さな孔を空け，中央の孔に仔牛血清や家兎胸腺抽出物から作製した抗原，周囲の孔に陽性血清と検体を交互の孔に入れ，抗原と陽性血清，検体がそれぞれアガロース中を拡散し，抗原抗体反応によって形成された沈降線により抗体を検出同定する方法である．抗原に対する，陽性血清と検体によって形成された2種の沈降線が融合するときは同一の抗体を検出し，交差するときは異なる抗体を検出している(図2)．現在でも抗U1-RNP抗体，抗Sm抗体，抗SS-A/Ro抗体，抗SS-B/La抗体，抗Jo-1抗体，抗Scl-70抗体はEIA法とともにこの方法を用いて検出されている．

D 免疫不全症

1. 免疫構成成分と免疫不全症

免疫不全には原発性免疫不全と続発性免疫不全があることは先に述べた．免疫不全に陥ることによって，外部からの異物の侵入に対しての防御能が低下するが，その例として感染症があげられる．免疫能の低下により微生物の侵入すなわち感染症の発症が起こりやすくなり，健常な場合には問題にならないような微生物に感染することがあり，日和見感染とよばれている．感染する微生物の種類によって担当する免疫機構が異なることから，異常の生じる免疫機構の種類によって感染しやすくなる微生物も異なってくるので，治療においてはどの免疫機構に異常があるのかを念頭に置いて

考える必要がある．

a. 食細胞機能と免疫不全症

炎症が起こると好中球やマクロファージが浸潤し，微生物を貪食する．白血病などの血液疾患や糖尿病などによる好中球やマクロファージの貪食能低下や悪性腫瘍に対する抗腫瘍薬の使用による好中球の絶対数の低下などによって食細胞不全症は発症する．食細胞機能不全症における感染症の原因となる主な微生物は細胞外増殖をする好気性細菌や真菌などである．

b. 液性免疫と免疫不全症

免疫グロブリンはB細胞より分化した形質細胞によってつくられる．多発性骨髄腫や慢性リンパ球性白血病あるいはネフローゼ症候群などによる免疫グロブリンの量的・質的低下及び脾臓の摘出・機能低下により液性免疫不全症が発症する．感染症の原因となる主な微生物には莢膜を有する肺炎球菌やインフルエンザ菌，髄膜炎菌などがある．

c. 細胞性免疫と免疫不全症

生体内に侵入した微生物は好中球やマクロファージによって貪食される．そのとき，主にマクロファージによって抗原が提示され，その情報を受け取ったT細胞がサイトカインをはじめとする情報を発信して免疫が活性化される．また，細胞内に侵入した微生物に対する免疫としては，好中球，抗体，補体などは有効ではなく，T細胞や単球，マクロファージ，NK細胞などによって構成される細胞性免疫が重要である．したがって，それらの細胞の絶対数や機能の低下を招くAIDSや悪性リンパ腫，急性リンパ性白血病，SLEそして臓器移植に伴う免疫抑制などにより細胞性免疫不全症は発症する．免疫系における細胞性免疫の重要性から，感染症の原因となる主な微生物は細菌，真菌，ウイルスと多岐にわたる．

d. 補体と免疫不全症

補体は抗体と結合した血球や細菌を溶解する補助因子であり，抗原・抗体結合物と反応すると連鎖的に活性化され，それらを排除しようとする一連の反応の経路を構成するものである．その反応経路は古典的経路，副経路，レクチン経路の3経路があることが知られている．血清補体価は炎症や悪性腫瘍などでは一般に上昇するものの免疫反応の活性化により低下することもあり，特にSLEでは病勢を反映する指標として有用である．

2. 免疫不全症の検査

a. 血球検査

1) 末梢白血球数

白血球数の減少は免疫力の低下を表し，その原因として骨髄での産生低下や破壊の亢進があげられる．一方，白血球数の増加は，一般に体内における炎症の存在を示唆しているが，白血球が腫瘍性に増加している場合は白血病細胞すなわち芽球が増加しており，正常の白血球は減少している．白血球数の増減を認めた場合はその分画を検索し，どの分画の白血球が増加あるいは減少しているかを確認する必要がある．

白血球のうち好中球は，細菌などの侵入に対する一次的な防御機構として重要な役割を果たしている．末梢血中好中球は必ずしも総好中球数を反映するものではないが，日和見感染症のうち好中球減少によるものは日常の臨床でも数多く遭遇し，末梢血好中球数が $500/\mu L$ を下回ったときには感染症の発症に注意が必要であり，$100/\mu L$ を下回ったときには感染症の発症はほぼ必発であると考えてよい．

2) 好中球機能検査

好中球の生体防御機構として重要なものに遊走能，付着能，貪食能，殺菌能があるが，臨床では貪食能，殺菌能の低下が問題となることが多い．貪食能は蛍光標識したラテックス粒子を好中球に貪食させ，フローサイトメトリーで粒子を貪食した細胞の割合を測定する．一方，殺菌能は好中球に蛍光標識された基質を取り込ませ，活性酸素が基質へ作用すると蛍光を発することを利用し，フ

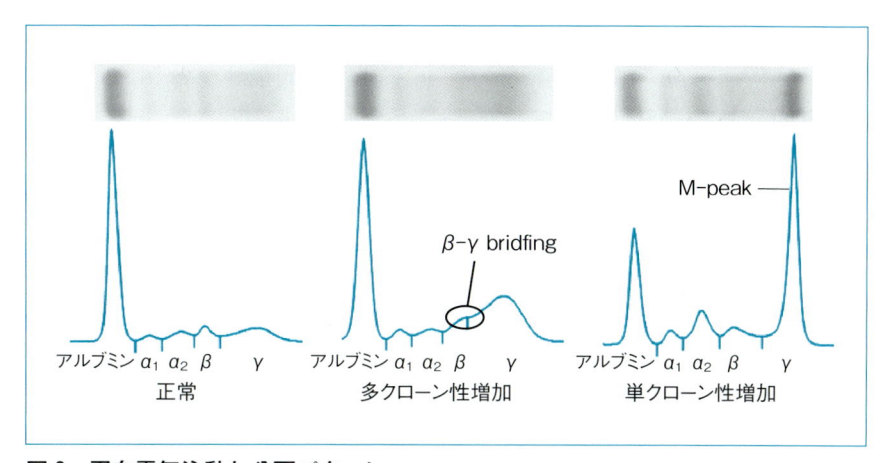

図3 蛋白電気泳動と分画パターン

正常／多クローン性増加（β-γ bridfing）／単クローン性増加（M-peak）
アルブミン α₁ α₂ β γ

ローサイトメトリーで蛍光量を検出することにより測定している．

b．液性免疫検査

1）免疫グロブリン定量および蛋白分画

免疫グロブリン量のスクリーニングには蛋白電気泳動法を用いた蛋白分画の測定が有用である．γグロブリンの80〜90％はIgGで占められていることから，γグロブリン量の測定はIgGの推定に有用である．免疫グロブリン定量は免疫比濁法によって測定されるが，多クローン性の増加あるいは単クローン性の増加の判断には蛋白電気泳動法が有用である．蛋白電気泳動法ではセルロースアセテート膜を支持体として血清などのサンプルを電気泳動し，膜をポンソーで染色してデンシトメータで分画のパターンを分析する．多クローン性の増加の場合はIgGも増加するのでγグロブリンの増加が明らかとなることが多い．IgAやIgMが著明に増加するようになると，分画パターンではβγ間の谷が浅く，双方がつながったように見えるようになり，β-γbridgingとよばれる．IgDやIgEは元来極めて微量であり，多発性骨髄腫などによる増加の場合を除くと，それらの増加は分画パターンには反映されないことが多い．一方，多発性骨髄腫や良性M蛋白血症の場合には免疫グロブリンが単クローン性に増加し，M蛋白とよばれる．M蛋白はα₂分画からγ分画に出現し，分画パターンでは急峻なピーク，すなわちM-peakを形成する（図3）．

2）免疫電気泳動

電気泳動法と免疫拡散法を組み合わせた方法で，アガロースを支持体として血清などの検体を電気泳動し，拡散させた特異的な抗体と反応させたのち，形成された沈降線によって血清蛋白の増減を定性的に可視化する方法である．特に単クローン性に増加したγグロブリン，すなわちM蛋白の検出に有効であり，沈降線はM-bowとして検出される（図4）．

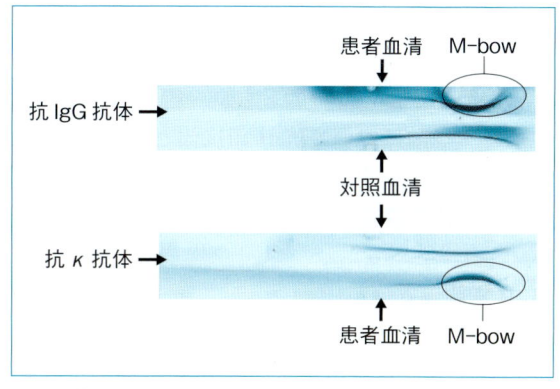

図4 免疫電気泳動
多発性骨髄腫 IgGκ 型患者の免疫電気泳動の例を示す．患者血清とH鎖に反応する抗IgG抗体，L鎖に反応する抗κ抗体が反応し，沈降線（M-bow）が形成されている．

3) thermoprotein

血清を56℃前後に加熱したり，4℃前後に冷却したりすると白色沈殿やゲル状の析出を起こす異常蛋白をthermoproteinという．thermoproteinのうち，クリオグロブリンは血清を0～10℃に保存すると白色の沈殿物形成やゲル化を起こす蛋白で，単クローン性の免疫グロブリンからなるⅠ型，単クローン性の免疫グロブリンと多クローン性の免疫グロブリンから構成されるⅡ型，多クローン性の免疫グロブリンからなるⅢ型に分類される．Ⅰ型は多発性骨髄腫などでみられ，Ⅱ，Ⅲ型はC型肝炎や自己免疫疾患などでみられる．一方，Bence Jones蛋白(BJP)は単クローン性の免疫グロブリンL鎖のκ型或いはλ型であり，多発性骨髄腫で産生され尿中に排泄される低分子の蛋白である．56℃近くまで加熱すると白濁し，90～95℃で再溶解するという特徴をもつ．BJPの検出は，免疫電気泳動において抗H鎖抗体と反応せず，L鎖を構成するκ鎖あるいはλ鎖に対する抗体と反応する沈降線を形成することによる．

4) B細胞検査

B細胞に表出する抗原受容体であるB細胞表面免疫グロブリンの検索によりB細胞の分化段階の把握が可能となる．また，B細胞表面免疫グロブリンL鎖のκ/λの比率に大きな偏りがある場合は単クローン性の増殖，すなわち腫瘍性の増殖が示唆される．

c. 細胞性免疫検査

1) T細胞検査

末梢血中リンパ球の80～90％はT細胞であり，末梢血中リンパ球数からT細胞数が推定できる．また，モノクローナル抗体を用いたフローサイトメトリーでリンパ球サブセットを調べることによってCD4陽性T細胞，CD8陽性T細胞，B細胞，NK細胞などの割合をみることが可能である．AIDSではCD4陽性T細胞数の減少が認められ，その末梢血中の絶対数から日和見感染症の発症の可能性について知ることができ，その予防に有用である．末梢血中CD4陽性T細胞が300/μL以下の場合，AIDSに特有な日和見感染症が発生する可能性が高くなるとされている．

2) リンパ球幼若化試験(LST)

非特異的刺激物質(nonspecific mitogen)であるフィトヘムアグルチニン(PHA)やコンカナバリンA(ConA)，pokeweed mitogen(PWM)の存在下でリンパ球を培養しリンパ球の幼若化を見る試験で，リンパ球機能を相対的に評価することができる．PHAはCD4陽性細胞を，ConAはCD8陽性細胞をそれぞれ強く活性化し，PWMはB細胞機能の評価に用いる．また，薬剤性肝障害，薬剤アレルギーが疑われる場合，刺激物質の代わりに被疑薬剤を用いてLSTを行うことがあり，薬剤によるリンパ球幼若化試験(DLST)とよぶ．

3) NK細胞活性

NK細胞はウイルス感染細胞や腫瘍細胞に対して強い細胞傷害作用をもち，初期の生体防御における重要な役割を果たすだけでなく，自己免疫疾患や遺伝性疾患などの発症にも関与する．よって，NK細胞活性の測定は悪性腫瘍や自己免疫疾患における免疫活性の指標として有用である．その測定は，末梢血より単核細胞を分離し，^{51}Crでラベルした K-562 細胞と反応させ，NK細胞が K-562 細胞を破壊することよって放出された^{51}Crを測定して行う．

4) 抗体依存性細胞介在性細胞障害(ADCC)活性

ADCCとはウイルス感染や腫瘍に対する免疫反応の1つで，特異的抗体と結合した標的細胞に抗体のFc部分に対する受容体をもったT細胞やNK細胞，マクロファージ，単球，顆粒球などが反応することにより惹起される細胞傷害である．最近，悪性腫瘍や自己免疫疾患の分子標的治療における作用機序としても注目を集めるようになった．^{51}CrでラベルしたRaji細胞に特異抗体を結合させ，リンパ球を反応させることによって放出された^{51}Crを測定することによって評価する．

d. 補体検査
1） 血清補体価

　血清中の補体活性の指標となり，古典的経路の活性化のスクリーニング検査である．溶血活性と補体量は相関し，溶血活性が20〜80％の範囲ではその両者の関係は直線的に推移することから，溶血活性から補体量を推定が可能である．37℃，60分で50％の感作赤血球を溶血させるのに必要な補体量を血清補体価（CH50）として表す．臨床的には低値の場合に問題となることが多く，その場合には各補体成分を測定することが原因疾患の推定に有用である．C型肝炎やクリオグロブリン陽性の患者では，血清を37℃以下に保存することにより補体の活性化，すなわちcold activationを認めることがある．このような場合，EDTA採血による血漿中の補体価が正常であることを確認する必要がある．

2） C3，C4

　末梢血中補体成分量のなかでC3が最大でC4がそれに次ぎ，双方とも肝細胞，単球，マクロファージで産生される．C3は古典的経路，副経路の接点に位置し，いずれの経路の活性化によっても低値となるが，C4は古典的経路の主成分であることから副経路の選択的活性化では低下はみられない．このようにC3およびC4の測定は古典的経路，副経路の活性化の推定に有用である．

3） 免疫複合体

　免疫複合体（IC）は微生物などの外来抗原や自己抗原に抗体が結合したもので，通常は網内系や貪食細胞などにとらえられ血中からは検出できないものの，食細胞機能不全や大量のICの産生が起こると検出されるようになる．糸球体腎炎やSLE，関節リウマチなどでは，診断や腎障害や血管炎の合併といった臓器障害の把握に有用である．測定には結合している補体成分を測定するC1q法や抗C3d抗体法，免疫グロブリンのFc部分を検出するモノクローナルRF法がある．

E 移植免疫

1. 臓器移植とHLA

　近年，難治性疾患の治療法として臓器移植が注目を集めている．移植の際に生じる問題として拒絶反応とgraft versus host disease（GVHD）があり，いずれの病態にも自己，非自己の認識による免疫が関与している．自己，非自己の認識における重要な抗原は主要組織適合抗原（major histocompatibility antigen；MHA）で，ヒトではHLA（human leukocyte antigen）である．HLAのタイプは数多く存在するため，移植においてHLAが一致する可能性は極めて低く，HLAが一致しない場合は拒絶反応やGVHDが惹起される．

a. HLA

　ヒトにおける移植の成否に重要な抗原群はHLAである．HLAは6番染色体短腕上の遺伝子群によりコードされており，そのクラスには真核細胞膜上に表現されるクラスⅠ（HLA-A，B，C）とリンパ球やマクロファージなどの細胞膜上に表現されるクラスⅡ（HLA-DR，DP，DQ）そして補体成分に関連したクラスⅢがある．さらに，MHAは免疫反応の制御，すなわちMHA拘束性にも関与しており，CD8リンパ球はクラスⅠ拘束性，CD4リンパ球はクラスⅡ拘束性であることが明らかになっている．

b. 拒絶反応

　ドナーからの臓器，すなわち移植片をレシピエントが異物と認識して起こる免疫反応である．HLAが適合しない移植が行われた場合，レシピエントのリンパ球はドナーのHLAに反応し，CD4陽性T細胞はインターフェロン産生，抗原提示細胞の活性化を行い，CD8陽性T細胞は細胞傷害性T細胞としてリンホトキシンなどの障害性物質の放出を行うことにより急性拒絶反応を起こす．一方B細胞は，CD4陽性T細胞からの情報から抗HLA抗体を産生する．産生された抗

体は標的細胞の HLA 分子と結合し，抗体の Fc 部分が活性化されて K 細胞との結合により拒絶反応を惹起する．

c. GVHD (graft versus host disease)

骨髄移植や輸血の後に発生する，移植片が免疫反応によってレシピエントの臓器を攻撃することである．ドナーの T 細胞が抗原提示細胞の存在下でレシピエントの HLA を非自己と認識し分化，増殖を起こす．活性化された T 細胞は細胞傷害性 T 細胞を分化させ，リンホカインの産生，NK 細胞の作用によって GVHD を惹起する．

2. HLA の検査

臓器移植の際などに重要となる HLA の抗原の検索のための検査であり，これまで行われてきた血清学的タイピング法と，近年主流となった DNA タイピング法という 2 種類の方法がある．

a. 血清学的タイピング法

これまで行われてきた方法で，多くの新鮮で純度の高いリンパ球が必要であり，白血病などの血液疾患では採取できるリンパ球数に限界が生じることや，リンパ球の採取の日時に制限があるといった欠点がある．また，タイピングの結果も 2 桁表示 (low resolution) に留まるなど，移植の際のマッチング検査には不十分であった．

b. DNA タイピング法

リンパ球から DNA の抽出が可能であれば少量の検体から簡便にタイピングの検索が可能であり，結果も 4 桁表示 (high resolution) であることから，より精度の高いタイピングが可能である．DNA タイピング法の代表的な方法には PCR 産物を DNA シークエンサーで直接塩基配列を解析する PCR-SBT (sequence based typing) 法と，多型を示す領域の塩基配列に相補的なオリゴヌクレオチドプローブを作製し，そのプローブを固相化あるいは蛍光ビーズと結合させ，PCR 産物とハイブリダイゼーションさせて検出する PCR-SSOP (sequence specific oligonucleotide probe) 法がある．PCR-SBT 法のほうが高い分析能をもつとされているが，PCR-SSOP 法は一度に多数の検体を処理でき，多くのアレル型を PCR-SBT 法に迫る精度で決定できることから，特に蛍光ビーズを用いた PCR-SSOP 法が頻用されるようになった．

参考文献

1) 猪狩　淳 (編)：標準臨床検査医学 第 3 版．医学書院，2006
　※臨床検査医学の教科書として，検体の採取，保存，測定の方法や結果の解釈について広く網羅されている
2) ここまでわかった自己免疫疾患．臨床検査 55(11)，2011
　※免疫の基礎的な事項から最新の知見だけでなく，自己免疫疾患の病因，症状，検査所見そして治療法などについて詳細に記載されている

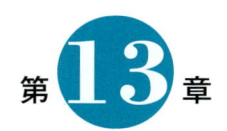

第13章 代謝・栄養異常の検査

学習のポイント

❶ 代謝・栄養異常の代表的疾患である糖尿病，脂質異常症，痛風，高尿酸血症および肥満症を理解する．これらの疾患は動脈硬化易発症状態であるメタボリック症候群と強い関連があるが，自覚症状に乏しいために放置されたり，治療が不十分であることが多く，問題となっている．

❷ 2010年に日本糖尿病学会（Japan Diabetes Society；JDS）が発表した新しい糖尿病の診断基準を理解する．血糖値およびHbA1cのほか，多岐にわたる糖尿病に関連する検査項目の臨床的意義を理解する．HbA1c値は国内標準値JDS値が用いられてきたが，2012年4月1日からわが国以外のほとんどの国々で用いられているNational Glycohemoglobin Standardization Program（NGSP）値を用いることになった．当面の間，NGSP値とJDS値の2つの値を併記する．

　換算式は　NGSP値（%）＝1.02 × JDS値（%）＋0.25%
　　　　　　JDS値（%）＝0.980 × NGSP値（%）−0.245%

❸ 脂質代謝に関する検査項目には総コレステロール，中性脂肪，HDLコレステロール，LDLコレステロールがあり動脈硬化症と関連している．

本章を理解するためのキーワード

❶ 糖尿病
インスリン作用の不足による慢性的な高血糖が主体である．診断には血糖値，HbA1c測定，経口ブドウ糖負荷試験などの検査を行う．成因はインスリン作用不足の原因と程度により1型，2型，その他の特定の機序，疾患によるもの，妊娠糖尿病に分類される．

❷ 1型糖尿病
主に自己免疫を基礎にした膵β細胞の破壊性病変によりインスリン欠乏が生じ発症する．膵β細胞破壊が進行してインスリンの絶対的欠乏状態に陥ることが多い．発病初期に膵島抗原に対する自己抗体（膵島関連自己抗体）が証明される例が多く「自己免疫性」とされる．これに対し自己抗体が証明できないままインスリン依存状態に至る例を「特発性」とする．

❸ 2型糖尿病
インスリン分泌低下やインスリン抵抗性をきたす複数の遺伝因子に過食，運動不足などの生活習慣などの環境因子が加わりインスリン作用不足を生じて発症する．

❹ 境界型
糖尿病診断のための検査で正常型あるいは糖尿病型いずれにも相当しないもの．将来糖尿病型に移行する率が高く，動脈硬化症の危険は正常型より高い．

❺ HbA1c値のJDS値とNGSP値
わが国で用いられてきたHbA1c値（JDS値）は欧米で用いられている値（NGSP値）に比較して約0.4%低いという問題があった．糖尿病の診断，治療ならびに研究におけるグローバル化の重要性を鑑み2010年7月1日からJDS値に0.4%を加えた値をNGSP値に相当する国際標準値として著作，論文，発表などで用いていたが，2012年4月1日より正式にNGSP値を用いることとなった．換算式は「学習のポイント❷」を参照．

❻ 脂質異常症
脂質異常はさまざまな病態があるが動脈硬化と関連の強いLDLコレステロール，HDLコレステロールおよび中性脂肪の測定値が診断基準とされ

ている．脂質異常症はリポ蛋白電気泳動でⅠ，Ⅱa，Ⅱb，Ⅲ，Ⅳ，Ⅴの6つの型に分類される．

❼ メタボリック症候群

内臓脂肪が蓄積し耐糖能障害，脂質代謝異常，高血圧を合併している動脈硬化易発症状態．わが国ではこれらの早期発見目的で2008年から特定健康診断・保健指導が実施されている．

膵β細胞からのインスリン分泌障害と末梢組織（特に肝臓，筋肉，脂肪）におけるインスリン抵抗性増大を意味する．インスリンの作用不足は糖，蛋白質，脂質を含むすべての代謝系におよび，代謝異常状態が長く続くと神経，網膜，腎臓に糖尿病特有の細血管障害による合併症をきたす．さらに心筋梗塞，脳卒中，下肢閉塞性動脈硬化症など大血管障害をも引き起こし生命予後悪化の一因となる．

A 糖尿病

1. 概念

グルカゴン，コルチゾール，アドレナリン，成長ホルモンなど血糖値上昇作用のあるホルモンが多数存在するのに対し血糖値低下作用を有するものはインスリンだけである．このインスリンの作用不足による慢性的高血糖状態を主徴とする代謝疾患群が糖尿病である．インスリン作用不足とは

2. 診断のための検査

図1に糖尿病診断のためのフローチャートを示した．糖尿病の診断には慢性高血糖を確認することが不可欠である．初回検査で，① 空腹時血糖値≧126 mg/dL，② 75 g 経口糖負荷試験（75 g OGTT）2時間値≧200 mg/dL，③ 随時血糖値200 mg/dL，④ HbA1c（国際標準値）≧6.5%〔HbA1c（JDS値）≧6.1%〕のうちいずれかを認めた場合，「糖尿病型」と診断される．別の日に再検査を行い再び「糖尿病型」であることが確認されれば糖尿病

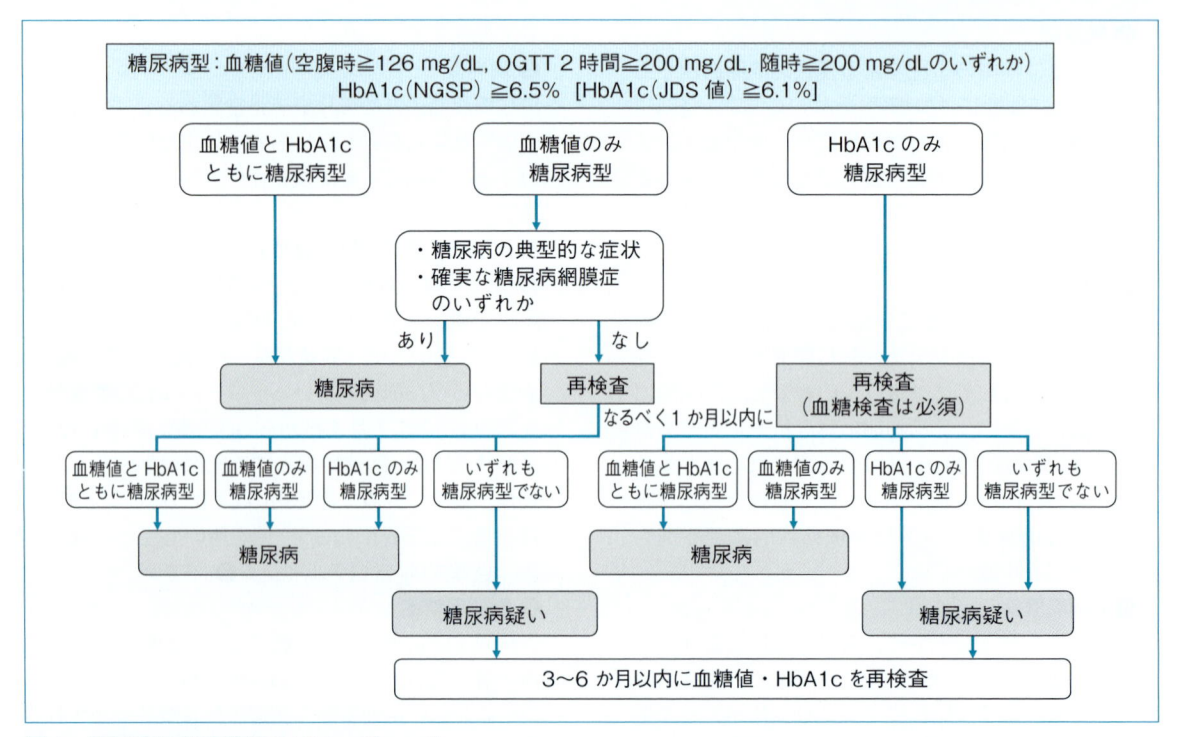

図1 糖尿病の臨床診断のフローチャート

と診断する．ただし HbA1c のみの反復検査による診断は認めない．また同一採血で血糖値(①〜③のいずれか)と HbA1c(④)が「糖尿病型」と確認されれば初回検査だけで糖尿病と診断できる．初回検査で血糖値が糖尿病型(①〜③のいずれか)であり次のいずれかの条件が満たされた場合も初回検査だけで糖尿病と診断される．

a. 糖尿病の典型的症状(口渇，多飲，多尿，体重減少)

高血糖状態が持続していると浸透圧利尿によって多尿になり脱水および電解質の喪失から口渇，多飲となる．同時に血漿浸透圧も上昇し口渇，多飲となる．組織では異化亢進状態となり体重減少，全身倦怠感をきたす．これらの多尿，口渇，多飲，体重減少を糖尿病の典型的症状という．

b. 糖尿病網膜症の存在

妊娠中の糖代謝異常には，妊娠糖尿病と糖尿病合併妊娠の 2 つがある．上記の基準を満たすものは糖尿病と診断し，以下の基準の 1 つ以上を満たすものは妊娠糖尿病と診断する．① 空腹時血糖値 ≧92 mg/dL，② 75 g OGTT　1 時間値≧180 mg/dL，③ 75 g OGTT　2 時間値≧153 mg/dL

3. 糖尿病診療における検査

a. 血糖値

検査室で血糖値測定を行う場合，解糖系阻害剤であるフッ化ナトリウム入りの血糖値測定専用の採血管で採取した血漿中のグルコース濃度を測定する．ポータブルの血糖測定器で患者が血糖自己測定(self-monitoring of blood glucose；SMBG)を行う場合は毛細血管全血中のグルコース濃度を測定する．全血を用いて血糖値を測定する場合，ヘマトクリット(Ht)値が高いほど血糖値は低値，ヘマトクリットが低いほど血糖値は高値となる．特にヘマトクリット値が 30％以下の場合は注意が必要である．近年，72 時間持続的に血糖値を測定 (continuous glucose monitoring；CGM)することも可能になった．CGM は皮下に挿入したセンサーにより皮下間質中のグルコース濃度を測定する．これは皮下間質液中のグルコース濃度が血漿グルコース濃度と相関することを利用している．この検査を利用してよりきめ細かい血糖値管理ができるようになっている．

b. 75 g 経口糖負荷試験(75 g OGTT)

75 g のブドウ糖に相当するオリゴ糖液を五分間で経口摂取し，負荷前，負荷後 30 分後，60 分後，90 分後，120 分後に採血を行い，血漿グルコース濃度を測定する．判定は上述した通りに行う．

c. インスリン(IRI)

インスリンは血糖値低下作用のある唯一のホルモンである．通常，75 g OGTT 施行時に血糖値と一緒に測定される．空腹時の血糖値とインスリン値からインスリン抵抗性の指標である HOMA-R を，空腹時および負荷 30 分後の血糖値，インスリン値からインスリン分泌能(Insulinogenic Index)を算出し評価することができる．これらは糖尿病の病態把握に加え低血糖や高血糖をきたす疾患の鑑別にも用いられる．IRI は注射されたインスリンと内因性のインスリンとの区別はつかない．

・HOMA-R＝空腹時血糖値×空腹時 IRI/405
・Insulinogenic Index＝(負荷後 30 分 IRI−空腹時 IRI)/(負荷後 30 分血糖値−空腹時血糖値)

d. C-ペプチド(CPR)

インスリンの前駆体であるプロインスリンが加水分解されてインスリンと CPR となり膵 β 細胞から分泌される．つまり膵 β 細胞から分泌されるインスリンと CPR は等量モルであり，血中，尿中の CPR を測定することで内因性のインスリン分泌量を評価することができる．24 時間蓄尿による尿中 CPR 測定値は内因性インスリン分泌量の指標として利用されている．CPR は腎臓で代謝されるため腎不全では血中 CPR 値が上昇し，尿中 CPR が低下する．

e. 糖化蛋白

血中ではグルコースと蛋白質のアミノ基が非酵素的に結合し，いくつかの過程を経て比較的安定

なケトアミン化合物に転化する．この糖化反応によって生じた蛋白を測定することにより血糖コントロールの指標に利用している．

　HbA1cは糖化されたヘモグロビンである．赤血球の寿命が約120日であるため過去1～2か月間の平均血糖値レベルを反映する．HbA1cは貧血など赤血球寿命の影響を受ける状態では血糖コントロールの指標として適さない．このような場合，グリコアルブミンが血糖コントロールの指標として有用である．グリコアルブミンは単一蛋白分画であるアルブミンの糖結合物を測定するものである．アルブミンは血清蛋白の約60%を占め，その半減期が17日であるためグリコアルブミンは過去2週間の平均血糖値レベルを反映する．グリコアルブミンはHbA1cより血糖コントロールの変化に早く追随するので治療開始時や，治療変更時に効果の判定をするのに適している．

　フルクトサミンは代謝速度の異なる血清中の全蛋白質の糖結合物を測定する．一方，グリコアルブミンは単一蛋白分画であるアルブミンの糖結合物を測定する．アルブミンは血清蛋白の約60%を占めるためグリコアルブミン，フルクトサミンは厳密には異なるが類似の臨床的意義を有する．アルブミンの半減期が17日であるためグリコアルブミン，フルクトサミンともに過去2週間の平均血糖値レベルを反映する．

f. 1,5-アンヒドロ-D-グルシトール (1,5-AG)

　グルコースと類似した構造のポリオールであり，約90%が食物由来，10%が肝臓由来である．生体内ではほとんど代謝されず血中濃度は尿糖排泄量に依存する．よって血糖値の上昇により尿糖排泄が亢進すると血中濃度が低下する．この変化はeで述べた蛋白の糖化に比べ早いため血糖コントロールの先行指標とされている．

g. 糖尿病関連自己抗体

　抗グルタミン酸デカルボキシラーゼ（抗GAD）抗体は膵島細胞質関連自己抗体で最も陽性率が高く1型糖尿病の35～70%で陽性である．糖尿病発症直前から陽性となり発症直後の陽性率が最も高率である．抗 protein tyrosine phosphatase-like protein islet antigen 2（抗IA-2）抗体は抗GAD抗体同様，膵島細胞質関連自己抗体であり，抗GAD抗体に比べ若年発症例や急性発症例の発症直後に高い陽性率を示す．これらはそれぞれ単独で陽性になる例も多くどちらか一方でも陽性であれば1型糖尿病を示唆する．一方でこれらの抗体が証明されずに1型糖尿病となる場合を特発性という．2型糖尿病として治療していく過程で抗GAD抗体が陰性から陽性になることもある．これらの自己抗体に加え他の疾患に関連する自己抗体が陽性である例も多い．一度の検査で判断せず，経過に応じて抗体価を確認していくことが重要である．抗インスリン抗体はインスリン治療により投与されたインスリンに対する抗体が産生される場合と自己免疫疾患としてインスリン投与以前から自己のインスリンに対して抗体が産生される場合がある．抗インスリン抗体の意義は3つある．①1型糖尿病のマーカー，②インスリン注射による抗体産生，③インスリン自己免疫症候群の原因．インスリン自己免疫症候群では抗インスリン抗体の産生により血糖値が激しく上下し繰り返し低血

サイドメモ：インクレチン

　インクレチンとは食事摂取に伴い腸管から分泌され，膵β細胞に作用してインスリン分泌を促進するホルモンの総称である．同量のブドウ糖を経口負荷する場合と経静脈的に負荷する場合でインスリン分泌に大きな違いがあることから発見された．これは膵β細胞のインスリン分泌にはブドウ糖刺激により促進される経路とインクレチン刺激により促進される経路があることを示している．インクレチン（INCRETIN）とはINtestine seCRETion Insulin の略語である．インクレチンとして機能するホルモンにはGlucose-dependent insulinotropic polypeptide（GIP）とGlucagon-like peptide-1（GLP-1）の2つがある．これまで2型糖尿病の薬物治療の中心であったスルホニルウレア剤はブドウ糖刺激でインスリン分泌を促進する経路を標的としていた．2010年にわが国で初めてインクレチン関連薬が発売され2型糖尿病の治療戦略が大きく変わり始めた．

糖をきたすなどコントロールが困難となる例もある．

h. 検尿

検尿は最も安価で簡便な検査であり尿糖検出による糖尿病のスクリーニング目的として検診で広く用いられている．糖尿病患者の尿蛋白陽性は糖尿病の代表的合併症である糖尿病性腎症の存在を示唆する．尿蛋白陰性でも尿中アルブミン測定で基準値を超えている場合があり早期糖尿病性腎症の存在を示唆する．尿中ケトン体は糖質供給不十分な低血糖時やインスリン作用不足による高血糖で生じるケトアシドーシスの際，陽性となり注意を要する．新規糖尿病治療薬のSGLT2阻害薬内服患者尿は比重，白血球が低く出やすく，ケトン体，糖が陽性になりやすい．

i. 遺伝子異常

糖尿病に関連する遺伝子異常が多数同定されており，膵β細胞機能にかかわる遺伝子異常とインスリン作用の伝達機構にかかわる遺伝子異常の二群に大別されている．これらの検査は日常的に実施されるものではなく，検査に際して遺伝子検査について十分な説明をしたうえでの患者の同意が必要である．

B 脂質異常症

1. 概念

わが国では2007年に日本動脈硬化学会が発表した診断基準が用いられている．これは日本人のデータを基に動脈硬化疾患を予防する目的で設定された．空腹時の採血（血清中）で低比重リポ蛋白コレステロール（LDL-C）≧140 mg/dL，中性脂肪（TG）≧150 mg/dL，または高比重リポ蛋白コレステロール（HDL-C）＜40 mg/dLの場合を脂質異常症と診断する．LDL-C測定は直接法がわが国では一般化してきているが，総コレステロール（TC），TG，HDL-Cの測定値を使用してFriedewald（フリードワルド）の計算式で算出することができるが，TG＜400 mg/dLの場合に限られる．

$$LDL\text{-}C = TC - HDL\text{-}C - TG/5$$（ただしTG＜400 mg/dLの場合に限る）

TGは食事の影響を受け大きく変動するのでこの計算式を利用するには空腹時採血が必須である．
脂質異常症は表現型により6つに分類される．リポ蛋白のサイズと荷電で分離を行う電気泳動法で分類する．

2. 脂質代謝

脂質は水溶液である血液には不溶であるため，蛋白と結合しリポ蛋白という球状の粒子の形で存在しており，蛋白部分はアポ蛋白という．リポ蛋白は中心部がコレステロールエステルと中性脂肪，周囲がコレステロールとリン脂質の薄膜でありそこにアポ蛋白が付着している．表1に示すようにHDL-CはアポA，LDL-CはアポB-100が主なアポ蛋白である．脂質はホルモンやその前駆物質としての作用，エネルギー源，神経伝達，細胞膜の構成成分など幅広く重要な役割を担っている．

表1 アポ蛋白の分布と機能

アポ蛋白質	分子量	分布	機能	合成
アポA-I	28,300	HDL	LCAT活性化	腸，肝臓
アポA-II	17,300	HDL	LCAT抑制	腸，肝臓
アポB-100	549,000	VLDL，LDL	TG輸送，LDL受容体との結合	肝臓，末梢組織
アポB-48	264,000	カイロミクロン	TG輸送	肝臓，末梢組織
アポC-I	6,331	カイロミクロン，VLDL，HDL		肝臓
アポC-II	8,837	カイロミクロン，VLDL，HDL	リポ蛋白リパーゼ活性化	肝臓
アポC-III	8,751	カイロミクロン，VLDL，HDL	リポ蛋白リパーゼ抑制	肝臓
アポE	34,000	VLDL，HDL	レムナントレセプターとの結合	肝臓

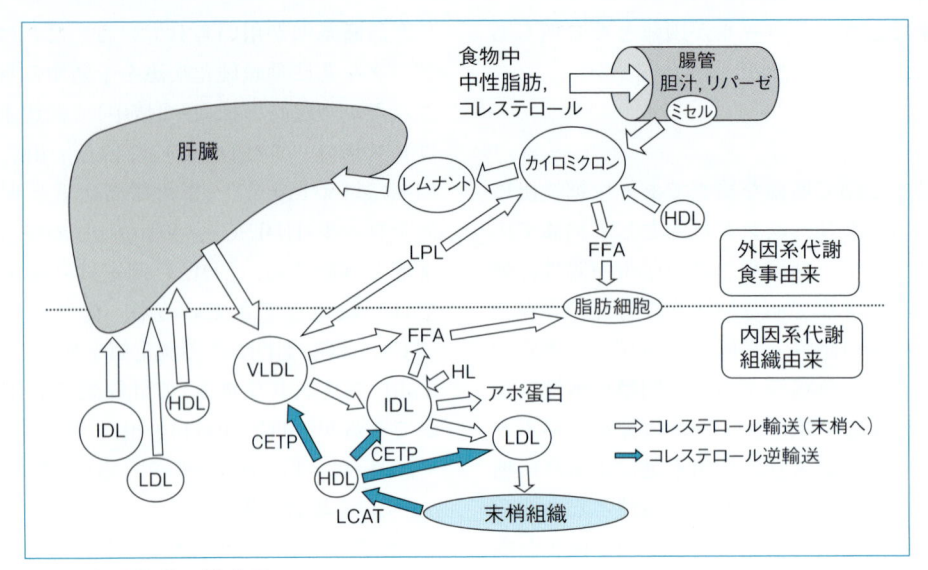

図2 脂質代謝の模式図
FFA：遊離脂肪酸，LPL：リポ蛋白リパーゼ，HL：肝性リパーゼ，IDL：中間比重リポ蛋白質，CETP：コレステリルエステル転送蛋白，LCAT：レシチンコレステロールアシルトランスフェラーゼ

　図2に脂質代謝の模式図を示す．肝臓で形成される超低密度リポ蛋白（VLDL）は内因性の中性脂肪の輸送体であり血中でHDL-CからアポC, Eを受け取りリポ蛋白リパーゼ（LPL）の作用で小型化し中間型リポ蛋白質（IDL）になる．IDLは肝性リパーゼ（HL）の作用でさらに小型化し，アポC, EをHDLに渡してLDL-Cとなる．LDL-Cは末梢組織細胞や肝細胞にあるLDL受容体に結合して取り込まれコレステロールを引き渡す（コレステロール輸送）．HDL-Cは末梢組織からコレステロールを引き抜き肝臓に輸送する（コレステロール逆輸送）．また，コレステロールエステル転送蛋白（CETP）によりHDL-C中のコレステロールエステルがIDL, LDL-Cに転送された後，肝臓で処理される経路もある．LDLが過剰になると組織に蓄積され酸化LDLとなる．マクロファージはこれを取り込んで泡沫細胞になり粥腫（プラーク）を形成し動脈硬化を進展させる．心血管疾患の危険度の高さはTC値およびLDL-C値に比例し，HDL-C値に反比例する．このように過剰なLDL-Cは動脈硬化を進展させるので悪玉コレステロール，HDL-Cは過剰なコレステロールを取り除き動脈硬化を抑制するので善玉コレステロールとよ

ばれている．

a. 外因性リポ蛋白代謝

　食事中のコレステロール，中性脂肪は胆汁や膵リパーゼの作用でミセルになり小腸から吸収されカイロミクロンという巨大なリポ蛋白となる．カイロミクロンはHDL-Cやリポ蛋白リパーゼ（LPL）によってレムナントになり肝臓に取り込まれ処理される．

b. 内因系リポ蛋白代謝

　肝臓は超低比重リポ蛋白（VLDL）を合成し分泌する．VLDLはLPL, HLにより中間型リポ蛋白質（IDL）を経てLDL-Cとなり末梢で細胞に取り込まれて利用される．使用されて不要となったコレステロールはHDL-Cによって末梢の細胞から引き抜かれレシチンコレステロールアシルトランスフェラーゼ（LCAT），CETPによりVLDL, LDL-Cを経て肝臓に運ばれる．肝臓ではコレステロールを分解して胆汁中に排泄し，便として体外へ排出する．

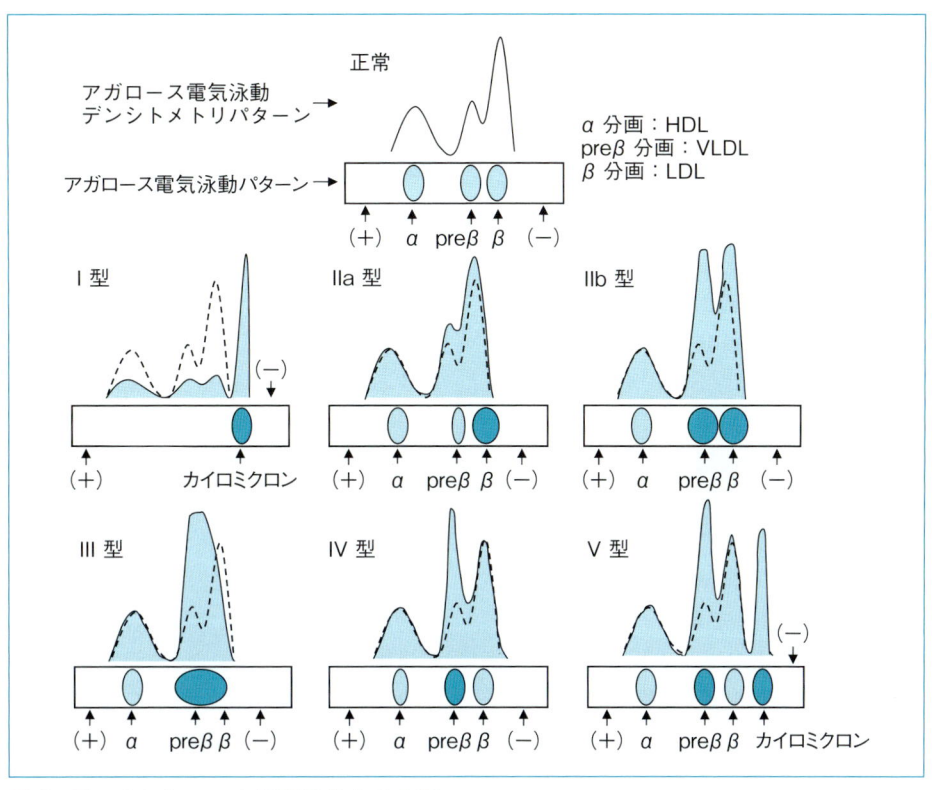

図3 Fredricksonの脂質異常症の分類

3. 脂質異常症の分類

脂質異常症はリポ蛋白電気泳動法により6つに分類される．Fredrickson（フレデリクソン）による脂質異常症の分類を図3に示す．

① Ⅰ型：採血した血液が乳び血症を呈するほどの高中性脂肪血症でありカイロミクロンの著明な増加を認める．原発性疾患はリポ蛋白リパーゼ（LPL）欠損症，先天性アポCⅡ欠損症などの先天異常，続発疾患は多発性骨髄腫，マクログロブリン血症，全身性エリテマトーデス（SLE）などがある．

② Ⅱa型：LDL-Cの著明な増加を認める．原発性疾患はLDL受容体異常による家族性高コレステロール血症，続発疾患は甲状腺機能低下症，更年期障害などがある．

③ Ⅱb型：LDL-CとVLDLが増加する．原発性疾患は家族性複合型高脂血症．続発疾患は甲状腺機能低下症，ネフローゼ，多発性骨髄腫，γ-グ

サイドメモ：LDL-C値

LDL-C値はFriedewaldの計算式で算出されたものを用いるのが国際標準である．LDL-C値が心血管疾患などの危険因子であることを示すほとんどの論文でFriedewaldの計算式で算出されたLDL-C値が使用されている．しかし，TG<400 mg/dLの場合に限るという制限がある．これを解決するうえでLDL-C値を直接測定するキットが実用化されわが国では一般化しつつあるが，精度管理，標準化など解決していかなければならない課題も多い．HbA1c同様，専門誌や学会で臨床データ発表の際の混乱を避ける目的もあり現時点では日本動脈硬化学会はFriedewaldの計算式で算出されたLDL-C値を用いることを推奨している．日本動脈硬化学会では，LDL-C値を管理目標の第一選択としているが，TC値からHDL-C値を引いた値をnon-HDL-Cとして，LDL-C値に次ぐ第二の管理目標にあげている．また糖尿病，高血圧症などで治療中の患者の場合，病気の重症化や合併症発症を防ぐ目的（二次予防）でLDL-C値とHDL-C値の比（LDL/HDL比）を治療目標値の1つとして設定している．

ロブリン異常症，ポルフィリン血症，閉塞性肝疾患などがある．

④Ⅲ型：VLDL，IDLが増加する．電気泳動でpreβでなくβ位にVLDL，IDLの幅広いバンドを認める．原発疾患はアポE欠損症，アポE変異体．続発疾患は甲状腺機能低下症，SLE，コントロール不良の糖尿病などがある．

⑤Ⅳ型：VLDLが増加する．原発疾患は家族性高トリグリセライド血症．続発疾患は糖尿病，甲状腺機能低下症，ネフローゼ，SLE，尿毒症，アルコール過剰摂取，糖質過剰摂取，グリコーゲン蓄積症，ステロイドホルモン使用者，ピル服用者，妊娠などがある．

⑥Ⅴ型：カイロミクロンとVLDLが増加する．続発疾患はコントロール不良糖尿病，甲状腺機能低下症，ネフローゼ，SLE，アルコール過剰摂取，グリコーゲン蓄積症，γ-グロブリン異常症，膵炎，エストロゲン療法，ピル服用者，妊娠などがある．

C 痛風，高尿酸血症

1. 概念

高尿酸血症を基礎に尿酸沈着による関節炎をきたす病態が痛風であり必ず高尿酸血症を伴うわけではない．高尿酸血症は白血病やリンパ腫の化学療法などに際し急激に尿酸値が上昇して発症する急性の腎障害，尿酸結石による閉塞性腎障害や腎組織への尿酸沈着による間質性腎炎による慢性の腎障害や痛風腎などの腎臓障害の原因となる．

2. 診断のための検査

炎症のある関節から採取した関節液に尿酸結晶を認めれば痛風の確定診断となる．血清尿酸値が7 mg/dL以上を高尿酸血症とする．尿管結石を伴う例も多い．尿中への尿酸排泄量が増加すると尿中に尿酸結晶が認められる．高血圧，肥満，糖・脂質代謝異常を合併することが多い．無症状で合併症も認めない場合は血清尿酸値が9 mg/dLを超える場合，薬物治療を必要とする．

D 肥満症

わが国では，体重(kg)を身長(m)の2乗で割って得られたbody mass Index(BMI)が25以上のものを肥満と定義している．これに代謝異常や関節疾患などを合併するものを，医師による治療を要する肥満症であると日本肥満学会は定義している．具体的には2型糖尿病，耐糖能障害，脂質異常症，高血圧，高尿酸血症，痛風，脂肪肝，冠動脈疾患，脳梗塞，睡眠時無呼吸症候群，Pickwick(ピックウィック)症候群，月経異常，腰痛症，変形性脊椎症，変形性膝関節症，変形性股関節症，肥満妊婦などを合併する場合である．これらの疾患は脂肪細胞の質的，量的異常からアディポサイトカインの分泌異常の影響を受けていると考えられる．脂肪細胞が分泌するアディポサイトカインにはアディポネクチンなど疾患のマーカーや治療薬として今後日常臨床に利用される可能性が高いものがある．一方で肥満には下垂体や副腎の疾患によるホルモン分泌異常に伴うものもある．これらは多くの場合，2型糖尿病，耐精能障害，脂質異常症，高血圧などを合併している．

肥満は皮下脂肪型肥満と内臓脂肪型肥満の2つに分類される．皮下脂肪とは筋肉と皮膚の間にある脂肪でこれが増加したものを皮下脂肪型肥満という．女性に多く洋ナシ型の体系になるので「洋ナシ型肥満」ともいわれる．これに対し腹腔内臓器を覆う腸間膜に脂肪が蓄積したものを内臓脂肪

サイドメモ：アディポサイトカイン

脂肪細胞が分泌する生理活性物質をアディポサイトカインという．脂肪細胞はエネルギー源として中性脂肪を蓄積する一方で内分泌細胞としても機能している．糖尿病，脂質異常症，高血圧などの生活習慣病や動脈硬化を抑制するアディポネクチン，レプチンなどを分泌する一方でこれらの疾病を促進するTNFα，アンジオテンシノーゲン，レジスチン，PAI-Ⅰなども分泌する．

型肥満という．男性に多くリンゴ型の体系になるので「リンゴ型肥満」ともいわれる．内臓脂肪型肥満は生活習慣の影響を強く受けており，蓄積した脂肪細胞から分泌されるアディポサイトカインがインスリン抵抗性を引き起こし，メタボリック症候群の原因となる．

E メタボリック症候群

内臓脂肪型肥満の状態で脂肪細胞から分泌されるアディポサイトカインにより引き起こされるインスリン抵抗性が基本にあり，動脈硬化の危険性が高い病態がメタボリック症候群である．上述のA～Dの疾患との関連が強いが，いずれの疾患も症状に乏しいため放置されることも多い．

腹囲が男性で85 cm以上，女性で90 cm以上という基準を満たし，かつ以下の3項目のうち2項目以上を満たす場合にメタボリック症候群と診断される．①空腹時血糖値110 mg/dL以上，②中性脂肪値150 mg/dL以上またはHDL-C値40 mg/dL未満，③収縮期血圧130 mmHg以上または拡張期血圧85 mmHg以上．2008年から始められた40～74歳の人を対象にした特定健康診断は内臓脂肪型肥満（メタボリック症候群）に特化したものであり，内臓脂肪型肥満に関連する生活習慣病予防のために保健指導を要する人を抽出するためのものである．

F 先天性代謝異常

先天的な代謝・内分泌異常がある場合，早期に治療をすることで健常者と同様な発育が期待できるが放置すると身体や知能の発育に障害が生じることがある．これを予防する目的で生後3～4日の新生児を対象として新生児マススクリーニング検査が実施されている．新生児の踵から数滴の血液を採取し検査を行う．

a. アミノ酸代謝異常
- フェニルケトン尿症：フェニルアラニンが増加
- ホモシスチン尿症：メチオニンが増加
- メープルシロップ尿症：ロイシンが増加

b. 糖質代謝異常
- ガラクトース血症：ガラクトース，ガラクトース-1-リン酸が増加

c. 内分泌疾患
- 先天性甲状腺機能低下症：TSHが増加，FT4が減少
- 先天性副腎過形成症：17-OHPが増加

参考文献

糖尿病，脂質異常症，高尿酸血症の診断については各学会のホームページ(HP)でガイドラインを確認するとよい．
- 糖尿病学会ホームページ　http://www.jds.or.jp/
  ※上記では糖尿病の診断については「糖尿病の分類と診断基準に関する委員会報告，糖尿病学会誌53巻6号 450～467頁 2010年，清野ほか」が閲覧できるだけでなくHbA1cのJDS値，NGSP値についての学会の見解が示されている
- 日本動脈硬化学会　　http://jas.umin.ac.jp/
- 日本痛風・核酸代謝学会　http://www.tukaku.jp/

脂質代謝異常については「脂質異常症診療Q＆A 2011年 寺本民生，佐々木淳，日本医学出版」．実際の臨床現場でどのように脂質代謝異常の治療が行われているかQ＆A方式で読みやすく解説されている．

1) 河合　忠，屋形　稔，伊藤喜久（編）：異常値の出るメカニズム．医学書院，2008（糖代謝 p165-182，脂質代謝 p183-203）
   ※各検査項目がどのようなものを反映しているか，また異常値が出る際の病態生理がわかりやすく解説されている
2) 臨床検査ガイド 2009～2010，代謝性疾患 p40-52，脂質代謝 p229-272，糖代謝 p503-545，文光堂，臨床検査
   ※各検査項目を詳しく解説している

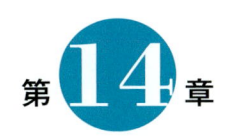

第14章
感覚器疾患の検査

学習のポイント

❶ 視覚，聴覚，平衡覚，嗅覚，味覚といった感覚器は，ヒトの生活の質（quality of life；QOL）に関連する重要な医学分野である．

❷ 聴覚は，耳介で集音された音波が外耳道を通って鼓膜を振動させ，鼓膜の振動は耳小骨に移行し，内耳の蝸牛管内のリンパを介して感覚受容器に伝わる（図1）．

❸ 平衡覚は，空間における身体の位置や運動に関連して生じる感覚で，内耳の前庭器官が特化した感覚器である．前庭は回転加速度に反応する三半規管と，直線加速度・重力・慣性力に反応する耳石器で構成される（図1）．

❹ 難聴は高頻度で出現する先天性障害であり，早期発見，早期療養のためのスクリーニング検査が重要である．難聴の程度に応じて補聴器や人工内耳の装着を含む適切な療育を行えば，時期が早いほど健常児に近い言語発達を得る．

❺ 眼振は急速相と緩徐相をもつことで自発眼球運動と区別される．潜在性の眼振を顕在化させる眼振検査は，中枢性めまいと末梢性めまいの鑑別に有用である．

❻ 眼球の外膜は角膜と強膜からなり，中膜は虹彩，毛様体，脈絡膜からなり，内膜は網膜である．角膜と虹彩前面の間を前房，水晶体と虹彩後面の間を後房という．毛様体で生産された房水は瞳孔を通じて後房から前房へ移行し，シュルム管から排出される．脈絡膜は網膜外層を栄養し，網膜色素上皮とともに物質の移動を制限する血管網膜棚（バリアー）を形成する（図2）．

❼ 網膜の視細胞には2種類あり，錐体は網膜後極部に多く，明るいところで働き，視力や色覚をつかさどる．桿体（杆体）は暗いところで働き，光覚をつかさどる．眼底は角膜，水晶体，硝子体の中間透光体を通じて外から観察できる．視神経乳頭の耳側に中心窩があり，黄斑部とよばれる．中心窩の中央部は色や形を認識する錐体細胞が多く存在し，中心小窩で固視した場合に最も良い視力が得られる（図2）．

❽ 眼科領域においては新たな検査機器と治療法の開発が日進月歩で行われ，特に画像診断機器は著しく進歩している．アナログ機器からデジタル機器へと移行して小型化し，操作が簡便となり，検査時間が短縮し，解像度が飛躍的に向上し，解釈を容易とする工夫も行われている．

本章を理解するためのキーワード

❶ 自覚的聴力検査
標準純音聴力検査と語音聴力検査を行う．整備された測定環境と，習熟した技術が要求され，それでも幼小児や高齢者では不正確になることがある．

❷ 他覚的聴力検査
インピーダンス・オージオメータを用いたティンパノメトリと音響耳小骨筋反射，および電気生理学的検査である聴性脳幹反応と蝸電図がある．

❸ 平衡機能検査
体平衡検査である重心動揺検査と各種の眼振検査を行う．後者には，装置を用いない注視眼振検査と，フレンツェル眼鏡とCCDカメラ記録を併用する非注視眼振（自発，頭位，頭位変換）検査がある．

❹ 電気眼振図
角膜と網膜の電位差を利用して眼振を記録し，視

運動性眼振検査，滑動性追跡眼球運動検査，および急速(衝動性)眼球運動検査といった視刺激検査に用いられる．

❺ 迷路刺激検査
温度眼振検査(医師が行うカロリックテスト，臨床検査技師が行うエアーカロリックテスト)と回転刺激検査がある．

❻ 眼科的一般検査
矯正視力・屈折・調節検査，精密眼圧測定，細隙灯顕微鏡検査を行う．

❼ 眼底検査
精密眼底検査，眼底カメラ撮影，蛍光眼底造影検査があり，画像検査として走査レーザー検眼鏡や光干渉断層計を行う．

❽ 視野検査
自動静的視野検査と動的視野検査を行う．

❾ 網膜機能検査
網膜電位図，光覚検査(暗順応検査)，色覚検査を行う．

A 耳鼻科関連検査

1. 自覚的聴力検査

a. 純音聴力検査

気導および骨導の聴力検査からなり，障害が伝音系(外耳・中耳)か感音系(内耳以上)かを判定する．オージオメータを使用して，125 Hz から 8 kHz までの 7 種類の周波数について，聞こえない

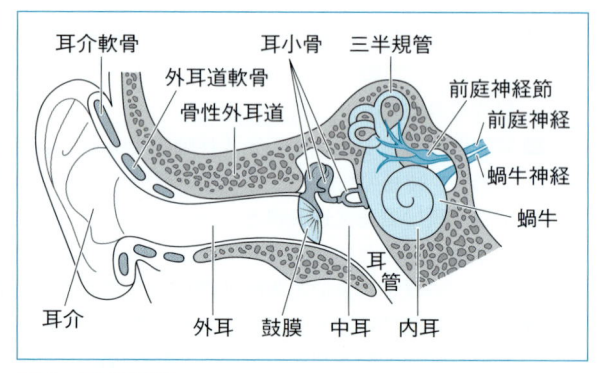

図1 耳の構造

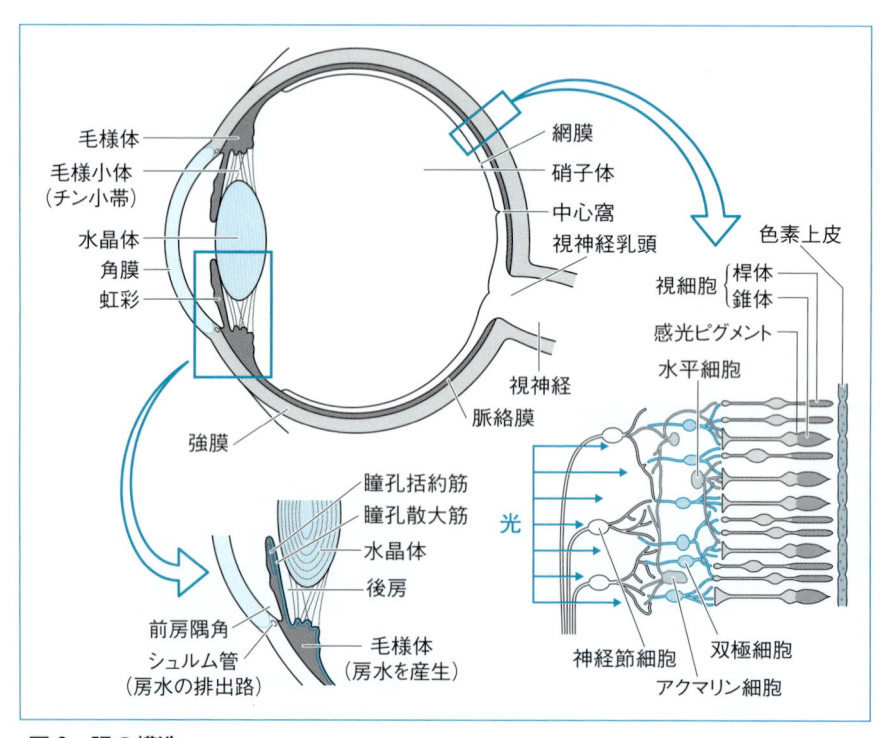

図2 眼の構造

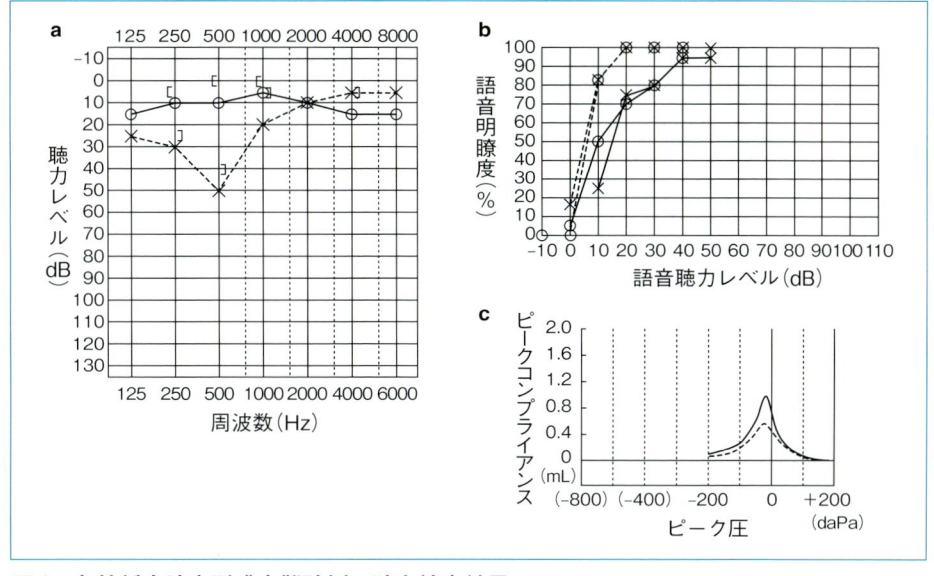

図3 急性低音障害型感音難聴例の聴力検査結果
a. 標準純音オージオグラムでは500 Hzで左50 dBの聴力低下がある(気導聴力：右耳○―○, 左耳×…×, 骨導聴力：右耳 [, 左耳]).
b. 語音オージオグラム(67式語表による語音明瞭度検査)では, 弁別能が右100%, 左95%と良好であった(単音節：右耳○―○, 左耳×―×, 数字語：右耳○…○, 左耳×…×).
c. ティンパノグラムはA型(横軸のピーク圧が±50 daPa以内, 縦軸のピークコンプライアンス値が0.3～1.8 mL)と正常であった.

レベルから次第に大きくして, 聞こえはじめのレベルを測定する. 正常範囲は25 dB未満で, 50 dBまでは軽度(小声だとやや聞き取りにくい), 70 dBまでは中等度(普通の会話の聞き取りが困難), 90 dBまでは高度(耳元の大声なら聞こえる)で, 90 dB以上は聾(ほとんど何も聞こえない)である.

気導聴力の左右差が40 dB以上の場合は, 良聴耳を雑音によってマスキングする必要がある. 骨導聴力は対側へも伝わるため, 常に反対耳を雑音でマスキングしながら乳突部に骨導端子を置いて測定する. 気導および骨導聴力の測定結果をオージオグラム(図3a)に記入する. 気導聴力だけが低下する伝音難聴, 気導と骨導が同レベルに低下する感音難聴, 骨導が気導よりよい混合難聴に分類する.

b. 語音聴力検査

ヘッドホンから聞こえる語音を書き取らせて正答率を%表示する(図3b). 単音節語音リストを用いて, 最高レベル値の語音弁別能(%)を測定する語音明瞭度検査がよく行われる. 正常範囲は語音弁別能が90%以上である. ほかに語音聴取閾値検査, 了解度検査も行われる.

2. 他覚的聴力検査

a. ティンパノメトリ

鼓膜の可動性(コンプライアンス)が小さい, すなわちインピーダンスが高いと, 音は中耳へ伝わりにくくなる. インピーダンス・オージオメータを用いて, 外耳道圧を連続的に変化させると, 中耳(鼓膜)の可動性を測定することができる. 横軸に外耳道空気圧をとり, 縦軸に可動性を図示したものがティンパノグラムである. 外耳道の圧と中耳の圧が等しくなったとき, 可動性(コンプライアンス)がピークを示す. 適切な圧でピークがみられるA型は正常(図3c)だが, ピークが欠如し平坦なティンパノグラム曲線となるB型は滲出性中耳炎や癒着性中耳炎が考えられる. 外耳道圧

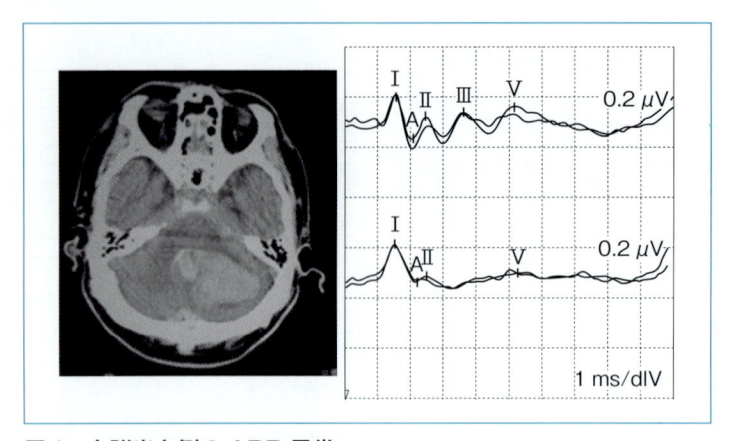

図 4　小脳出血例の ABR 異常
患側では末梢由来のⅠ波とⅡ波は残存するが，中枢由来のⅢ波以降が消失している．

が低いときにピークがみられる C 型は，中耳に浸出液の貯留などが考えられる．

b. 音響耳小骨筋反射（acoustic reflex）

　強い音響刺激の際に，中耳のアブミ骨筋などが収縮して耳小骨を固定させ，内耳を音響外傷から守っている．この機能はインピーダンス・オージオメータを用いて，コンプライアンスの変化として検出することができる．あらかじめティンパノメトリを行い，コンプライアンスが最大となる外耳道圧下で，片耳に気導受話器，対側耳にプローブを装着し，刺激音に対する反応を周波数別に記録する．アブミ骨筋反射（stapedius reflex）検査ともよばれる．

c. 聴性脳幹反応（auditory brain-stem response；ABR）

　聴性脳幹誘発電位（brainstem auditory evoked potential；ABEP）ともよばれる．ヘッドフォンを用いてクリック音を聴取させ，頭皮上正中部（Cz）に置いた電極から導出した脳波を加算平均すると，刺激後 10 ミリ秒の間に複数のピークが出現する．Ⅰ波が聴神経，Ⅱ波が延髄の蝸牛神経で，クリック音による高音域での聴覚閾値を評価できる．Ⅲ波～Ⅵ波は中枢神経由来の波で，小脳出血などで脳幹が障害されると消失する（図 4）．新生児の難聴スクリーニング検査には自動式脳幹聴性反応（automated ABR）検査が行われるが，閾値が 40～60 dB でも正常と判定されることがあり，偽陰性に注意する必要がある．

d. 耳音響放射検査（otoacoustic emission；OAE）

　音が内耳に達すると蝸牛の外有毛細胞が振動し，この振動によって入力音と逆の経路をたどって外耳道に放射された音が耳音響放射である．新生児の聴覚スクリーニングに OAE を計測する自動耳音響放射測定装置が利用されている．ABR と同様に自然入眠下で，簡便かつ短時間で結果が得られるが，体動や呼吸音，さらには中耳貯留液の影響を受けやすいため，偽陽性が多い．したがって，異常の場合には時間をおいて再検査し，ABR の所見と総合して判定する必要がある．

e. 蝸電図（electrocochleography；ECochG）

　音刺激により生じる蝸牛および蝸牛神経からの微小な電気現象を加算平均法により記録する．磁気シールドされた防音室で，睡眠下であれば安定した記録が得られる．蝸牛マイクロフォン電位（cochlear microphonics；CM），加重電位（summating potential；SP），蝸牛神経活動電位（cochlear nerve action potential；AP，ABR のⅠ波に相当）の 3 成分からなる．SP と AP は外耳道と鼓膜

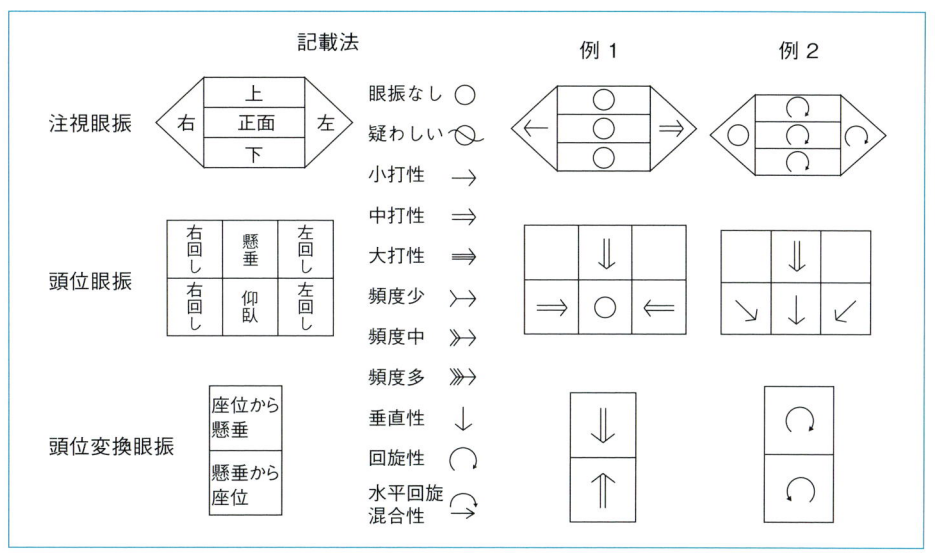

図5 眼振の記載法

を麻酔し，銀ボール電極を鼓膜近傍に設置して記録する鼓膜外誘導法が用いられる．CM を記録するためには，針電極を用いて鼓膜を穿通させる鼓膜内誘導法が必要となる．聴覚障害例では CM と AP の検出閾値の比較により，障害部位が蝸牛であるかどうかが鑑別できる．メニエール病では AP の振幅に対する SP 振幅（SP/AP 比）が増大する．

3. 平衡機能検査

a. 重心動揺検査

重心動揺計を用い，原則として裸足で両足内側縁を接して立ち，眼前 2～3 m の視標を見る開眼と閉眼のそれぞれ 1 分間について，重心の動きを床面に投影して定量評価する．重心動揺図，面積，軌跡長，動揺中心の偏倚など，各種のパラメータが数値化される．重心動揺の軌跡は身長・体重で変わるので機器によって補正され，正常範囲は年齢で変わるので結果をプロットするレーダーチャートは年齢で補正されている．検査時には転倒に注意する．眠気の出る薬物は前日より服用を控えさせる．

b. 眼振検査

1）注視眼振検査

装置を用いずに座位正頭位で眼前 50 cm に視標を示し，正面，左 30°，右 30°，上 30°，下 30° を 30 秒以上注視させて，眼振の有無とその性質を記載する（図5）．メニエール病，前庭神経炎，内耳炎などの前庭障害では，定方向性・水平回旋混合眼振が出現し，回転性めまいを訴える．一般に，急性期（発作時）には患側向き（刺激性眼振），慢性期（寛解期）には健側向き（麻痺性眼振）となる．聴神経腫瘍では，初期に健側注視時にのみ健側向きの眼振，進行すると患側注視時にも患側向きの眼振が出現する〔Bruns（ブルンス）眼振〕．脳幹・小脳由来の注視眼振では強いめまいを訴えないことが多い．

2）非注視眼振検査

Frenzel（フレンツェル）眼鏡で固視できなくさせ，赤外線 CCD カメラで眼球運動を観察する．まず負荷をかけずに正眼位で自発眼振の有無を調べる．次いで，重力に対する頭の位置を変えたとき（頭位眼振検査），急激な頭位変換を行ったとき（頭位変換眼振検査）に，一過性に出現する眼振を観察する．激しいめまい・嘔気・嘔吐が誘発されることがあるが，一過性であることを説明してお

く．頭位眼振や頭位変換眼振検査では，頸椎の負荷・損傷に注意する．

　良性発作性頭位めまい症（BPPV）は最も頻度の高い末梢性めまいで，特定の頭位で回転性めまいが誘発される．めまい頭位で回旋成分が強い方向交代性眼振を認め，頭位変化から眼振出現までに潜時があり，めまい頭位を繰り返すと軽快・消失し（疲労現象），座位に戻すと反対方向に向かう回旋性眼振が出現する．

c．電気眼振図検査
　　（electro-nystagmography；ENG）

　電気眼振計を用い，プラスに帯電している角膜とマイナスに帯電している網膜との間の電位差を利用して，眼球運動に伴う電位変化を記録する．左右外眼角と一側眼窩の上下に電極を置き，それぞれ水平方向および垂直方向の眼球運動を記録する．眼位を忠実に反映するためには直流電位（DC）記録が理想であるが，ドリフトにより基線がずれることがあるため，通常は3秒以上の長い時定数を用いる．角膜網膜電位は光の量によって変化するので，暗所下に順応した状態で行い，適宜較正を行う．

1）視運動性眼振検査

　視野全体の動きに誘発される反射的眼球運動検査である．ENG記録下に眼前を横切る指標を次から次へみるように指示して誘発される視運動性眼振（optokinetic nystagmus；OKN）と，定常状態に達した後に突然刺激をやめ，暗所開眼として誘発される視運動性後眼振（optokinetic after-nystagmus；OKAN）を観察する．いずれも意志の力で抑制できない反射性の眼球運動で，内耳障害では左右差，小脳・脳幹障害では緩徐相速度の低下がみられる．中脳障害では垂直OKNの触発不良，橋障害や先天性眼振では水平OKNの触発不良がみられる．

2）視標追跡眼球運動検査

　眼前をゆっくり平滑に動く視標を追視する滑動性追従眼球運動（smooth pursuit eye movement；SPEM）検査と，視野内に新たに登場した視標に眼を向けさせる急速（衝動性）眼球運動（saccadic eye movement）検査とがある．SPEMは意志によって制御できる随意的要素の強い眼球運動で，異常所見には衝動性眼球運動が混入するsaccadic patternと，なめらかに追従できないataxic patternとがある．鋭敏な検査で，さまざまな中枢病変だけでなく，薬物，加齢，注意力などの影響で異常パタンが出現する．急速眼球運動検査の速度に左右差がある場合，通常速度の遅い方に異常がある．大脳や脳幹の障害だけでなく，筋疾患でも速度は低下する．小脳障害では振幅の増大（hypermetria），パーキンソン病では振幅の低下（hypometria）がみられる．

d．迷路刺激検査

1）温度刺激検査（温度眼振検査，カロリックテスト）

　外耳道へ注入した水の温度と体温の差により，外側半規管に内リンパ流動を起こし，眼振を誘発して一側半規管の機能低下を診断する．外側半規管の機能障害を左右別々に調べることのできる唯一の検査である．実施法は，水平半規管が垂直になるように高めの枕を当てて頭位を前屈30°にし，外耳道や鼓膜を傷つけないように注意して冷水（20～30℃）または温水（44℃）50 mLをゆっくりと注水する．冷刺激では神経活動が抑制されて対側向き眼振が，温刺激では神経活動が亢進して同側向き眼振が生じる．

　フレンツェル眼鏡を用いて眼振持続時間や最大眼振頻度などの左右差を観察するか，ENGを併用して記録・解析を行うが，ENGでは回旋運動が記録できない．臨床検査技師が実施する場合には，注水のかわりに冷風（15～26℃）または温風（46～50℃）を外耳道に1分間送風するエアーカロリックテストを行う．

　温度眼振のような前庭性眼振は固視によって抑制される．温度眼振が最高の反応に達したとき，光をつけて固視を命じ，視覚系による眼振抑制率を計測するvisual suppression（VS）検査も広く行われている．前庭障害の代償期にはVSが増強し，小脳障害ではVSが減少し，小脳・脳幹（橋）・大

脳(下頭頂葉)の障害では VS が消失する.

2) 回転刺激検査(vestibulo-ocular reflex；VOR)

加速度は前庭器官に入力される自然な情報で,暗所で回転椅子を用いて体全体を回転させる回転眼振検査は,両側の半規管に対する刺激である.一側半規管の機能低下があっても中枢性に代償されるため,カロリックテストの結果と併せて中枢代償機能を推定する.肉眼での観察が困難で,ENG か CCD カメラ記録が必要となる.VOR は刺激方法が多様な上,評価法が必ずしも標準化されていない点が問題である.

B 眼科関連検査

1. 眼科一般検査

a. 矯正視力,屈折,調節検査

矯正視力とは,近視,遠視,乱視の屈折異常をレンズで矯正した最高視力のことである.屈折異常を矯正しても近見での視力障害があれば,調節力の検査が必要となる.通常は視力表を用いて自覚的屈折検査を行い,視力測定をしながらレンズを交換し,自覚的に最良の視力が得られる度数を決定する.遠方でピントの合うレンズを装着し,小さな文字を近づけてピントを合わせられる眼前距離を求め,その逆数が調節力である.

自動屈折計(オートレフラクトメータ)は,被検眼に赤外線光を入れ,返ってくる赤外線光のピント位置を調べる装置で,他覚的に屈折異常を測定する.屈折値とともに角膜曲率半径(ケラト値)も測定できる.既存のオートレフラクトメータを利用して調節検査を行うソフトプログラムも開発されている.

b. 精密眼圧測定

眼圧は毛様体における房水産生量と,隅角および虹彩根部からの房水流出量とのバランスで決定される.血管をもたない水晶体と角膜は,その栄養補給と代謝物排泄を房水に依存している.通常,眼圧は 10～21 mmHg であるが,眼圧が異常に高いと視神経乳頭部が圧迫されて緑内障が発症する.一方,外傷などで眼圧が異常に低下すると,角膜や網膜などに皺襞をきたし,黄斑部の皺襞(低眼圧性黄斑症)は視力を著しく低下させる.

スクリーニング検査としては,非接触型眼圧計を用いて空気を角膜に噴射して眼圧を求める.眼圧が異常の場合には,Goldmann(ゴールドマン)圧平眼圧計を用い,点眼麻酔ののち角膜を圧平して眼圧を測定するが,接触式なので感染の危険性に注意する.

c. 細隙灯顕微鏡検査

スリット状の光を目に当てて,顕微鏡を用いて眼瞼,結膜,角膜,前房,虹彩,水晶体,硝子体を立体的に観察する.前眼部の細かな傷や混濁,炎症を検出し,眼底も立体的に観察できるが周辺部は見えない.細隙灯顕微鏡にカメラを装備し,画像をパソコンで記録・管理することも行われている.また,反射鏡を内蔵した Goldmann 型レンズを用いて対側の隅角を観察できる.

2. 眼底検査

a. 精密眼底検査

散瞳させて検眼鏡を用いて,網膜,視神経乳頭,脈絡膜などを観察する.散瞳にはトロピカミド・フェニレフリン合剤(ミドリン P®)などの点眼剤を用いるが,狭隅角眼では緑内障発作を誘発することがあるので,眼科医による散瞳の適否の診察を受ける.網膜動脈は内頸動脈から派生する眼動脈の分枝なので,その高血圧性変化や動脈硬化性変化を観察することで,脳動脈の硬化状態を推測できる(表1).毛細血管の狭索や閉塞による循環障害では点状出血が生じ,黄白色の境界鮮明な硬性白斑(網膜深層の代謝異常産物)や,境界不鮮明で綿花様の軟性白斑(網膜局所の乏血)が生じる.網膜内の浮腫や出血は黄斑部にかからなければ自覚症状はない.

表1 眼底所見の分類

Scheie（シャイエ）の分類		
	高血圧性変化	動脈硬化性変化
1度	細動脈の軽度狭細化	細動脈壁反射の軽度亢進，軽度の動静脈交叉現象
2度	細動脈の高度狭細化，口径不同	1度の変化の亢進
3度	2度の変化の亢進，網膜出血，白斑	2度の変化の亢進，銅線動脈
4度	3度の変化の亢進，乳頭浮腫	3度の変化の亢進，銀線動脈

Keith-Wagner（キース・ワグナー）の分類		
	眼底所見	全身所見
I群	軽度の細動脈の狭細化，硬化	高血圧（安静にて下降）
II群	高度の細動脈の狭細化，硬化	高血圧（動揺少ない）
III群	網膜出血，白斑	心・腎障害
IV群	乳頭浮腫	高度心・腎障害および脳障害

b. 眼底カメラ撮影

無散瞳眼底カメラ撮影は臨床検査技師が眼底後極部の撮影を行う（図6a）．瞳孔径が4 mm以上ないと撮影が困難なので，暗室で数分間暗順応させて散瞳を待つこともある．従来のポラロイド写真を用いる方法から，高感度のCCDカメラを用いることで弱いフラッシュ光で撮影が可能となった．

散瞳後に対光反射がないことを確認して行う眼底カメラ撮影では周辺部を含む広域がカバーできる．最近の眼底カメラは，写真フィルムの代わりに高感度のCCD画像素子を用いてコンピュータ処理するフィルムレスの方式が主流で，立体眼底カメラも開発されており，従来の光学機械という位置づけから複合型電子情報機器という位置づけになっている．

c. 蛍光眼底造影検査

散瞳させ，点滴ルートを確保し，側管よりフルオレセイン（FAG）やインドシアニングリーン（ICG）といった造影剤を注入して経時的に撮影し，眼底の循環，血管，網膜色素上皮，脈絡膜を精査する．FAGはまれにアナフィラキシーショックの危険性があるので，事前に皮内反応を行う．本検査は血流のある網膜血管が造影され，糖尿病性網膜症の診断に重要となる．血液網膜バリアーが破綻した部位では蛍光色素が漏出するので，蛍光眼底造影によりその部位を特定できる．

d. 走査レーザー検眼鏡（scanning laser ophthalmoscope；SLO）

眼球内に微弱なレーザー光を高速で走査し，眼底からの反射光を高感度素子で検出し，高い精度の眼底像を画像化する．施行が容易で，眼底カメラよりも優れた解像力とコントラストを実現できる．共焦点レーザー走査断層法では，いくつかの共焦点画像を撮影して断層画像を三次元的に再構築できる．眼底や視神経乳頭が立体的に観察でき，乳頭陥凹の大きさ，深さ，形状が定量的に評価できる．加齢黄斑変性では，SLOにより脈絡膜新生血管の鮮明な画像が得られるため，治療効果の形態学的評価などに応用される．

e. 光干渉断層計（optical coherence tomography；OCT）

OCTはレーザー光の参照光と網膜からの反射光とが干渉することを利用して，散瞳させた状態で非接触・非侵襲的に眼底の断面を定量的に計測する．従来は網膜組織の1点の情報を得る時間領域（time-domain）OCTが用いられていたが，最近は1回の測定で高感度かつ高速で網膜断面の詳細な情報が取得できる周波数領域（frequency-domain）OCTが行われるようになった．網膜神経線維層厚は年齢ごとのデータベースが準備され，正常域とともに測定結果が表示される．

最近は高解像度（ultra-high-resolution）OCTが開発され，前眼部の諸検査にも用いられるようになった．また，OCTによる深さに関する情報と，SLO装置による表層画像の表示とを同時評価する3D・OCT/SLO装置も市販されている．

3. 視野検査

　視野とは目を動かさずに見える範囲とその感度の分布をいう．正常の視野は，上側約60°，下側約75°，鼻側約60°，耳側約100°で，その感度分布は黄斑部を頂点として周辺に行くほど低くなる．耳側約15°の位置には，視細胞の存在しない視神経乳頭に対応するマリオット盲点が存在する．視野検査により視野欠損の分布を明らかにすることで，病変部位を推定する．緑内障診断には眼圧測定よりも，眼底検査による視神経乳頭近傍の形態的変化と，対応する機能障害である視野異常を確認することが重要である．図6に典型的な正常眼圧緑内障の所見を示す．

a．静的視野検査

　自動視野計を用い，コンピュータ制御により視野内の測定点で視標の明るさを変化させて，視標が見えたらボタン押しで反応するよう指示し，量的視野を評価する．代表的なHumphrey（ハンフリー）視野計では，検眼を非球面型の視標投影用ドームの中心部に固定し，約30 cmの距離にあるドーム頂点の固視点を注視させる．スクリーニング検査は明るい視標を用いて定性的な結果を得る．閾値検査は，視野中心30°内に76か所の測定点を設置し，各測定点で光を認識できる最小感度を定量的に表示する．測定結果は内蔵されている健常者の年齢別データベースと比較され，統計検定結果とともに表示される（図6c）．検者の技量に依存しない測定結果が得られ，長期間の視野障害の変遷を定量的に比較できる．しかし，自動視野計は疾患による視野異常を正しく予想できる知識をもった技術者が行う必要がある．

b．動的視野検査

　Goldmann（ゴールドマン）視野計を用い，検者が手動によって視標を動かし，等感度曲線（イソプター）を描くことで量的視野を評価する（図6b）．自動による静的視野検査ができない子どもや高齢者，視野中心部の欠損が大きい例などに実施する．頭蓋内疾患などで周辺視野を含めた視野

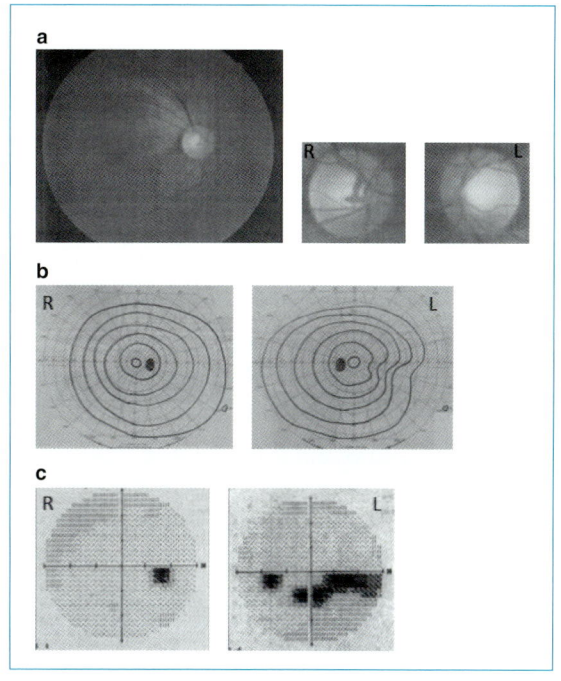

図6　正常眼圧緑内障例の眼底写真と視野検査結果
a．右眼底写真と視神経乳頭部の拡大図：左乳頭陥凹を認める．
b．Goldmann視野計による動的視野検査結果：左耳側で視野障害を認める．
c．Humphrey視野計による静的視野検査結果：左耳側で感度低下を認める．

全体の形状を把握したいときにも行う．動的視野検査を自動的に行う装置も開発されている．

c．その他の視野検査

　視神経の障害があっても明識度別視野計では検出できないことがあり，より早期に視野障害を検出する目的でfrequency doubling technology（FDT），フリッカー視野計などが開発されている．FDTは小型で，測定時間も短いので，スクリーニングに用いられる．視標が10°と大きいため，緑内障に特有な孤立暗点や弓状暗点の形状を呈しにくい．視神経乳頭の異常部位との対応も判定しにくいため，より小さな視標を用いる方法も開発されている．フリッカー視野計は，視標が見えただけでなく，"ちらつき"を認識させるため，視標提示時間が1秒と長い．事前に練習させることで，検査を短時間で実施できる．

4. 網膜機能検査

a. 網膜電位図
（electro-retinogram；ERG）

　眼に光を当てると網膜は電気反応を示し，これを記録したものである．角膜混濁，白内障，硝子体出血などで眼底が透見できない場合などに，網膜機能を評価する目的で行われる．また，夜盲性疾患など網膜変性症の診断にも用いられる．まず散瞳させ，不関電極と接地電極を装着し，暗順応を行ってから局所麻酔薬を点眼して角膜電極を装着する．ERG 記録装置を用いてキセノンフラッシュを発光させ，波形を計測しプリントする．

b. 光覚検査（暗順応検査）

　光覚とは物体の明るさを認識する機能で，光覚検査装置を用いて被検者がかろうじて認識できる最小閾値を測定する．明所視から暗所視の過程に伴う光覚閾値の経時的変化を測定する検査を特に暗順応検査という．網膜疾患の錐体および杆体の自覚的機能を評価する．

c. 色覚検査

　主に先天性色覚異常のスクリーニングには，健常者には異なって見える色が，色覚異常者には同じに見えることを利用した仮性同色表(石原表が国際的に普及している)が用いられる．1枚目の表は色覚異常者にも判読でき，詐盲や心因性障害の鑑別に用いられる．色覚異常と判定されると，その程度を調べるために，色のついたキャップを色の似た順に並べさせる色相配列法(パネル D-15 など)や，信号灯のような色光を示してその色名を答えさせるランタンテスト(市川式)が用いられる．パネル D-15 テストでは，配列されたキャップ番号順に線を描き，円形パタンになれば中等度，線が横断するパタンになれば強度と判定される．航空機パイロット，航海士，鉄道関係，警察官，自衛官などの試験には色覚に関する資格基準がある．

参考文献

1) 臨床神経生理検査の実際．新興医学出版社，2007
　※感覚系を含む各種生理検査の検査手技が具体的に記載されている
2) 臨床病態学．医歯薬出版，2009
　※各種疾患の背景にある病態と生理検査の意義を中心に記述されている
3) やさしい生理学．南江堂，2011
　※感覚器の基本的な解剖や生理がわかりやすく解説されている

第15章 中毒の検査

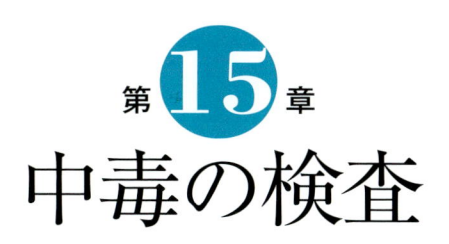

学習のポイント

❶ 主として体外に由来する物質により生体機能が障害を受けた状態を中毒というが，さまざまな原因物質がある．
❷ 医薬品中毒，農薬中毒，食中毒，工業中毒・環境汚染物質中毒などが重要である．
❸ 有効で安全な薬物治療を進めていくために，治療薬物モニタリング(therapeutic drug monitoring；TDM)を行うことが必要になる場合もあり，ジギタリスなどの強心配糖体，抗てんかん薬，免疫抑制剤，テオフィリン，リチウム製剤などが代表的である．
❹ 有機リン剤農薬中毒では，血漿中および赤血球中のアセチルコリンエステラーゼ活性低下を確認する．

A はじめに

主として体外に由来する物質により生体機能が障害を受けた状態を中毒というが，実にさまざまな原因物質がある．本来，病気の治療に用いられる薬物も，過剰摂取・乱用，また投与を受けた患者の状態，感受性などにより，中毒の原因となりうる．また毒劇物を含む化学物質は，現在のわれわれの社会からなくすことはできず，たとえ法的規制や管理を強化しても社会から完全になくすことは不可能である．したがって中毒患者への的確な対応は，医療側の重大な使命である．実際，中毒患者は一次救急患者の1～2%を占めるとの数字があり，救命救急センターてはさらに高頻度となる．以下，中毒の分類(表1)の中で特に重要と思われる医薬品中毒，農薬中毒，さらには，工業中毒・環境汚染物質中毒の中で重要である重金属中毒に関して，簡単に記述する．

表1 中毒の分類

医薬品中毒
農薬中毒
食中毒
工業中毒・環境汚染物質中毒

B 医薬品中毒

薬物は化学物質であり，過剰投与により当然，中毒症状が発生しうる．しかしそうでない場合でも，有効治療域が狭い医薬品，重篤な副作用が薬物血中濃度に関連をもって高頻度で発現する医薬品，また薬物動態が人により差異が大きい医薬品などでは，中毒症状が発生しうる．有効で安全な薬物治療を進めていくために，治療薬物モニタリング(therapeutic drug monitoring；TDM)を行うことが必要になる場合もある．ジギタリスなどの強心配糖体，抗てんかん薬，免疫抑制剤，テオフィリン，リチウム製剤などである．実際の救急現場では，催眠・鎮静剤中毒，抗精神病薬中毒，抗うつ病薬中毒，解熱鎮痛薬中毒(アセトアミノフェン，アスピリンなど)などが多い．

C 農薬中毒

農薬中毒死者は多く，年間約700人とされる．農薬の種類は多いが，有機リン剤とパラコートによるものが特に重要である．

有機リン剤は，アセチルコリンエステラーゼ（AchE）と結合してその活性を阻害する．有機リン剤によるこの作用の結果，アセチルコリン（Ach）が過剰に蓄積することになり，中枢および末梢神経症状が発生する．

臨床所見により疑い，血漿中，および赤血球中のAChE活性低下（＜50％）で確定診断される．臨床症状の存在する中毒例では通常，正常値の20％以下に低下していることが多いとされる．赤血球中のAChE活性低下のほうがより特異的であるが，血漿検査のほうが簡便である．

パラコートが生体内に取り込まれるとパラコートラジカルとなり，これが酸化される際に活性酸素が生じ，細胞を傷害する．その傷害作用は強く，肺障害，肝障害，腎障害を起こし，パラコート中毒の致命率は80％以上とされる．尿中パラコートの定性分析はベッドサイドで簡単に実施でき，確定診断の判断根拠として有用とされる．

D 重金属中毒

重金属中毒としては水銀中毒，鉛中毒，ヒ素中毒，カドミウム中毒，クロム中毒，マンガン中毒，亜鉛中毒などが重要であるが，最近は環境整備とともに減っている．

水銀はその化学形態によって，金属水銀，無機水銀，有機水銀に分類されるが，この化学形態の相違により出現する症状が異なる．いずれも血中，尿中などの生体試料での水銀の増加を認める．無機水銀中毒では，標的臓器が腎臓であることから，軽症例では近位尿細管障害（尿中低分子蛋白の増加），重症例では急性腎不全（血中尿素窒素，血清クレアチニンの上昇など）を認める．一方，有機水銀中毒は水俣病の本体であるが，その標的臓器は脳であることから，中枢神経症状が主体となる．通常の検体検査よりも神経系の画像検査，生理検査が重要となる．

鉛中毒には，無機鉛中毒と有機鉛中毒があるが，狭義には前者を指すことがある．近年では急性中毒よりも造血系や神経系への微小な変化が観察される非顕性の鉛中毒が重要視されており，血中鉛濃度40 μg/dL以下を職業性鉛中毒予防のガイドラインとする考えが一般的である．検査所見では体内鉛量の測定と，鉛によるヘモグロビン合成阻害による貧血，赤血球像異常（好塩基性斑点など）が代表的である．

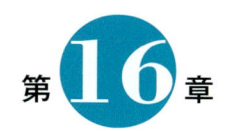

第16章 遺伝子・染色体異常の検査

学習のポイント

❶ 遺伝子を解析する技術は飛躍的に進歩し，また病気の原因となる遺伝子異常の情報も飛躍的に増加しており，遺伝子検査，染色体検査は実際の医療の現場にも導入されている．
❷ 遺伝子関連検査の中心は，病原体核酸検査，体細胞遺伝子検査，生殖細胞系列遺伝子検査である．
❸ 単一遺伝子疾患，多因子遺伝病を扱う遺伝学的検査は，ヒト生殖細胞系列における遺伝子変異を解析するものであり，検査に際しては特別な社会的・倫理的配慮が必要である．生殖細胞系列の染色体検査も同様である一方，出生前検査とそれに基づく出生前診断に関しても，ガイドラインなどを遵守し，適切に施行する必要がある．
❹ 新生児において先天性代謝疾患を早期に発見し，発病前から治療を行うことはきわめて大切なことであり，その目的のためにマス・スクリーニング検査が行われている．

A はじめに

近年，遺伝子を解析する技術は飛躍的に進歩し，また，病気の原因となる遺伝子異常の情報も飛躍的に増加している．実際の医療の現場においても，これらの研究成果は反映されてきており，遺伝子検査・遺伝子診断という言葉も目新しくなくなってきている．表1は，現在，臨床応用されている遺伝子関連検査を，対象となる遺伝子によって分類したものである．本項では，ヒト遺伝子・染色体異常に関して略述した後，臨床検査の側面から，関連した事項を取り上げる．なお本シリーズでは『遺伝子検査学』の巻があるので，適宜参照されたい．

表1 現在，臨床応用されている遺伝子関連検査

病原体核酸検査	細菌・ウイルスなどの感染症診断
体細胞遺伝子検査	体細胞に限局し次世代に受け継がれることのない遺伝子変異・発現の解析
生殖細胞系列遺伝子検査	ヒト生殖細胞系列における遺伝子変異の解析

B ヒト遺伝子・染色体異常の例

1. 単一遺伝子疾患

いわゆるメンデル遺伝病といわれているもので，単一の遺伝子異常によって決定される遺伝性疾患である．この診断のための遺伝子検査は，技術的にはかなり以前より確立されていたが，社会的・倫理的要因もあり，ようやく2006年に進行性筋ジストロフィー遺伝子検査が初めて保険収載された．本疾患の遺伝子検査では，当然ながら，生涯変化しない生殖細胞系列の遺伝学的情報が調べられる．検査実施時のインフォームド・コンセント，個人の遺伝学的情報の保護，検査前後の遺伝カウンセリングの問題など，重大かつ慎重に対処すべき点が多々ある．また，被験者の遺伝学的情報は血縁者にも共有されており，その影響が個人にとどまらないという問題もある．

単一遺伝子疾患は，常染色体性のこともX連鎖性のこともあり，優性のことも劣性のこともある．原則は，特定の遺伝子異常を優性遺伝の場合は両親のどちらか，劣性遺伝の場合は両親ともが

有していた場合に発症する疾患ということになるが，血友病Aなどで知られているように孤発例もある．

2. 多因子遺伝病

遺伝的素因が関連する疾患で，ある家系において一般集団よりも特定の疾患の発症率が高く，その原因を環境だけに求められないような疾患が含まれる．糖尿病，高血圧などの生活習慣病がその代表である．原因となる遺伝子は複数であることが多く，多因子遺伝病と称され，複数の遺伝子と環境要因の相互作用により発症すると考えられている．易罹患性遺伝子検査ともいうべき本検査も，単一遺伝子疾患と同様，ヒト生殖細胞系列を扱う遺伝子検査であり，重大な社会的・倫理的配慮をもって施行されねばならない．

3. 染色体異常

ヒトの体細胞の染色体数は46で，22対の常染色体と2個の性染色体(女性XXと男性XY)とからなる．ある染色体のすべてあるいは一部分が多くなったり(トリソミー，テトラソミー)，少なくなったり(モノソミー)することにより発症するのが染色体異常である．Down(ダウン)症候群，Klinefelter(クラインフェルター)症候群などが，その代表である．生殖細胞系列の染色体検査は，単一遺伝子疾患の遺伝子検査と同様の遺伝学的検査であり，その結果が疾患の確定診断に直結する．検査に際しては特別な社会的・倫理的配慮が必要である．

C 遺伝子・染色体異常の検査

実際の遺伝子解析，染色体検査法に関しては，本シリーズの『遺伝子検査学』を参照されたい．ここでは関連する事項として，先天性代謝異常症のスクリーニング検査と出生前検査に関して記述する．

表2 新生児マス・スクリーニング検査の対象となっている先天性代謝疾患

フェニルケトン尿症
メープルシロップ尿症(楓糖尿症)
ガラクトース血症
ホモシスチン尿症
先天性副腎過形成症
先天性甲状腺機能低下症(クレチン症)

1. 先天性代謝疾患に対する新生児マス・スクリーニング検査

新生児において，先天性代謝疾患を早期に発見し，発病前から治療を行うことはきわめて大切なことである．その目的で表2の疾患が新生児マス・スクリーニングの対象となっているが，多くは単一遺伝子疾患である．実際のマス・スクリーニング検査においては，血液濾紙サンプルに関して生化学的分析(たとえばフェニルケトン尿症ではフェニルアラニン)がなされ，遺伝子を調べるわけではない．

2. 出生前検査

胎児を対象として，疾患の診断や胎児状態の評価を行う出生前診断には，超音波検査を中心とした画像検査，胎児細胞を採取して検査する方法(検体としては羊水，絨毛，臍帯血)，母体血を使用して検査する方法，体外受精した受精卵の1細胞を用いる方法(着床前診断)などがあり，目的に応じて単独または複数の検査を組み合わせて診断される．

遺伝性疾患の診断に関しても，技術的には出生前診断が可能になっている．羊水や絨毛中の胎児細胞の染色体分析や遺伝子検査，さらには先天性代謝疾患の診断のための生化学的分析などにより，出生前に確定診断できるようになったのである．このような現状を踏まえて，関連学会からは出生前検査とそれに基づく出生前診断に関するガイドラインなどが公表されている．これらを遵守し，検査を行う目的・意味を十分に理解して施行することが大切である．

D おわりに

これからの医療において，遺伝子検査・染色体検査は，いっそう重要になると考えられる．感染症，悪性腫瘍の診断への応用に関しては，通常の臨床検査に準じた扱いが可能と思われるが，遺伝学的検査に関しては，生命倫理の問題を避けて通れないことを，診療医だけでなく臨床検査技師を含めたすべての医療スタッフが理解する必要がある．

参考文献

1) 日本臨床検査標準協議会 遺伝子関連検査標準化専門委員会：遺伝子関連検査に関する日本版ベストプラクティス・ガイドライン解説版，特定非営利活動法人日本臨床検査標準協議会，2016
  ※遺伝子関連検査の的確な運用・施行を目指すためのマニュアルであるが，教科書的な記述としても，参考になる

第17章 悪性腫瘍の検査

学習のポイント

❶ 悪性腫瘍の診断と治療において，臨床検査の果たす役割は大きい．特に腫瘍マーカーは，悪性腫瘍の補助診断と治療効果のモニタリング，再発の早期診断に有用である．

❷ 悪性腫瘍の診断に用いる検査のなかで，臨床検査，画像検査は侵襲が少なく，有用である．しかし，確定診断を行う際には，腫瘍の細胞・組織そのものを採取して鏡検する病理検査が最も重要である．病理検査は細胞診と病理組織診断に大別される．

本項を理解するためのキーワード

❶ がん
悪性腫瘍は「がん」と総称され，上皮性の悪性腫瘍である癌腫と非上皮性の肉腫に大別される．がん細胞は，正常細胞と異なり，自律的に過剰な増殖を示す．

❷ 腫瘍マーカー
腫瘍によって産生・分泌される物質，あるいは腫瘍によって産生を誘発される物質で，血液や尿，体腔液中で測定可能であり，腫瘍の診断・経過観察の指標となるものをいう．

❸ 感度・特異度
いずれも，検査の精度を示す指標である．感度は疾患を有する人のなかで検査陽性となる人の割合，特異度は疾患を有しない人のなかで検査陰性となる人の割合を示す．検査の性能を評価するにあたり，欠かせない概念である．

A 悪性腫瘍とは

新生物（neoplasm）は腫瘍（tumor）ともいい，良性腫瘍（benign tumor）と悪性腫瘍（malignant tumor）に大別される．細胞形態，組織型，臓器別，腫瘍細胞の分化成熟度，悪性度などにより分類される．悪性腫瘍は「がん」（cancer）と総称され，上皮性の悪性腫瘍である癌腫（carcinoma）と非上皮性の悪性腫瘍である肉腫（sarcoma）がある．がんはがん細胞の細胞増殖を特徴とする疾患であるが，正常細胞にも細胞分裂する能力が備わっている．がん細胞と正常細胞は以下の点で異なる．

[がん細胞の生物学的特徴]
① 細胞周期が制御されていない．
② 細胞死が抑制されている．
③ 不死化している．
④ 血管新生が促進されている．
⑤ がんは隣接組織に浸潤したり，遠隔臓器に転移したりする．

がんは遺伝子異常により発生する．通常は単一の遺伝子異常のみではがん化には不十分で，複数の異常が蓄積された結果がん化する．発がんの要因には，外因（生体に外界から与えられる要因），内因（生体が内在性にもっている要因）がある．発がんの要因として，化学的因子（喫煙など），物理的因子（放射線など），生物学的因子（Epstein-Barr virus；EBV，hepatitis C virus；HCV など），遺伝的素因などがあげられる．

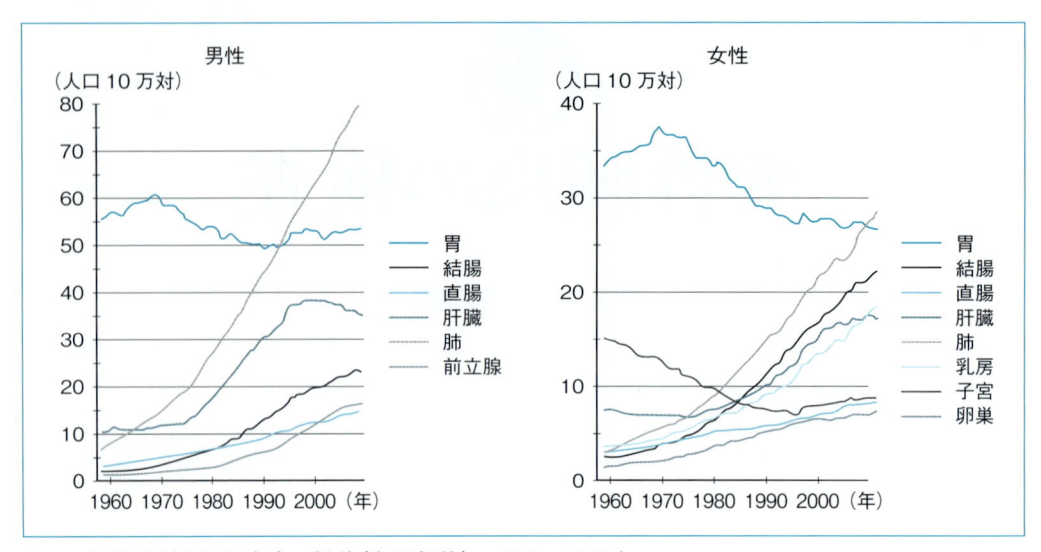

図1 部位別がん粗死亡率の推移（主要部位） 1958〜2009年
（独立行政法人国立がん研究センターがん対策情報センターホームページより引用）

B がんの疫学

国内外のさまざまな努力，対策にもかかわらず，悪性腫瘍による死亡は増え続けている．わが国における全部位のがん死亡数は，2010年時点で353,499人となっている．部位別では，胃癌が減少傾向である一方，肺癌が急増している．部位別のがん死亡率を図1に示した（死亡率＝1年あたりのがん死亡数を住民数で割った値）．

がん対策の基本は，早期発見・早期治療である．がんの早期発見，治療後のモニタリングなど，臨床検査はさまざまな分野で活用されている．

C 悪性腫瘍の検査

臨床検査は，悪性腫瘍の診断や治療後のモニタリング，健康診断やがん検診など，さまざまな分野で用いられている．本項では，実際に行われる検査について概説する．

1. 悪性腫瘍の主な症状

腫瘍の発生した臓器，悪性度や進行の速度，転移の有無により多彩な症状を示す．体表に近い部位に発生した場合は，次第に大きくなる固いかたまりとして触れる．一般に，炎症性の腫脹にみられるような強い発赤，熱感，疼痛は乏しい．しかし，骨転移や神経浸潤などにより神経系の障害を伴うと，強い痛みが生じる（癌性疼痛）．

臓器別の主な症状を表1に示した．

表1 腫瘍の発生臓器別にみた悪性腫瘍の症状

腫瘍の種類	症状
消化管	食物の通過障害，食欲低下，便通の異常（下痢や便秘）
上部消化管	タール便（黒色便）
下部消化管	血便
呼吸器	咳（特に長期間続く咳嗽に注意），血痰，呼吸困難，胸痛
肝・胆・膵	進行性の黄疸，白色便，腹部膨満感
泌尿器	血尿，排尿障害
女性生殖器	子宮では不正出血，おりものなど（卵巣腫瘍では早期はほとんど無症状）
急性白血病	発熱，全身倦怠感などかぜ様の症状，貧血，出血傾向
悪性リンパ腫	発熱，寝汗，体重減少（この3つをB症状とよぶ），リンパ節腫大，肝脾腫

＊悪性腫瘍の患者では，上記以外にも，食欲低下，体重減少，全身倦怠感，微熱など，漠然とした症状を呈することが多い．

2. 診断と進行度の判定方法

　まず，病歴と身体所見の詳細な情報を得ることが大切である．血球検査，生化学検査，尿検査など一般的な項目を測定し，腫瘍が疑われる場合には腫瘍マーカーも測定する．血液検査は侵襲が少なく，多くの情報を得ることができる．腫瘍が疑われる場合は，画像検査として，単純 X 線，超音波検査のほか，必要に応じてコンピュータ断層撮影(CT)，磁気共鳴イメージング(MRI)，ポジトロン断層撮影(PET)などが行われる．腫瘍の確定診断には，細胞診や病理組織検査が必要である．

3. 悪性腫瘍と臨床検査

a. 尿検査

　尿路系の悪性腫瘍では血尿を伴うことが多い．試験紙法による尿潜血陽性は必ずしも血尿を意味しないため，尿沈渣で顕微鏡的血尿であることを確認する．膀胱癌では尿沈渣に異型細胞が出現することがあるため，細胞診を行う．急性白血病や進行癌で出血傾向を示す場合には，顕微鏡的血尿を認める．多発性骨髄腫や原発性マクログロブリン血症の過半数でベンス・ジョーンズ蛋白(BJP)を尿中に認めるが，通常の尿試験紙法では陰性であり，尿免疫電気泳動や免疫固定法で BJP を確認する必要がある．

b. 血球検査

　急性白血病では，白血球増加，貧血，血小板減少を認めることが多い．末梢血への芽球の出現も診断の足がかりとなる．一方，急性白血病以外の悪性腫瘍，特に早期癌では異常を認めることは少ない．進行癌の多くは正球性または小球性貧血を認める．癌の骨髄転移では幼若顆粒球や赤芽球が末梢血に出現する leukoerythroblastosis をきたすことがある．進行癌でも広範な転移をきたしている場合には，しばしば播種性血管内凝固(DIC)を合併し，血小板減少や凝固線溶検査の異常(FDP 上昇，D ダイマー上昇など)をきたす．悪性腫瘍に対して化学療法や放射線治療を施行した場合，副作用として汎血球減少をきたすが，特に白血球と血小板が減少しやすい．

c. 生化学検査

　悪性腫瘍の進行とともに，低蛋白，低アルブミン傾向を示す．血清 LDH は，臓器特異性は高くないものの，さまざまな悪性腫瘍のマーカーとなる．白血病，悪性リンパ腫，進行癌，転移性肝癌などで上昇する．肝細胞癌や転移性肝癌では，ビリルビンの上昇がみられない時期でも，ALP，γ-GT などの胆管系酵素が上昇することが多い．肝細胞の破壊が高度になれば，AST，ALT などの逸脱酵素が上昇する．癌の広範な骨転移では，血清カルシウム，リンが上昇する．

d. 便潜血検査

　消化管の悪性腫瘍では，便潜血反応がしばしば陽性となる．便潜血検査(化学法)による大腸がん検診は有効であると考えられており，広く行われている．

e. 腫瘍マーカー

1) 定義

　腫瘍マーカーとは，腫瘍によって産生・分泌される物質，あるいは腫瘍によって産生を誘発される物質で，血液や尿，体腔液中で測定可能であり，腫瘍の診断・経過観察の指標となるものをいう．

2) 種類

　腫瘍マーカーとして，蛋白抗原，糖鎖抗原，ホルモン，酵素などさまざまな物質が用いられている．腫瘍マーカーは悪性腫瘍の補助診断に用いられることが多いが，臓器特異性の高いものがある一方，多くの腫瘍で検出される物質もある．代表的な腫瘍マーカーと臓器特異性を表2に示した．よく測定されている腫瘍マーカーには，大腸癌やその他の癌のスクリーニング，経過観察に用いられている CEA，肝細胞癌の指標となる AFP，膵癌や胆道系の癌の CA19-9，卵巣癌の CA125，扁平上皮癌の SCC，前立腺癌の PSA，絨毛腫瘍の絨毛性ゴナドトロピン(hCG)，悪性リンパ腫の sIL-

表2 主な腫瘍マーカーと臓器特異性

疾患		腫瘍マーカー
脳腫瘍		CEA, NSE, AFP, hCG
甲状腺髄様癌		<u>CEA</u>, カルシトニン
食道癌		<u>SCC抗原</u>, <u>CEA</u>, <u>CYFRA</u>, 血中p53抗体, TPA
肺癌	扁平上皮癌	<u>SCC抗原</u>, <u>CYFRA</u>
肺癌	腺癌	<u>CEA</u>*, SLX
肺癌	小細胞癌	NSE, Pro-GRP
悪性縦隔腫瘍		CEA, SCC抗原, <u>AFP</u>, <u>hCG</u>, NSE, CA19-9
乳癌		CEA, <u>CA15-3</u>, NCC-ST-439, CSLEX, BCA225, TPA, 血中HER2蛋白, 乳頭分泌液中CEA, 乳頭分泌液中HER2蛋白
胃癌		<u>CEA</u>, <u>CA19-9</u>, <u>CA72-4</u>, STN, NCC-ST-439, CA125, TPA
肝癌		<u>AFP</u>, <u>PIVKA-II</u>, <u>AFP-L3</u>, CA19-9, CEA, DU-PAN-2, SPan-1, CA50
胆嚢・胆管癌		<u>CEA</u>, <u>AFP</u>, <u>CA19-9</u>, CA50, SPan-1, DU-PAN-2, NCC-ST-439, SLX, STN, TPA
膵癌		<u>CEA</u>, <u>CA19-9</u>, <u>DU-PAN-2</u>, CA50, SLX, CA72-4, SPan-1, STN, NCC-ST-439, CA15-3, CA125, エラスターゼ1, TPA
大腸癌		<u>CEA</u>, <u>CA19-9</u>, CA50, CA125, STN, CA72-4, NCC-ST-439, 血中p53抗体
腎癌		BFP
子宮癌		<u>SCC抗原</u>, <u>CEA</u>, <u>CA19-9</u>, <u>CA125</u>, hCGβ-CF, TPA
卵巣腫瘍		<u>CA125</u>, CA602, <u>CA19-9</u>, SLX, CA72-4, STN, CA546, CEA, SCC抗原, <u>AFP</u>, <u>hCG</u>, hCGβ-CF, GAT, TPA
膀胱癌		尿中NMP22, 尿中BTA, BFP
前立腺癌		<u>PSA</u>, PAP, γ-sm, BFP
精巣腫瘍		<u>AFP</u>, <u>hCG</u>, LDH
神経芽腫		尿中VMA, 尿中HVA, NSE, LDH, フェリチン
造血器腫瘍	白血病	急性骨髄性白血病：WT1mRNA, 成人T細胞性白血病：sIL-2R
造血器腫瘍	悪性リンパ腫	sIL-2R, LDH
造血器腫瘍	多発性骨髄腫	M蛋白, β_2マイクログロブリン, 血清フリーライトチェーン

*CEAは肺癌全体でも約50%で陽性となるため、組織型にかかわらず有用であるが、CEA高値の場合は腺癌であることが多い。

頻用されているマーカーには下線を付した．

2R（可溶性IL-2レセプター），骨髄腫や原発性マクログロブリン血症の単一クローン性免疫グロブリン（M蛋白）などがある．

3）データの解釈

検査の精度を示す指標として，感度と特異度がある．感度は疾患を有する人のなかで検査陽性となる人の割合，特異度は疾患を有しない人のなかで検査陰性となる人の割合を示す（図2）．腫瘍マーカーの検査としての性能は，感度や特異度で評価できる．しかし，感度・特異度は，陽性と陰性の判定基準（カットオフ値）により異なってくる．カットオフ値を決定する際に有用なのが，受信者動作特性曲線（ROC曲線）であり，腫瘍マーカーのカットオフ値決定の際にも用いられる．

ROC曲線の例を図3に示した．曲線の下の面積が広いほど，臨床的に有用な検査であると考え

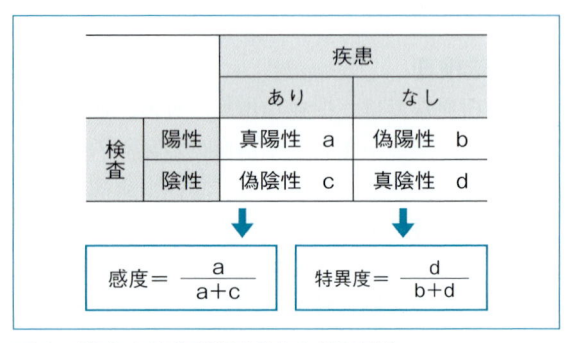

		疾患	
		あり	なし
検査	陽性	真陽性 a	偽陽性 b
検査	陰性	偽陰性 c	真陰性 d

$$感度 = \frac{a}{a+c} \quad 特異度 = \frac{d}{b+d}$$

図2 検査の精度指標（感度と特異度）

きる.

4. がん検診

がんの予防には，発がん要因(喫煙，過度の飲酒など)をコントロールすることによりがん罹患を防ぐ1次予防と，検診で早期にがんを発見し治療する2次予防とがある．がん検診においても，臨床検査の果たす役割は大きい．

便潜血検査(化学法)による大腸がん検診，マンモグラフィによる乳がん検診については，検診を受けた群で死亡率が減少することが示されており，有効であると考えられている．一方，がん検診では偽陽性例も存在するため，不必要な検査など，受診者に不利益が発生する可能性もある．

5. 病理検査

悪性腫瘍の診断において腫瘍マーカーなどの臨床検査は有用ではあるが，臨床検査や画像検査のみでは確定診断は困難なことが多い．確定診断に際し，細胞や組織そのものを採取する病理検査は特に重要である．良性と悪性病変の組織学的鑑別は，浸潤性増殖の有無と異型度の判定による．異型性とは，「正常な細胞や組織構築からの隔たり」と定義され，それぞれ，細胞異型，構造異型とよばれる．

a. 細胞診

細胞診は，パパニコロウ(Papanicolaou)染色した標本の細胞形態を観察し，その異型性から腫瘍細胞か否かを判定する検査である．剝離細胞診と穿刺吸引細胞診に大別される．子宮，呼吸器，泌尿器系の癌，リンパ系腫瘍などでは不可欠の検査である．

1) 剝離細胞診

体外から比較的容易に細胞を採取できるか，尿路系のように尿中へ細胞が自然に剝離してくる臓器の癌を対象にする．子宮頸部の擦過細胞診(子宮頸癌)，喀痰細胞診(肺癌)，尿細胞診(膀胱癌)な

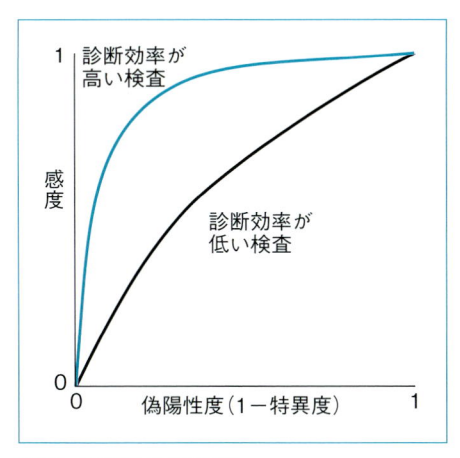

図3 ROC曲線の例

表3 腫瘍マーカーの臨床的有用性
1. 癌の補助診断
2. 早期癌の検出とスクリーニング
3. 再発や治療効果のモニタリング
4. 癌の病態診断
5. 癌治療における標的分子の検索

られる．一般に，カットオフ値を低い値にすれば感度は高くなるが，特異度は低くなる．逆に高い値に設定すれば感度は下がり，特異度は上がる．スクリーニングとしての検査(感度が高いほうがよい)のか，正確な診断を重要視する(特異性が高いほうがよい)のかなど，検査の目的に応じて，カットオフ値を決定する必要がある．

4) 腫瘍マーカーの臨床的有用性

腫瘍マーカーの臨床的有用性について表3に示した．腫瘍マーカーのほとんどは正常細胞にも少量存在し，良性疾患でも検出されうるものが多い．このため，腫瘍マーカーのみによる癌の確定診断は難しく，画像診断，病理組織診断など，他の検査と組み合わせて評価する必要がある．腫瘍マーカーは早期癌での検出率は高いとはいえないが，侵襲が少ないというメリットがある．また，複数のマーカーを組み合わせることで，感度や特異度を高めることが可能と考えられる．腫瘍マーカー検査は，再発や治療効果のモニタリングにおいて特に有用である．腫瘍マーカーの上昇から再発を疑い，画像診断など他の検査を検討することがで

どがある．子宮頸部の擦過細胞診と喀痰細胞診はがん検診として定着し，特に前者は子宮癌の早期発見，死亡率の低下に貢献している．胸水，腹水，脳脊髄液などの体腔液，乳汁などの分泌液も剥離細胞診の対象となる．また，リンパ節など切除標本の割面をスタンプのようにスライドガラスに付着させ，剥離した細胞を観察する方法もあり（スタンプ標本），癌の迅速診断，補助診断に役立っている．

剥離細胞診による細胞異型は，細胞核の大小不同，不整形，クロマチンの増加と粗化，核小体の明瞭化，核細胞質比（N/C比）の増大などを指標とする．判定はclass分類（Ⅰ，Ⅱ，Ⅲa，Ⅲb，Ⅳ，Ⅴ）でなされる．Ⅰ，Ⅱは陰性，Ⅲa，Ⅲbは偽陽性，Ⅳ，Ⅴは陽性に相当する．最近はベセズダシステムに基づいた報告もなされている．

2）穿刺吸引細胞診

目的とする腫瘍に細い穿刺針を挿入し，細胞を吸引採取して細胞診を行うものである．剥離細胞診と異なる点は，触診や画像所見から癌の疑いのある腫瘍そのものから採取すること，深部からも採取可能であること，腫瘍細胞だけでなく間質細胞や腫瘍の深部も一緒に採取でき，組織構造がある程度保たれ，病理組織像に類似すること，細胞の変性が少ないことなどの特徴がある．しかし，通常，超音波診断装置，CTなどを利用して穿刺部位を決定する必要がある．判定にはclass分類を適用するよりも，組織診断に近い方法を用いた方法が実際的である．細胞診ではパパニコロウ染色だけでなく，特殊染色や腫瘍マーカーなどの免疫細胞学的染色も行われている．

b．病理組織診断

悪性腫瘍が疑われた場合，最終的にその病理組織で診断する．病理組織診断のために生体の組織や臓器の一部を採取することを生検（biopsy）という．穿刺針を用いる針生検，生検鉗子を用いて一部を取るパンチ生検，子宮内膜などを掻き取る掻爬生検，外科的に切開して採取する外科生検などがある．針生検は肝，肺，甲状腺，乳腺，骨髄などの実質臓器，パンチ生検は消化管粘膜，子宮頸部，気管支粘膜など，外科生検はリンパ節ほか大部分の臓器組織に適用される．

生検材料は通常，ホルマリン固定，パラフィン包埋，薄切切片のヘマトキシリン・エオジン（HE）染色を行い観察する．緊急を要する場合は，生検材料を瞬間的に凍結し，薄切した凍結切片を用いて迅速診断を行う．また，HE染色以外の特殊染色，免疫組織染色もしばしば行われる．

癌の生検診断では，由来または原発臓器，組織型，細胞組織の異型度，分裂像，周囲正常組織や脈管への破壊浸潤の程度，転移の有無，進行の程度などを判定する．わが国では主要な癌について病理学会と各専門学会が協力して作成した取扱い規約が発行されており，これに沿って病理組織診断を行う．生検所見には，細胞・組織異型度をもとにしたグループ分類を適用する．

参考文献
1) 石井　勝（編）：腫瘍マーカーハンドブック 改訂版. 医薬ジャーナル社，2009
　　※やや専門的であるが，腫瘍マーカー全般に関して解説されている

サイドメモ：分子標的療法

分子標的療法とは，がん細胞の増殖や転移に必要な分子を特異的に抑える治療法である．近年，数多くの分子標的治療薬が開発され，治療応用されている．

分子標的治療薬が有効であるかを予測するうえで，臨床検査が活用されている．

・急性白血病：PCR検査により，白血病キメラ遺伝子を検出できる．BCR-ABL1キメラ遺伝子に対して，イマチニブが有効である．

・悪性リンパ腫：CD20が発現しているB細胞性リンパ腫に対して，リツキシマブが有効である．

・乳癌：免疫組織染色を行う．エストロゲン受容体，プロゲステロン受容体が陽性である場合は抗エストロゲン療法（タモキシフェンなど）が有効である．HER2が過剰発現している場合は，トラスツズマブが有効である．

・大腸癌：遺伝子検査により，KRAS遺伝子変異の有無を調べる．抗EGFR抗体薬が無効であるか予測できる．

和文索引

あ

アシデミア　137
アシドーシス　137
アディポサイトカイン　180
アデノウイルス抗原　32
アニオンギャップ　137
アポ蛋白　177
アミノ酸　131
アミラーゼ　55
アルコール性肝障害　45
アルドステロン　119
アレルギー　161
アレルギー疾患　162
アンモニア　48
悪性腫瘍　199
悪性リンパ腫　97
暗順応検査　192

い

インクレチン　176
インスリン(IRI)　175
インドシアニングリーン(ICG)試験　48
インフルエンザウイルス抗原　32
医薬品中毒　193
医療関連感染　80
易感染者　80
移植免疫　171
意識障害　145
遺伝子関連検査　34,195
遺伝子・染色体異常　195
一般細菌検査・真菌検査　32
院内感染　80
陰性随伴変動　149

う

ウイルス肝炎　44
ウイルス抗体価　30
ウロビリノゲン　131

え

エストロゲン　126
エラスターゼ　55
エンドトキシン　58,77
液性免疫　168
炎症性腸疾患　35

お

音響耳小骨筋反射　186

か

カテーテル検査　16
カリウム　139
カルシウム　139
ガストリン　35
がん　199
がん検診　203
下垂体後葉機能検査　110
下垂体前葉機能低下症　108
蝸電図　186
核医学検査　153
覚醒維持検査　150
活性化部分トロンボプラスチン時間　102
褐色細胞腫　124
肝炎　49
肝細胞癌　50
肝臓の線維化　48
感染経路　60
感染症　57
感染症成立の3条件　59
感染防御機構　64
感度　199,202
緩衝系　140
眼振検査　187
眼底検査　184

き

寄生虫検査　39
機能的残気量測定　24
急性膵炎　54
急性相反応物質　58
急性白血病　83,96
拒絶反応　171
虚血性心疾患　5
胸水の検査　33
胸部X線写真　11
境界型　173
矯正視力　189
凝固亢進状態　102
近赤外線分光法　153
筋関連酵素測定　144,159

く

クリアランス試験　127
クレアチニンクリアランス　134
クレチン症　114
クロージングボリューム曲線　25
グラム染色　22,68
繰り返し睡眠潜時検査　143,150

け

ケトン体　130
蛍光抗体法　166
血液ガス分析　142
血管エコー検査　18
血球検査，悪性腫瘍の　201
血球の分化　83
血小板　86
────の形態異常　98
血小板数　98,100
血清 CEA　39
血清 IgE 測定　163
血清学的タイピング法　172
血清蛋白分画　76
血清補体価　171
血栓・止血検査　83
血中・尿中コルチゾール　119
血沈　75
血糖値　175
血尿　133
検査の精度指標　202
原発性アルドステロン症　120

こ

ゴナドトロピン　126
呼吸機能検査　23
呼吸による代償　141
語音聴力検査　185
甲状腺機能低下症　114
甲状腺自己抗体　104,112
甲状腺中毒症　113
甲状腺ホルモン　104,111,112
光覚検査　192
好中球機能検査　168
抗核抗体　166
抗原検査　79
抗酸菌検査　32
抗体依存型アレルギー　162

抗体依存性細胞介在性細胞障害活性　170
抗体検査　78
抗ヘリコバクター・ピロリ抗体検査　40
高尿酸血症　180
膠原病　165
骨髄異形成症候群　97
骨髄検査　88

さ

左心カテーテル検査　17
細菌分類　60
細胞診　33,203
細胞性免疫　168

し

糸球体機能測定　134
糸球体障害　132
糸球体濾過量(GFR)　134
刺激伝導路　5
脂質異常症　173,177
脂質代謝　177
脂肪肝　45
視床下部-下垂体-末梢組織系　103
視床下部・下垂体ホルモン　103,107
視野検査　184,191
耳音響放射　186
自覚的聴力検査　183,184
自己　161
　──と非自己の認識　162
自己抗体　165
自己免疫疾患　161,164
自己免疫性肝炎　49
自動血球計数装置　83,84
事象関連電位　143,149
色覚検査　192
腫瘍マーカー　29,199,201,202
　──の臨床的有用性　203
終夜睡眠ポリグラフ(PSG)　143,151
重金属中毒　194
重心動揺検査　187
宿主　62
宿主・寄生体関係　63
出血傾向　100
出血時間　100
純音聴力検査　184
循環器疾患　5
食細胞機能　168
職業感染　80
心エコー検査　11
心音図　19
心機図　19
心筋マーカー　20
心臓 CT 検査　14

心臓 MRI 検査　15
心臓カテーテル検査　16
心臓超音波検査　11
心電図　5
神経芽細胞腫　124
神経伝導検査　144,156
浸透圧　127,137,139
針筋電図(needle EMG)検査　144,154
診療を支える技師　2
新興感染症　58
新生児マス・スクリーニング検査　196
迅速 ACTH 負荷試験　120
迅速診断キット　32
腎血流量測定　135
腎生検　127
腎組織検査　136
腎尿路疾患　127

す

スパイロメトリ　21
睡眠ポリグラフ検査　149
膵癌　55
髄液検査　158

せ

性腺ホルモン　104,124
赤色尿　133
赤血球沈降速度(赤沈，血沈)　75
赤血球の形態異常　90
赤血球容積の割合　85
先天性甲状腺機能低下症　114
先天性代謝異常　181
先天性代謝疾患　196
染色体異常　196
染色法　68
穿刺吸引細胞診　204
前立腺疾患　136

そ

組織学的検査　33
走査レーザー検眼鏡　190
総胆汁酸　48
造血器腫瘍
　──の診断　95
　──の分類　83
臓器移植　171
即時型アレルギー　162

た

他覚的聴力検査　183
多因子遺伝病　196
代謝性アシドーシス　140

代謝性アルカローシス　141
体液　137
体性感覚誘発電位　148
胎盤由来ホルモン　125
単一遺伝子疾患　195
胆道疾患　52
蛋白電気泳動　169
蛋白分画　169

ち

中毒　193
超低比重リポ蛋白(VLDL)　178
聴覚誘発電位　147
聴性脳幹(誘発)反応　143,186
沈渣　127

つ

ツベルクリン反応　32
痛風　180

て

ティンパノメトリ　185
デキサメサゾン抑制試験 overnight 法　119
テストステロン　126
デヒドロエピアンドロステロン(DHEA)　119
デヒドロエピアンドロステロン・サルフェート(DHEA-S)　119
てんかん性異常波　146
電解質　137

と

トロンビン・アンチトロンビンⅢ複合体　102
塗抹検査　67
努力性肺活量測定　23
糖　130
糖化蛋白　175
糖尿病　173,**174**
糖尿病関連自己抗体　176
糖尿病網膜症　175
動的視野検査　191
動脈血ガス分析　27
特異度　199,**202**
突発活動　145

な

ナトリウム　137
内因系リポ蛋白代謝　178
内視鏡検査　37
内臓脂肪型肥満　181

内分泌疾患　103

に

二重免疫拡散法　167
乳酸脱水素酵素　29,46
尿検査，悪性腫瘍の　201
尿採取法　129
尿細管機能測定　135
尿細管障害　133
尿潜血　133
尿素呼気テスト　80
尿蛋白　131
尿中17-ヒドロキシコルチコステロイド　119
尿中肺炎球菌莢膜抗原　33
尿中レジオネラ抗原　33
尿沈査　133
尿崩症　111
尿量　129

ね

ネフロン　127

の

脳磁図　143
脳脊髄液検査　144
脳波　143,144
農薬中毒　193

は

ハイブリダイゼーション法　71
パルスオキシメーター　28
肺拡散能力検査　26
肺活量測定　23
肺活量の予測式　21
肺気量分画　21,25
肺胞気-動脈血ガス分圧較差　21
橋本病　112,114
白血球数　86
白血球数・白血球分画　29
白血球の形態異常　93
反復神経刺激検査　144,158

ひ

ヒト遺伝子　195

ヒト急性期蛋白　58
ビリルビン　47,131
皮膚アレルギー反応試験　164
肥満症　180
非自己　161
微生物学的検査　31,66
光干渉断層計　190
標本の作製　87
病原体　59
病理学的検査　33
貧血　83,92

ふ

フローボリューム曲線　24
プラスミン・α_2プラスミンインヒビター複合体　102
プロカルシトニン　76
プロゲステロン　126
プロトロンビン時間　102
副甲状腺機能亢進症　116
副甲状腺機能低下症　117
副甲状腺ホルモン　104,115
副腎髄質ホルモン　104,122
副腎皮質機能低下症　120
副腎皮質ホルモン　104,117
分子標的療法　204
分離培養と同定　67

へ

ヘモグロビン尿　134
ペア血清　58
ペプシノゲン　41
平衡機能検査　183,187
弁膜症　5
便潜血検査，悪性腫瘍の　201
便潜血反応　39
便中ヘリコバクター・ピロリ抗原検査　41

ほ

ホルモンと調節機構　104
補体　168,171

ま

マグネシウム　139
末梢血液一般検査　73

慢性甲状腺炎　112,114
慢性膵炎　55

み

ミオグロビン尿　134
ミスマッチ陰性電位　149
水　139
脈波伝達速度検査　18

め

メタボリック症候群　181
迷路刺激検査　184,188
免疫　161
　──のネットワーク　162
免疫グロブリン定量　169
免疫電気泳動　169
免疫不全　161,162
免疫不全症　167
免疫複合体　171

も

網膜機能検査　184
網膜電位図　192

や

薬剤感受性検査　69

ゆ

有核細胞数　89
誘発電位　143

り

リウマチ性疾患　165
リパーゼ　55
リン　139
リンパ球幼若化試験　170
臨床検査の意義と使い方　1

れ

レノグラム　127,135

欧文索引

数字・ギリシャ文字

1型糖尿病　173
1,5-anhydroglucitol（1,5-AG）　176
2型糖尿病　173
75g 経口糖負荷試験（75g OGTT）　175
α-fetoprotein（AFP）　50
β-D グルカン　77
γ-GT　46

A

$AaDo_2$　21
acoustic reflex　186
Addison 病　121
ADH 不適合分泌症候群（SIADH）　110
adrenocorticotropic hormone（ACTH）　119
alanine aminotransferase（ALT）　45
alkaline phosphatase（ALP）　46
angiotensin converting enzyme（ACE）　30
ankle brachial pressure index（ABI）　18
antinuclear antibody（ANA）　166
aspartate aminotransferase（AST）　45
auditory brainstem response（ABR）　143, 186

B

B 細胞検査　170
Basedow 病　112, 113
blood urea nitrogen（BUN）クリアランス　135
body mass index（BMI）　180
brain natriuretic peptide（BNP）　20

C

^{13}C-尿素呼気試験　40
C-ペプチド（CPR）　175
compromised host　80
C-reactive protein（CRP）　29, 75
Cushing 病，Cushing 症候群　120

D

D ダイマー　102
D_{LCO}　26
DNA タイピング法　172

E

electrocochleography（ECochG）　186
electroencephalogram（EEG）　143, 144
electromyogram（EMG）　144
electro-nystagmography（ENG）　188
electro-retinogram（ERG）　192
endoscopic retrograde cholangiopan-creatography（ERCP）　53
enzyme immunoassay（EIA）法　166
erythrocyte sedimentation rate（ESR）　75
ethylenediamine tetraacetic acid（EDTA）-2K　84
event-related potential（ERP）　143, 148
evoked potential（EP）　143

F

forced expiratory volume in one second（FEV_1%）　24
fractional excretion（FE）　135
Fredrickson の脂質異常症の分類　179

G

graft versus host disease（GVHD）　172

H

Harvey-Masland 法　158
HbA1c　173
hematocrit（Ht）　85
hemoglobin（Hb）濃度　85
human chorionic gonadotropin（hCG）　126
human leukocyte antigen（HLA）　171

I

immunoglobulin E（IgE）　29
intact PTH　116

J

JDS 値　173

L

lactate dehydrogenase（LD）　29, 46
leucine aminopeptidase（LAP）　46
loop-mediated isothermal amplification（LAMP）法　72
low density lipoprotein cholesterole-mia（LDL-C）　179

M

magnetic resonance imaging（MRI）　15, 144, 150
magnetoencephalogram（MEG）　143
mean corpuscular volume（MCV）　92
missmatch negativity（MMN）　149
multiple sleep latency test（MSLT）　143

N

natural killer（NK）細胞活性　170
near infra-red spectroscopy（NIRS）　153
nerve conductance　144
nerve conduction study（NCS）　156
neuroblastoma　124
NGSP 値　173
nosocomial infection　80

O

optical coherence tomography（OCT）　190
otoacoustic emission（OAE）　186

P

pH　130
platelet count（Plt）　86

polymerase chain reaction(PCR)法　71
polysomnography(PSG)　143, 149
prolactine(PRL)　110
procalcitonin(PCT)　76
pulse wave velocity(PWV)検査　18
pulsed-field gel electrophoresis
　(PFGE)　72

R

red blood cell(RBC)　85

RSウイルス抗原　32

T

thermoprotein　170
thymus and activation-regulated
　chemokine(TRAC)　164
thyrotoxicosis　113

U

urea breath test(UBT)　80

W

Wintrobeの赤血球指数　90
white blood cell(WBC)　86

X

X線検査　36

臨床検査技師国家試験出題基準対照表

章	カリキュラム名	国試出題基準 大項目	『標準臨床検査学』シリーズ タイトル		章	カリキュラム名	国試出題基準 大項目	『標準臨床検査学』シリーズ タイトル	
I章 臨床検査総論	検査総合管理学	1 臨床検査の意義	臨床検査医学総論		V章 病理組織細胞学	人体の構造と機能/医学検査の基礎と疾病との関連	1 解剖学総論	基礎医学	
		2 検査管理の概念	検査機器総論・検査管理総論				2 病理学総論	病理学・病理検査学	
		3 検査部門の組織と業務					3 解剖学・病理学各論	基礎医学	病理学・病理検査学
		4 検査部門の管理と運営				形態検査学	1 病理組織標本作製法	病理学・病理検査学	
		5 検体の採取と保存					2 病理組織染色法		
		6 検査の受付と報告					3 電子顕微鏡標本作製法		
		7 精度管理					4 細胞学的検査法		
		8 検査情報					5 病理解剖〈剖検〉		
		9 検査情報の活用					6 病理業務の管理		
	生物化学分析検査学	1 尿検査	臨床検査総論		VI章 臨床血液学	人体の構造と機能/形態検査学/病因・生体防御検査学	1 血液の基礎	基礎医学	血液検査学
		2 脳脊髄液検査					2 血球		
		3 糞便検査					3 止血機構		
		4 喀痰検査					4 凝固・線溶系		
		5 その他の一般的検査					5 血球に関する検査	血液検査学	
	形態検査学	1 寄生虫学	微生物学・臨床微生物学・医動物学				6 形態に関する検査		
		2 寄生虫検査法					7 血小板、凝固・線溶系検査		
II章 臨床検査医学総論	臨床病態学	1 総論	臨床医学総論	臨床検査医学総論			8 赤血球系疾患の検査結果の評価		
		2 循環器疾患	臨床医学総論				9 白血球系疾患の検査結果の評価		
		3 呼吸器疾患					10 造血器腫瘍系の検査結果の評価		
		4 消化器疾患					11 血栓止血検査結果の評価		
		5 肝・胆・膵疾患					12 染色体の基礎	遺伝子検査学	血液検査学
		6 感染症					13 染色体の検査法		
		7 血液・造血器疾患					14 染色体異常		
		8 内分泌疾患			VII章 臨床微生物学	医学検査の基礎と疾病との関連	1 分類	微生物学・臨床微生物学・医動物学	
		9 腎・尿路・男性生殖器疾患					2 形態、構造及び性状		
		10 女性生殖器疾患					3 染色法		
		11 神経・運動器疾患					4 発育と培養		
		12 アレルギー性疾患・膠原病・免疫病					5 遺伝と変異		
		13 代謝・栄養障害					6 滅菌と消毒		
		14 感覚器疾患					7 化学療法		
		15 中毒					8 感染と発症		
		16 染色体・遺伝子異常症				病因・生体防御検査学	1 細菌		
		17 皮膚及び胸壁の疾患					2 真菌		
		18 検査診断学総論	臨床検査医学総論				3 ウイルス		
		19 循環器疾患の検査					4 プリオン		
		20 呼吸器疾患の検査					5 検査法		
		21 消化器疾患の検査					6 微生物検査結果の評価		
		22 肝・胆・膵疾患の検査			VIII章 臨床免疫学	病因・生体防御検査学	1 生体防御の仕組み	免疫検査学	
		23 感染症の検査					2 抗原抗体反応による分析法		
		24 血液・造血器疾患の検査					3 免疫と疾患の関わり		
		25 内分泌疾患の検査					4 免疫学の基礎知識と技術		
		26 腎・尿路疾患の検査					5 免疫機能検査		
		27 体液・電解質・酸・塩基平衡の検査					6 輸血と免疫血清検査		
		28 神経・運動器疾患の検査					7 輸血の安全管理		
		29 アレルギー性疾患・膠原病・免疫病の検査					8 移植の免疫検査		
		30 代謝・栄養異常の検査					9 妊娠・分娩の免疫検査		
		31 感覚器疾患の検査			IX章 公衆衛生学	保健医療福祉と医学検査	1 医学概論	臨床医学総論	
		32 有毒物中毒の検査					2 公衆衛生の意義		
		33 染色体・遺伝子異常症の検査	遺伝子検査学				3 人口統計と健康水準		
		34 悪性腫瘍の検査	臨床検査医学総論	遺伝子検査学			4 疫学		
III章 臨床生理学	人体の構造と機能/生理機能検査学	1 臨床生理検査の特色	生理検査学・画像検査学				5 環境と健康		
		2 循環系検査の基礎					6 健康の保持増進		
		3 心電図検査					7 衛生行政		
		4 心音図検査					8 国際保健		
		5 脈管疾患検査					9 関係法規		
		6 呼吸器系検査の基礎			X章 医用工学概論	医療工学及び情報科学	1 臨床検査と生体物性		
		7 呼吸機能検査					2 電気・電子工学の基礎		
		8 神経系検査の基礎					3 医用電子回路		
		9 脳波検査					4 生体情報の収集		
		10 筋電図検査					5 電気的安全対策		
		11 超音波検査の基礎					6 情報科学の基礎		
		12 心臓超音波					7 ハードウェア		
		13 腹部超音波					8 ソフトウェア		
		14 その他の超音波検査					9 コンピュータネットワーク		
		15 磁気共鳴画像検査〈MRI〉					10 情報処理システム		
		16 その他の臨床生理検査					11 医療情報システム		
IV章 臨床化学	人体の構造と機能/生物化学分析検査学	1 生命のメカニズム	基礎医学	臨床化学		検査総合管理学	1 検査機器学説	検査機器総論・検査管理総論	
		2 生物化学分析の基礎	臨床化学				2 共通機械器具の原理・構造		
		3 生物化学分析の原理と方法							
		4 無機質	基礎医学	臨床化学					
		5 糖質							
		6 脂質							
		7 蛋白質							
		8 生体エネルギー							
		9 非蛋白質性窒素							
		10 生体色素							
		11 酵素							
		12 薬物・毒物							
		13 微量金属(元素)							
		14 ホルモン							
		15 ビタミン							
		16 機能検査							
		17 遺伝子	遺伝子検査学						
		18 放射性同位元素	臨床検査医学総論						

※平成23年版

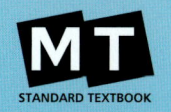

MT STANDARD TEXTBOOK

標準臨床検査学

ラインナップ全12巻

シリーズ監修　矢冨　裕　横田浩充

書名	編集
臨床医学総論　臨床医学総論　放射性同位元素検査技術学　医用工学概論　情報科学・医療情報学　公衆衛生学	小山高俊・戸塚　実
臨床検査医学総論	矢冨　裕
基礎医学—人体の構造と機能	岩屋良則
臨床検査総論	伊藤機一・松尾収二
検査機器総論・検査管理総論	横田浩充・大久保滋夫
臨床化学	前川真人
免疫検査学	折笠道昭
血液検査学	矢冨　裕・通山　薫
遺伝子検査学	宮地勇人・横田浩充
微生物学・臨床微生物学・医動物学	一山　智・田中美智男
病理学・病理検査学	仁木利郎・福嶋敬宜
生理検査学・画像検査学	谷口信行